Onko-Nephrologie

Dirk Jäger · Martin Zeier
(Hrsg.)

Onko-Nephrologie

Springer

Hrsg.
Dirk Jäger
Nationales Zentrum für Tumorerkrankungen
Universitätsklinikum Heidelberg
Heidelberg, Baden-Württemberg, Deutschland

Martin Zeier
Nephrologie, Universitätsklinikum Heidelberg
Heidelberg, Baden-Württemberg, Deutschland

ISBN 978-3-662-59910-5 ISBN 978-3-662-59911-2 (eBook)
https://doi.org/10.1007/978-3-662-59911-2

Die Deutsche Nationalbibliothek verzeichnet diese Publikation in der Deutschen Nationalbibliografie; detaillierte bibliografische Daten sind im Internet über http://dnb.d-nb.de abrufbar.

Umschlaggestaltung: deblik Berlin

Springer ist ein Imprint der eingetragenen Gesellschaft Springer-Verlag GmbH, DE und ist ein Teil von Springer Nature.
Die Anschrift der Gesellschaft ist: Heidelberger Platz 3, 14197 Berlin, Germany

Vorwort

Die Entstehung neuer Subdisziplinen in der Inneren Medizin entwickelt sich häufig aus den klinischen Herausforderungen, die sich in der täglichen Zusammenarbeit ergeben.

So ist auch dieses Buch aus der Notwendigkeit entstanden, sich neuen klinischen und wissenschaftlichen Erkenntnissen in der Onkologie und Nephrologie zu stellen. Die Nieren und ihre Funktionsleistung sind bei onkologischen Erkrankungen entweder direkt betroffen oder ihre Funktion spielt in der Therapieplanung eine große Rolle. Nicht zuletzt sind die Nieren den Auswirkungen der onkologischen Therapie zusätzlich ausgesetzt.

Hinzu kommen eine steigende Prävalenz von Krebserkrankungen und eine generelle Zunahme der Niereninsuffizienz. Die Niereninsuffizienz und ihre Auswirkungen haben eine mindestens genauso hohe prognostische Bedeutung wie die onkologische Grunderkrankung. Insofern ist es mehr als geboten, beide Disziplinen im klinischen Alltag und in der Forschung zusammenzuführen und neue Wege der Zusammenarbeit zu suchen. Diese interdisziplinäre Zusammenarbeit ist in diesem Buch auf das Beste gelungen. Die vielen Autorinnen und Autoren waren mit großem Enthusiasmus dabei. Wir sind uns sicher, dass dieses Buch zur Onko-Nephrologie regen Eingang in die klinische Arbeit findet und zugleich Anregungen für die Forschung auf diesem interdisziplinären Gebiet gibt.

Heidelberg
im Sommer 2020

Die Herausgeber
Dirk Jäger
Martin Zeier

Inhaltsverzeichnis

Über den Herausgeber

Prof. Dr. med. Dirk Jäger Dirk Jäger ist Geschäftsführender und medizinischer Direktor des Nationalen Centrums für Tumorerkrankungen (NCT) Heidelberg, Leiter der Abteilung für Medizinische Onkologie am Universitätsklinikum Heidelberg und Leiter der Klinischen Kooperationseinheit Angewandte Tumorimmunität am Deutschen Krebsforschung Zentrum (DKFZ). Dr. Jäger studierte Medizin an den Universitäten Lübeck und Freiburg und promovierte 1991 in Freiburg. Er spezialisierte sich auf die Innere Medizin und erhielt 2003 seine Venia Legendi an der Universität Mainz. Dr. Jäger begann seine wissenschaftliche Karriere im Cornell Medical Center in der Tumorimmunologie-Gruppe von Yao Chen und Lloyd Old (Ludwig-Institut für Krebsforschung). Zuvor war er Leiter des Tumorimmunologischen Labors der Onkologischen Abteilung des Universitätsspitals Zürich. Am NCT ist Dirk Jäger für alle Beratungsleistungen und Patientenversorgungsprogramme zuständig. Seine Forschung konzentriert sich darauf, das volle Potenzial des Immunsystems des Patienten aufzudecken, um Tumorzellen zu zerstören. Er spezialisiert sich auf die Entwicklung von fortgeschrittenen Methoden und Medikamenten zur Charakterisierung und Manipulation von Tumor-Wirt-Interaktionen, insbesondere durch Modulation der Tumorumgebung. Er ist Autor von über 200 Publikationen mit über 4000 Zitaten und hat einen h-Index von 31. Dr. Jäger hat kürzlich gezeigt, dass kombinatorische Immuntherapien zu klinischen Reaktionen bei ansonsten nicht-reaktiven Tumoren führen können. Er hat strategische Allianzen mit verschiedenen öffentlichen Institutionen sowie mit der Pharmaindustrie aufgebaut. Er hat mehrere prospektive klinische Studien initiiert und baut auf dieser Grundlage auf, um personalisierte Krebsimmuntherapien weiter zu entwickeln.

Prof. Dr. med. Martin Zeier Martin Zeier ist Ärztlicher Leiter der Nephrologie am Universitätsklinikum Heidelberg.
Nach dem Studium der Humanmedizin an der Universität Heidelberg spezialisierte er sich in Innerer Medizin. Er begann seine klinische Laufbahn 1985 in Heidelberg und erwarb nach der Promotion (Zellbiologie) im Jahr 1987, den Facharzt für Innere Medizin (1991) und die Gebietsbezeichnung Nephrologie (1992). Parallel zu seiner klinischen Tätigkeit verfolgte er die akademische Laufbahn, habilitierte 1993 an der Universität

Heidelberg und erhielt im gleichen Jahr die Venia Legendi. Im Jahr 2000 kehrte Martin Zeier nach der Niederlassung als Nephrologe an das Universitätsklinikum Heidelberg zurück. Seit 2003 ist er Ärztlicher Leiter der Nephrologie.

Als Spezialist für renale- und kardiovaskuläre Erkrankungen gilt sein klinisches Interesse insbesondere den infektiösen Nierenerkrankungen, dem akuten Nierenversagen und der Peritonealdialyse. Aufgrund seiner Expertise im Gebiet der Nierentransplantation arbeitete Martin Zeier 2005 in der international besetzten KIDGO (Kidney Disease Improving Global Outcomes)-Arbeitsgruppe an den Leitlinien zur Evaluation und Nachsorge von Nierentransplantatempfängern und 2015 an den Leitlinien für die Nierenlebendspende mit. Auch wissenschaftlich setzt sich Martin Zeier intensiv mit dem Thema Nierentransplantation auseinander, sei es mit Fragen der individualisierten immunsuppressiven Therapie oder mit der Toleranzinduktion bei Nierentransplantierten. Weitere wissenschaftliche Schwerpunkte bilden die Themen Virusinfektionen der Niere und das akute Nierenversagen.

Angesichts des Schwerpunkts der Onkologie am Universitätsklinikum Heidelberg initiierte er gemeinsam mit Dirk Jäger vom Nationalen Centrum für Tumorerkrankungen Heidelberg einen Schwerpunkt in Onko-Nephrologie.

1 Einführung Nephro-Onkologie

Dirk Jäger und Martin Zeier

Die Interaktion von Nierenerkrankungen und Niereninsuffizienz einerseits und Krebserkrankungen andererseits ist sehr komplex und übt einen wechselseitigen Einfluss aufeinander aus. Etwa zwei Fünftel aller Patienten mit einer malignen Erkrankung sind älter als 70 Jahre und leiden zusätzlich an Herz-Kreislauf-Erkrankungen, Diabetes und Hypertonie. Letztere sind wichtige Komorbiditäten, die sich auf die Nieren und die Nierenfunktion auswirken.

Andererseits scheint die Häufigkeit von Krebserkrankungen bei Menschen mit Niereninsuffizienz erhöht zu sein. Maligne Erkrankungen können die Niere (lokal) oder als gesamtes Organ (hämatologische Grunderkrankungen) betreffen und entweder eine Niereninsuffizienz als Leitsymptom haben oder infolge der Therapie (Reduktion der Nierenmasse) eine dauerhafte Niereninsuffizienz auslösen. Die Funktionsleistung der Nieren beeinflusst maßgeblich die Therapie-Optionen sowohl was die chirurgische Therapie als auch die medikamentöse Therapie (z. B. Chemotherapie) angeht. Auch die renalen Nebenwirkungen neuer Therapie-Optionen („small molecules", Antikörper, Immuntherapie) beeinflussen die Niere durch neue Nebenwirkungen strukturell und funktionell. Um diese komplexen Zusammenhänge zu verstehen und einschätzen zu können, bedarf es differenzierter Betrachtungsweisen des Themas Nephro-Onkologie.

Die korrekte Beschreibung des renalen Status ist essenziell. Zunächst ist es wichtig, die Nierenfunktion korrekt zu erfassen. Des Weiteren sind Parameter, die unmittelbar mit der Nierenleistung verknüpft sind (Elektrolyte und Säure-Basen), genau zu erkennen,

D. Jäger (✉)
Nationales Centrum für Tumorerkrankungen (NCT) Heidelberg, Heidelberg, Deutschland
E-Mail: dirk.jaeger@med.uni-heidelberg.de

M. Zeier
Nephrologie, Universitätsklinikum Heidelberg, Heidelberg, Deutschland
E-Mail: martin.zeier@med.uni-heidelberg.de

D. Jäger und M. Zeier (Hrsg.), *Onko-Nephrologie*,
https://doi.org/10.1007/978-3-662-59911-2_1

um sie dann gezielt zu behandeln. Strukturelle Veränderungen der Nieren werden histologisch durch Biopsien, aber auch bildgebend erfasst und erweitern das diagnostische Spektrum beim Krebskranken mit Niereninsuffizienz.

Ein weiterer wichtiger Aspekt ist der chronisch Nierenkranke, den zusätzlich eine Krebserkrankung trifft. Hier werden spezielle Fragen des Screenings, der bildgebenden Diagnostik und eine möglichst individualisierte Behandlung besprochen. Diese Behandlung umfasst sowohl die onkologische Therapie als auch die Nierenersatztherapie. Eine besondere Gruppe stellen die Organtransplantierten dar, die aufgrund ihrer Immunsuppression häufiger an malignen Erkrankungen leiden.

Eine Vielzahl von Teilaspekten, die in der Einführung nicht alle erwähnt werden können, wird in diesem Buch erstmals dargestellt. Es zeichnet ein buntes Bild medizinischer Herausforderungen, die unter der Sichtweise der Nierenheilkunde beleuchtet werden, und die umgekehrt auf unterschiedlichste Weise auf die Nieren eines Tumorpatienten einwirken.

2 Messung der Nierenfunktion bei onkologischen Patienten

Jörg Beimler

Inhaltsverzeichnis

Im klinischen Alltag kann die Nierenfunktion die Auswahl bzw. Dosierung einer onkologischen Therapie beeinflussen. Eine Verschlechterung der Nierenfunktion unter Therapie stellt eine relevante Komplikation dar. Die regelmäßige Bestimmung der Nierenfunktion und gegebenenfalls Anpassung der Therapie stellen einen wichtigen Bestandteil in der Betreuung onkologischer Patienten dar. Die renale Exkretion basiert auf verschiedenen Mechanismen: glomerulärer Filtration, tubulärer Sekretion und tubulärer Reabsorption. Die Begriffe der glomerulären Filtrationsrate (GFR) und der Kreatinin-Clearance (CrCl) werden fälschlicherweise häufig synonym verwendet. Die Kreatinin-Clearance ist jedoch im Durchschnitt 10 bis 20 % höher als die GFR. Beide Parameter können gemessen oder mit Formeln berechnet werden. Eine Messung der GFR kann beispielsweise mit Inulin oder Iothalamat erfolgen. Die Kreatinin-Clearance kann mithilfe eines 24-h-Sammelurins ermittelt werden. In der Praxis wird meist die Bestimmung der glomerulären Filtrationsrate (GFR) mit der Messung der Nierenfunktion gleichgesetzt.

J. Beimler (✉)
Nephrologie, Universitätsklinikum Heidelberg, Heidelberg, Deutschland
E-Mail: joerg.beimler@med.uni-heidelberg.de

D. Jäger und M. Zeier (Hrsg.), *Onko-Nephrologie*,
https://doi.org/10.1007/978-3-662-59911-2_2

▶ Bedeutung der regelmäßigen Bestimmung der Nierenfunktion bei onkologischen Patienten:
- Frühe Erkennung einer Nierenfunktionsverschlechterung
- Progression einer chronischen Niereninsuffizienz
- Aufrechterhaltung der bestehenden Nierenfunktion
- Notwendigkeit einer Dosisanpassung an die Nierenfunktion
- Indikation für den Einsatz einer Nierenersatztherapie

Den Goldstandard stellen die Bestimmung der GFR mittels Inulin- oder Iothalamat-Clearance dar, beide Methoden sind jedoch aus praktischen und finanziellen Gründen nicht für den klinischen Alltag geeignet. Die Bestimmung des Serumkreatinins erlaubt jedoch aufgrund zahlreicher Einschränkungen keine exakte Einschätzung der Nierenfunktion. Gerade im Frühstadium einer Nierenschädigung ist eine Einstufung mit der alleinigen Messung des Kreatinins im Serum unzuverlässig, da das Kreatinin erst bei einem Verlust der Nierenfunktion um mehr als 50 % ansteigt („Kreatinin-blinder Bereich"). Insbesondere bei älteren Menschen wird dieses Problem aufgrund der geringeren Muskelmasse zusätzlich verstärkt. So kann eine Konzentration von 1,1 mg/dl beispielsweise bei einem muskulösen Menschen noch normal sein, bei einem kachektischen Patienten jedoch einen Hinweis auf eine signifikante Nierenschädigung darstellen. Die Fachgesellschaften empfehlen daher, die Nierenfunktion durch Abschätzung der glomerulären Filtrationsrate (GFR) zu bestimmen (Levey AS et al. 2003). In Kombination mit der Bestimmung der Albuminurie basiert auch die Klassifikation verschiedener Stadien einer Nierenerkrankung auf der Messung der GFR (KDIGO 2012) (Abb. 2.1 und 2.2).

In der täglichen Routine erfolgt die Messung der Nierenfunktion durch Bestimmung der Kreatinin-Clearance im 24-h-Sammelurin bzw. Berechnung der GFR (eGFR) mittels verschiedener Formeln. Die Messung der Clearance mittels Sammelurin wurde in der Praxis weitestgehend durch die Bestimmung der eGFR ersetzt, da die 24-h-Urin-Messung die GFR um ca. 15 % überschätzt und der Vorgang des Urinsammelns neben dem benötigten Zeitaufwand ein erhebliches Fehlerpotenzial besitzt.

GFR-Kategorien in der KDIGO-Leitlinie 2012

GFR-Kategorie	GFR (ml/min/1,73 m^2)	Bedeutet ...
G1	≥ 90	Normal oder hoch
G2	60–89	Leicht verringert (relativ im Vergleich zu jungen Erwachsenen)
G3a	45–59	Leicht bis moderat verringert
G3b	30–44	Moderat bis stark verringert
G4	15–29	Stark verringert
G5	< 15	Nierenversagen

Abb. 2.1 GFR-Kategorien der aktuellen KDIGO-Leitlinien

				Albuminurie-Stadium		
				A1	A2	A3
				Normal bis leicht erhöht	Moderat erhöht	Schwer erhöht
				<30mg/Tag <3mg/mmol Kreatinin	30-300 mg/Tag 3-30mg/mmol Kreatinin	>300 mg/Tag >300 mg/mmol Kreatinin
GFR-Stadium (ml/min/1.73m²)	G1	Normal bis hoch	≥90			
	G2	Leicht erniedrigt	60-90			
	G3a	Leicht bis moderat erniedrigt	45-60			
	G3b	Moderat bis schwer erniedrigt	30-45			
	G4	Schwer erniedrigt	15-30			
	G5	Nierenversagen	<15			

Grün: geringes Risiko; gelb: mäßiges Risiko: orange: hohes Risiko: rot: sehr hohes Risiko (für terminale Niereninsuffizienz und kardiovaskuläre Komplikationen)

Abb. 2.2 CKD-Klassifikation mit Albuminurie und eGFR zur Risikoeinschätzung

Eine häufig benutzte Formel zur Bestimmung der Kreatininclearance ist die Cockroft-Gault Formel (CG) (Cockroft DW et al. 1976), die Serumkreatinin, Alter, Geschlecht und Körpergewicht inkludiert. Die Cockroft-Gault-Gleichung besitzt ebenfalls Limitierungen hinsichtlich einer Überschätzung der Nierenfunktion sowie bei starken Gewichtsschwankungen durch Ödeme oder Adipositas. Insbesondere bei adipösen Patienten kommt die Formel an ihre Grenzen. Nur bis zu einem Body-Mass-Index (BMI) von 30 sollte das reale Körpergewicht verwendet werden, ab einem BMI > 30 müsste das adjustierte Körpergewicht in die Formel einfließen. Das adjustierte Körpergewicht berechnet sich aus dem totalen und dem idealen Körpergewicht. Adjustiertes Körpergewicht (AKG): AKG = IKG + 0,4* (tatsächliches Körpergewicht – IKG). Die Berechnung nach Cockcroft & Gault stellte lange Zeit den gültigen Standard zur Bestimmung der Nierenfunktion dar und findet sich häufig in Dosierungsempfehlungen onkologischer Medikamente.

▶ **Dosisanpassung mittels Kreatinin-Clearance oder eGFR ?** Muss die Dosis eines Medikaments an die jeweilige Nierenfunktion des Patienten angepasst werden, stellt sich die Frage, ob dies anhand der Kreatinin-Clearance oder eher der eGFR erfolgen soll. Relevante Informationen liefert hier v. a. die jeweilige Fachinformation des Medikaments. Wurde in der Zulassungsstudie mit der

Kreatinin-Clearance gerechnet, ist es sinnvoll, die Formel nach Cockcroft-Gault zu verwenden. Beziehen sich bei neueren Medikamenten die Angaben in der Fachinformation auf die GFR, wird v. a. die CKP-EPI-Formel bevorzugt eingesetzt. Entscheidend ist auch die Frage, inwieweit bei Risikoarzneimitteln wie z. B. Carboplatin eine fein abgestufte Dosisanpassung erforderlich ist. Kommt die eGFR zum Einsatz, wenn eigentlich die Kreatinin-Clearance gefragt ist, kann das sowohl zu Unter- als auch zu Überdosierungen führen. Die in der Fachinformation angegebene Einheit sollte jeweils beachtet werden.

Die aktuell etabliertesten Schätzformeln sind die MDRD (Modification of Diet in Renal Disease) bzw. die CKD-EPI (CKD Epidemiology Collaboration) Formel (Levey AS et al. 1999, 2009). Nicht validiert ist der Einsatz solcher Formeln im Rahmen einer sich rasch verändernden Nierenfunktion (z. B. akutes Nierenversagen). Generell basieren diese Formeln auf der Messung des Serumkreatininwerts. Kreatinin ist ein Produkt des Skelettmuskels und wird im Glomerulus frei filtriert und im renalen Tubulussystem sezerniert. Serumkreatininwerte werden maßgeblich durch Faktoren wie tubuläre Sekretion, Muskelmasse und Ernährungsgewohnheiten beeinflusst. Insbesondere bei muskelschwachen älteren und/oder onkologischen Patienten muss beachtet werden, dass ein signifikanter Verlust an Muskelmasse zu einer relativ niedrigeren Produktion von Kreatinin führt. Niedrigere Kreatininwerte können dann bei Bestimmung der eGFR zu einer Überschätzung der Nierenfunktion führen (Tab. 2.1).

Die MDRD-Formel schätzt die GFR auf Basis demografischer Variablen (wie Alter, Geschlecht und Ethnizität) sowie der Messung von Serumkreatinin und ggf. Albumin. Da die MDRD-Formel im Gegensatz z. B. zur Cockroft-Gault-Formel auf die Variable Körpergewicht verzichtet, ist sie insbesondere in der 4-Variablen-MDRD-Formel einfach und im Rahmen der Blutentnahme automatisiert anwendbar. Sie erlaubt des Weiteren durch Multiplikation des Ergebnisses mit dem Faktor 1,21 eine spezielle Adaptation bei Patienten mit schwarzer Hautfarbe. MDRD-Ergebnisse über 60 ml/min sollten nur als „MDRD > 60 ml/min“ angegeben werden, da die MDRD-Formel bei Patienten mit deutlich eingeschränkter Nierenfunktion validiert wurde. Die MDRD-Formel hat den Nachteil, dass sie die wahre GFR im Bereich über 60 ml/min/1,73 m^2 unterschätzt.

Tab. 2.1 Störfaktoren der Kreatinin-basierten Abschätzung der GFR

• Geringe Muskelmasse (z. B. Tetraparese, Immobilität, Amputation)
• Erhöhte Muskelmasse (z. B. Bodybuilding)
• Kinder/Jugendliche < 18 Jahre
• Hohes Alter
• Starkes Unter-/Übergewicht
• Muskelerkrankungen
• Schwarze Hautfarbe

Neben der MDRD-Formel hat sich im klinischen Alltag v. a. die CKD-EPI-Gleichung als effektive Methode zur Einschätzung der Nierenfunktion bewährt. Sie besitzt eine komplexere Formelstruktur, benutzt jedoch die gleichen Variablen wie die MDRD-Formel und ist somit ebenfalls leicht automatisierbar. Im Gegensatz zur MDRD-Formel erlaubt die CKD-EPI-Gleichung eine genauere Abschätzung der Nierenfunktion im Bereich einer GFR > 60 ml/min. Die CKD-EPI-Formel wurde von einer Arbeitsgruppe des National Institute of Diabetes and Digestive and Kidney Diseases entwickelt und wird in der KDIGO-Leitlinie 2012 zur Betreuung chronisch Nierenkranker für die Einschätzung der GFR empfohlen. Im Vergleich werden daher weniger ältere Menschen fälschlicherweise als beginnend niereninsuffizient eingestuft. Wie für alle Kreatinin-basierten Formeln gelten jedoch auch für die CKD-EPI-Formel die genannten Einschränkungen bei der Interpretation. Im Vergleich mit der MDRD-Formel scheint sie etwas besser in der Lage, falsch positive Diagnosen einer chronischen Nierenerkrankung zu vermeiden (Matsushita K et al. 2012)

Ein weiterer Marker zur Früherkennung einer eingeschränkten Nierenfunktion ist Cystatin C. In den letzten Jahren wurden daher eine Reihe Cystatin-C-basierter Formeln, ob mit oder ohne zusätzliche Verwendung des Serumkreatinins, zur Einschätzung der GFR entwickelt (Inker LA et al. 2012; Shlipak MG et al. 2013). Der Einsatz des Cystatin-C-Assays zur Bestimmung der eGFR ermöglicht zwar eine noch exaktere Einschätzung der eGFR, hat sich jedoch im Verhältnis von Zusatznutzen und finanziellem Mehraufwand in der Routine bislang nicht durchgesetzt. Wann immer Zweifel am Ergebnis einer Kreatinin-basierten Berechnung der eGFR bestehen, kann die Bestimmung von Cystatin C im Serum und der daraus abgeleiteten eGFR die tatsächliche Nierenfunktion deutlich genauer abschätzen. Die Konzentration von Cystatin C im Blut ist im Wesentlichen nur von der Nierenfunktion abhängig, kaum störanfällig und deutlich empfindlicher im Kreatinin-blinden Bereich. Bei Patienten mit einer Kreatinin-basierten eGFR im Bereich von 45–59 ml/min/1,73 m^2 ohne nachweisbarer Nierenschädigung wird nach den KDIGO-Guidelines von 2012 die Bestimmung von Cystatin C zur genaueren Risikobeurteilung empfohlen.

Wenngleich im klinischen Alltag meist die o. g. Formeln zur Bestimmung der eGFR benutzt werden, um die Nierenfunktion einzuschätzen, ist eine Validierung dieser Formeln speziell bei onkologischen Patienten bisher nicht erfolgt. Speziell beim Einsatz von Medikamenten mit engem therapeutischen Index kann auf Basis der jeweiligen Fachinformation die Verwendung der Cockroft-Gault-Formel wünschenswert sein, um eine Toxizität zu vermeiden und maximale Effektivität zu gewährleisten. Generell sollte der Einsatz der eGFR zur Einschätzung der Nierenfunktion bei zwei Patientenpopulationen mit besonderer Vorsicht erfolgen: älteren Patienten und Patienten mit starkem Unter- bzw. Übergewicht. Bei einem Patientenalter > 70 Jahre ist die Abschätzung der GFR mit den o. g. Standardformeln nur unzureichend. In den letzten Jahren neu entwickelte Formeln, die sowohl Serumkreatinin als auch Cystatin C beinhalten, sind hier wesentlich zuverlässiger (Schaeffner ES et al. 2012). Eine weitere, im klinischen Alltag relevante Frage ist die Einschätzung der Nierenfunktion bei stark

Tab. 2.2 Wichtige Formeln zur Einschätzung der Nierenfunktion

Cockcroft-Gault-Formel:

$$\text{Kreatinin-Clearance [ml/min]} = \frac{(140\text{-Alter}) \times \text{Gewicht}}{72 \times \text{Serum-Kreatinin}} \times [0{,}85\ \textit{bei Frauen}]$$

MDRD-Formel:

$$\text{eGFR [ml/min/1,73 m}^2] = 175 \times \text{Serum-Kreatinin [mg/dl]}^{-1{,}154} \times \text{Alter}^{-0{,}203} \times [0{,}742\ \textit{bei Frauen}]$$

CKD-EPI-Formel:

Geschlecht	Serum-Kreatinin (mg/dl)	eGFR-Berechnung (ml/min/1,73 m²)
Weiblich	≤ 0,7	GFR = 144 x (Serum-Kreatinin/0,7)$^{-0{,}329}$ x (0,993)^{Alter}
Weiblich	> 0,7	GFR = 144 x (Serum-Kreatinin/0,7)$^{-1{,}209}$ x (0,993)^{Alter}
Männlich	≤ 0,9	GFR = 141 x (Serum-Kreatinin/0,9)$^{-0{,}411}$ x (0,993)^{Alter}
Männlich	> 0,9	GFR = 141 x (Serum-Kreatinin/0,9)$^{-1{,}209}$ x (0,993)^{Alter}

übergewichtigen Patienten, insbesondere vor dem Hintergrund, dass die Muskelmasse nicht linear mit dem Körpergewicht ansteigt. Vor dem Hintergrund der genannten Störfaktoren wurde 2017 eine neue Schätzformel speziell für Tumorpatienten entwickelt, deren endgültige klinische Validierung noch aussteht (Janowitz T et al. 2017).

▶ Viele Dosierungsempfehlungen onkologischer Medikamente beruhen auf Studien mit Bestimmung der Kreatinin-Clearance und nicht der eGFR, oft wird daher die Cockroft-Gault-Formel als Grundlage für Dosierungsanpassungen an die Nierenfunktion verwendet. Mehr als 20 % aller Tumorpatienten zeigen eine Sarkopenie mit signifikantem Verlust an Muskelmasse und in Folge niedrigeren Kreatininwerten. Die resultierende Überschätzung der Nierenfunktion kann in Medikamentendosierungen resultieren, die zu signifikanten Nebenwirkungen und Toxizitäten führen. In Einzelfällen, z. B. bei einem engen therapeutischem Index, kann es daher sinnvoll sein, die GFR mittels 24 h-Urinsammlung bzw. durch Messung eines alternativen Metaboliten, wie Cystatin C, zu bestimmen. Insbesondere bei Patienten mit sehr niedrigem bzw. hohem Körpergewicht, bei ausgeprägter Mangelernährung, schweren Muskelerkrankungen oder paraplegischen Patienten müssen eGFR-Werte kritisch interpretiert werden (Tab. 2.2).

Literatur

Cockroft DW et al (1976) Prediction of creatinine clearance from serum creatinine. Nephron 16:31–41

Inker LA et al (2012) Estimating Glomerular Filtration Rate from Serum Creatinine and Cystatin C. N Engl J Med 367:20–29

Janowitz T et al (2017) New Model for Estimating Glomerular Filtration Rate in Patients With Cancer. J Clin Oncol 35:2798–2805

KDIGO (2012) Clinical Practice Guideline for the Evaluation and Management of Chronic Kidney Diseases. Kidney Int Suppl 2013(3):1–150

Levey AS et al (1999) A more accurate method to estimate glomerular filtration rate from serum creatinine: a new prediction equation. Modification of Diet in Renal Disease Study Group. Ann Intern Med 130:461–470

Levey AS et al (2003) National Kidney Foundation practice guidelines for chronic kidney disease: evaluation, classification, and stratification. Ann Intern Med 139:137–147

Levey AS et al (2009) Levey AS et al. A new equation to estimate glomerular filtration rate. Ann Intern Med 150:604–612

Matsushita K et al (2012) Clinical Risk Implications of the CKD Epidemiology Collaboration (CKD-EPI) Equation Compared With the Modification of Diet in Renal Disease (MDRD) Study Equation for Estimated GFR. Am J Kidney Dis 60:241–249

Schaeffner ES et al (2012) Two novel equations to estimate kidney function in persons aged 70 years or older. Ann Intern Med 157:471–481

Shlipak MG et al (2013) Cystatin C versus Creatinine in Determining Risk Based on Kidney Function. N Engl J Med 369:932–943

Akutes Nierenversagen bei Krebspatienten

3

Christian Nußhag

Inhaltsverzeichnis

Die Assoziation zwischen Krebs- und Nierenerkrankungen ist seit langer Zeit bekannt, besitzt jedoch aufgrund stetig neuer Therapieoptionen mit verbessertem Langzeitüberleben und einer Zunahme von therapieassoziierten, renalen Komplikationen eine immer größer werdende Relevanz. Vor allem die Komplexität und rasante Weiterentwicklung der individuellen Therapieprotokolle stellt Internisten, Nephrologen und Intensivmediziner vor die Herausforderung, sich fortlaufend mit dem Themenbereich der Nephro-Onkologie auseinanderzusetzen (Cosmai et al. 2016). Die akute Nierenschädigung („acute kidney injury", AKI) stellt eine der häufigsten und folgenreichsten Komplikationen in der Behandlung von Krebspatienten dar. Sie schränkt die Fortführung von Krebstherapien ein, führt zu erhöhter Toxizität und/oder notwendiger Reduktion

C. Nußhag (✉)
Nephrologie, Universitätsklinikum Heidelberg, Heidelberg, Deutschland
E-Mail: christian.nusshag@med.uni-heidelberg.de

D. Jäger und M. Zeier (Hrsg.), *Onko-Nephrologie*,
https://doi.org/10.1007/978-3-662-59911-2_3

Tab. 3.1 AKI-Risikofaktoren bei Malignom-Patienten

Unveränderliche Basisrisiken	Akute Risiken/Ereignisse	Risiko durch Nephrotoxizität
Alter > 65 Jahre Weibliches Geschlecht Hypalbuminämie Komorbiditäten • Vorbestehende CKD • Herzinsuffizienz • Hypertonie • Diabetes mellitus • Nierenarterienstenose • Leberzirrhose • Malignom mit hohem intrinsischen AKI-Risiko	Hypotension (MAP < 65 mmHg) Sepsis Volumendepletion Toxische Kardiomyopathie Elektrolytstörungen/ Hyperkalzämie	Kontrastmittel Antiinfektiva Art des Therapieregimes Medikamentöse Begleittherapie • Diuretika • RAAS-Inhibitoren • NSAR • Allopurinol

Abkürzungen: AKI = akute Nierenschädigung, CKD = chronische Niereninsuffizienz, MAP = mittlerer arterieller Druck, NSAR = nicht-steroidale Antirheumatika, RAAS = Renin-Angiotensin-Aldosteron-System

bzw. Änderung der Chemotherapie und schließt Patienten von klinischen Studien aus. In der Summe resultieren hieraus niedrigere Remissionsraten, eine erhöhte Mortalität, längere Krankenhausaufenthalte und höhere Kosten (Rosner und Perazella 2017). Die Inzidenz und Schwere hängt dabei entscheidend von Art und Stadium des Malignoms, der Wahl des Therapieregimes sowie von Komorbiditäten ab (Salahudeen et al. 2013). Wie bei praktisch allen anderen AKI-Ursachen, ist vor allem eine vorbestehende, chronische Niereninsuffizienz („chronic kidney disease", CKD) einer der wichtigsten, prädisponierenden Risikofaktoren (Cohen et al. 2015). Umgekehrt ist die AKI ein wesentlicher Risikofaktor für die langfristige Entwicklung einer CKD (Chawla et al. 2014). Ein Überblick über weitere Risikofaktoren liefert Tab. 3.1.

3.1 Definition des akuten Nierenversagens und Nierenfunktionsbestimmung

Allgemein wird die AKI anhand des Anstieges des Serumkreatinins (SCr) sowie des Abfalls der Diurese über die Zeit definiert. Der maximale SCr-Anstieg und/oder die niedrigste Diurese legen dabei (meist retrospektiv) die in drei Stadien unterteilte Schwere der AKI fest. Die zuletzt veröffentlichten „kidney disease improving global outcomes" (KDIGO)-Kriterien (Tab. 3.2) besitzen dabei die größte Sensitivität und entsprechen einer Symbiose aus RIFLE und AKI-Network (AKIN) Kriterien (Thomas et al. 2014).

Bei Krebspatienten ergeben sich jedoch zusätzliche Besonderheiten, die die AKI-Detektion und Graduierung mittels SCr als Surrogatparameter der Nierenfunktion erschweren. Die Kreatinin-Produktion ist aufgrund der reduzierten Muskelmasse im

Tab. 3.2 Klassifikation der akuten Nierenschädigung. (Nach KDIGO 2012)

AKI-Stadium	Serum-Kreatinin (SCr)	Diurese
1	Anstieg ≥ 0,3 mg/dl innerhalb 48 h oder 1,50–1,99 x „baseline“ SCr innerhalb 7d[a]	<0,5 ml/kg/h für > 6 h
2	≥2,00–2,99 x „baseline“ SCr innerhalb 7d[a]	<0,5 ml/kg/h für >12 h
3	≥3,00 x „baseline“ SCr innerhalb 7d[a] oder ≥ 4 mg/dl mit Anstieg ≥ 0,3 mg/dl innerhalb 48 h oder ≥ 1,50 x „baseline“ SCr innerhalb 7d[a] oder Beginn einer Nierenersatztherapie	< 0.3 ml/kg/h für 24 h oder Anurie für > 12 h

Abkürzungen: AK=akute Nierenschädigung, d = Tage, h = Stunden; a = Anstieg innerhalb von 7d auf der Grundlage von Vorwerten bekannt oder vermutet (Patientenhistorie). Lit.: Thomas et al. (2014)

Rahmen einer erniedrigten Proteinzufuhr und Kachexie sowie durch Inflammationsprozesse deutlich reduziert. Ferner wird die SCr-Konzentration durch akute Schwankungen des Verteilungsvolumens (z. B. Hypervolämie-assoziierte Dilution) beeinflusst (Cohen et al. 2015). All diese Faktoren führen letztlich zu einer nierenunabhängigen Schwankung der SCr-Konzentration und limitieren somit die Sensitivität von SCr als Indikator einer akuten Nierenschädigung. Daher ist auch eine fest definierte Schwelle des SCr-Anstiegs als alleinige Definition der AKI (≥ 1,5–2,0-fache) in diesem Patientenkollektiv umso kritischer zu sehen. Viel aussagekräftiger ist die Analyse inkrementeller SCr-Verläufe im Tagesvergleich, allerdings unter gleichzeitiger Berücksichtigung der Volumenbilanz (CAVE: nierenunabhängige SCr-Dilution).

▶ **Die Veränderung der SCr-Konzentration muss immer unter Berücksichtigung der aktuellen Flüssigkeitsbilanz interpretiert werden.**

Fern der allgemeinen AKI-Detektion hat auch die Abschätzung der aktuellen Nierenfunktion, genauer der glomerulären Filtrationsrate (GFR), einen hohen klinischen Stellenwert in der Nephro-Onkologie. Sie beeinflusst die Wahl von Krebstherapien entscheidend. Der Goldstandard zur GFR-Abschätzung, der auf der Clearance-Bestimmung von exogen zugeführten Substanzen (z. B. Inulin) beruht, ist aufgrund hoher Kosten und umständlicher Versuchsdurchführung nicht in der klinischen Routine anwendbar. Stattdessen erfolgt die Abschätzung der GFR („estimated“ GFR, eGFR) über eine formelbasierte Berechnung der Kreatinin-Clearance auf Grundlage der aktuellen SCr-Konzentration. Die bekanntesten Schätzformeln sind die MDRD (Modification of Diet in Renal Disease)- und CKD-EPI (Chronic Kidney Disease Epidemiology Collaboration)-Formel (Thomas et al. 2014). Beide besitzen einen Stellenwert bei CKD-Patienten bei stabil eingeschränkter Nierenfunktion („steady-state“). Bei akuten Schwankungen der GFR sind sie jedoch nicht validiert und unzuverlässig. Letzteres liegt vornehmlich an der bis zu 72-stündigen Latenz zwischen Nierenschädigung und dem

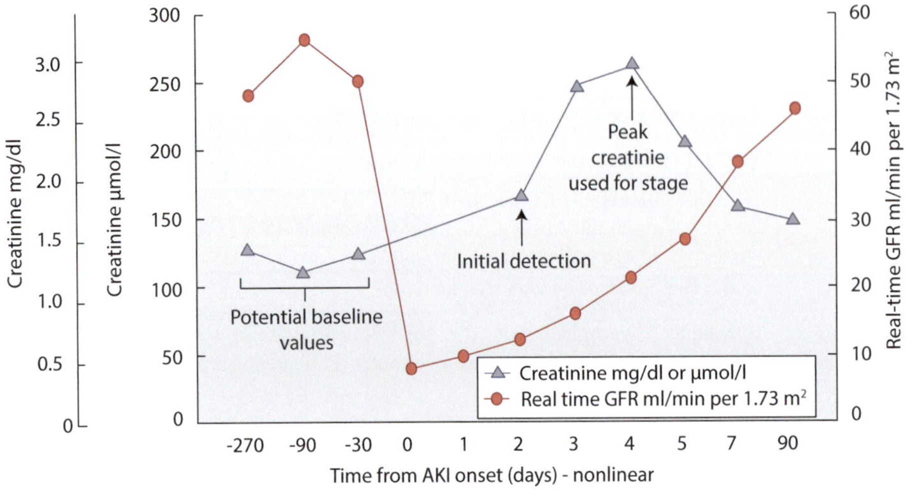

Abb. 3.1 Creatinine mg/dl = Kreatinin mg/dl (auch für µmol/l); Time from AKI onset (days) = Zeit ab Beginn der AKI; Real-time GFR ml/min per 1.73 m^2 = Echtzeit-GFR ml/min per 1,73 m^2; Potential Baseline values = „Baseline"-Kreatininwerte; Initial detection = klinische AKI-Detektion; Peak creatinine used for stage = relevanter Kreatininanstieg für AKI-Graduierung. (Auszug aus Thomas et al. 2014)

Erreichen der SCr-Konzentration, die dem Ausmaß der eigentlichen Einschränkung der Nierenfunktion entsprechen (Abb. 3.1) (Nusshag et al. 2017).

Multiple akute Niereninsulte sowie variierende Verteilungsvolumina beeinflussen den SCr-Verlauf zusätzlich und kompromittieren die Abschätzung der GFR mittels Schätzformeln. Die reduzierte Muskelmasse von Krebspatienten führt ergänzend zu falsch niedrigen SCr-Konzentrationen und dadurch zu einer Überschätzung der wahren Nierenfunktion mittels eGFR. Die Folgen sind Medikamentenüberdosierungen mit erhöhter Toxizität und Nebenwirkungen. In diesen Fällen kann die Bestimmung der Kreatinin-Clearance mittels 24 h-Sammelurin zu einer validen Abschätzung der GFR beitragen. Der Stellenwert der GFR-Bestimmung mittels CysC ist in Krebspatienten hingegen noch nicht ausreichend untersucht, kann aber im Zweifel eine zusätzliche Orientierungshilfe schaffen (Lameire et al. 2016). Neu Biomarker zur AKI-Graduierung und Nierenfunktionsbestimmung sind Gegenstand laufender Studien. Bislang finden sie jedoch keine Anwendung im klinischen Alltag (Nusshag et al. 2019; Nusshag C et al. 2017; Alge und Arthur 2015).

3.2 Epidemiologie

3.2.1 Allgemeine Epidemiologie

Lange Zeit vernachlässigt, steht auch die Epidemiologie der AKI bei Krebspatienten zunehmend im Fokus großer Studien. In der bislang größten Studie zur Inzidenz der AKI bei Krebspatienten, einer dänischen Populationsstudie, wurden 1,2 Mio. Individuen über sieben Jahre hinweg verfolgt. In dieser Zeit entwickelten 37.267 der Patienten ein Malignom. Das allgemeine 1-Jahres-Risiko ein AKI zu erleiden (RIFLE-Kriterien) lag in der beschriebenen Kohorte bei 17 % und im fünften Jahr bei 27 % (Christiansen et al. 2011). Signifikante Häufigkeitsunterschiede ergaben sich in Abhängigkeit vom jeweils zugrunde liegenden Malignom. Das höchste AKI-Risiko zeigte sich beim Nierenzellkarzinom (44,0 %), hepatozellulären Karzinom (33,0 %), Multiplen Myelom (31,8 %), Pankreas-Karzinom (29,7 %) sowie bei Leukämien (27,5 %). Darüber hinaus entwickelten 5,1 % der Patienten im ersten Jahr eine terminale Niereninsuffizienz mit Abhängigkeit von einer Nierenersatztherapie („renal replacement therapy", RRT). Intensivpflichtige Krebspatienten hatten mit einer Inzidenz von 54 % das höchste Risiko, eine AKI zu erleiden, vor allem im Kontext von Septitiden und hämatologischen Malignomen sowie im Speziellen beim Multiplen Myelom (Cohen et al. 2015; Hu et al. 2016; Campbell et al. 2014).

Eine eigenständig zu betrachtende Risikopopulation stellen Patienten nach hämatopoetischer Stammzell-Transplantation („hematopoietic stem-cell transplantation", HCT) sowie nach (partieller) Nephrektomie dar (Rosner und Perazella 2017; Hu et al. 2016).

> Bei intensivpflichtigen Patienten wird die AKI meist durch eine Sepsis hervorgerufen.

3.2.2 AKI nach HCT

Die HCT-assoziierte AKI zeigt im Literaturvergleich eine breit variierende Inzidenz zwischen 10–89 % (Rosner und Perazella 2017; Lam und Humphreys 2012). Ursachen hierfür liegen neben der unterschiedlich angewandten AKI-Definition und individuellen Vorerkrankungen vor allem an der Art der durchgeführten HCT (allogen vs. autolog) sowie der Intensität des chemotherapeutischen Konditionierungsregimes (myeloablativ vs. nicht-myeloablativ bzw. intensitätsreduziert). Die höchste AKI-Inzidenz ist unter myeloablativer, allogener HCT beschrieben (89 %), wohingegen sich eine deutliche Reduktion bei nicht-myeloablativer, allogener HCT zeigt (29–40 %). Die myeloablative, autologe HCT weist mit 22 % die niedrigste AKI-Inzidenz auf. Dies wird vorwiegend auf das Fehlen einer GvHD, die fehlende Notwendigkeit einer Calcineurin-Inhibitor-Therapie (renale Vasokonstriktion) sowie ein schnelleres Engraftment zurückgeführt (Lam und Humphreys 2012). Erklärbar sind die variierenden AKI-Inzidenzen somit durch unterschiedlich ausgeprägte, vom Regime abhängigen Nebenwirkungen und Komplikation. Hierzu zählen: Volumendepletion durch gastrointestinale Flüssigkeitsverluste, bakterielle und virale Infektionen sowie Sepsis unter Immunsuppression, Applikation von nephrotoxischen Medikamenten (siehe Tab. 3.5), „graft-versus-host-disease" (GvHD) sowie das sinusoidale Okklusionssyndrom (Rosner und Perazella 2017). Insgesamt ist die AKI nach HCT auch ein Prädiktor für die Entwicklung eine CKD sowohl nach myeloablativen als auch nicht-myeloablativen Verfahren (Lam und Humphreys 2012).

3.2.3 AKI nach Nephrektomie

Durch gemeinsame Risikofaktoren wie fortgeschrittenem Alter, männlichem Geschlecht, Tabakkonsum, Diabetes mellitus und Hypertonie leidet ein hoher Prozentsatz von Patienten mit Nierenzellkarzinom gleichzeitig an einer CKD. Aufgrund der reduzierten, funktionalen Nephronmasse/Nierenfunktionsreserve besitzen sie daher sowohl nach radikaler als auch partieller Nephrektomie eine hohes, postoperatives AKI-Risiko (Hu et al. 2016). Sogar bei Patienten mit einer eGFR ≥60 ml/min vor radikaler Nephrektomie entwickelt sich per definitionem in 33,7 % der Patienten eine AKI. Gleichzeitig ist eine postoperative AKI mit einem 4,2-fach erhöhten CKD-Risiko im ersten Jahr verbunden. Abhängig von Größe und Lage des Tumors kann aber auch eine partiale Nephrektomie in Erwägung gezogen werden. Letztere geht mit einem niedrigeren postoperativen AKI-Risiko von 19 % einher (Campbell et al. 2014).

▶ **Die AKI ist eine häufige Komplikation bei Krebspatienten. Die Inzidenz hängt von der Art des Malignoms, der Wahl und Intensität des Therapiekonzeptes sowie von prädisponierenden Komorbiditäten und der Begleitmedikation ab.**

3.3 Genese und Differenzialdiagnose des akuten Nierenversagens

Die diagnostische Herangehensweise bei der Malignom-assoziierten AKI unterscheidet sich nicht substanziell vom Vorgehen in anderen Patientenkollektiven. Die Erhebung einer detaillierten Anamnese mit Erfassung der Krankenvorgeschichte und Arzneimittelanamnese bilden zusammen mit der körperlichen Untersuchung, laborchemischen Resultaten, Beurteilung des Urinsediments sowie bildgebenden Verfahren (i. a. R. Sonographie) die Pfeiler der Diagnosefindung. Differenzialdiagnostisch ergeben sich allerdings klare Unterschiede hinsichtlich der Häufigkeitsverteilung sowie der zu berücksichtigendem AKI-Ursachen. Schematisch lassen sich AKI-Ursachen entweder örtlich anhand des Ursprungs bzw. Schädigungsorts der renalen Funktionsbeeinträchtigung in prä-, intra- und post-renal oder dichotom in primär malignominduzierte oder therapieassoziierte Ursachen unterteilen. Therapieassoziierte AKI-Ursachen lassen sich nochmals in therapieassoziierte Sekundärkomplikationen sowie die direkte Nephrotoxizität untergliedern. Von entscheidender therapeutischer Relevanz ist der frühzeitige Ausschluss bzw. die frühzeitige Diagnose und Behandlung einer prärenalen oder postrenalen AKI. In diesen Fällen kann mit einfachen Mitteln ein potenziell irreversibler, intrarenaler Schaden abgewandt werden. Hierfür essenziell ist eine suffiziente Einschätzung der Herzkreislauffunktion sowie des Volumenstatus des Patienten sowie die Durchführung einer umfassenden Sonographie der Nieren und ableitenden Harnwegen. Tab. 3.3 fasst

AKI-Ursachen unter Berücksichtigung des renalen Schädigungsortes bzw. des Ursprung der Funktionsbeeinträchtigung zusammen.

▶ **Man unterscheidet die unmittelbar Malignom-induzierte AKI sowie die Therapie-assoziierte AKI.**

3.3.1 Malignom-induzierte AKI-Ursachen

Unmittelbar Malignom-induzierte AKI-Ursachen können sich je nach Art des Malignoms sowohl prä-, intra-, als auch post-renal manifestieren. Die häufigsten intrarenalen Vertreter dieser Kategorie sind hämatologische Krebsarten wie Lymphome, Leukämien oder das Multiple Myelom sowie das Nierenzellkarzinom (durch partielle oder totale Nephrektomie). Zudem spielt die Manifestation paraneoplastischer Glomerulopathien eine Rolle. Bei der postrenalen AKI ist an das Urothelkarzinom sowie an jegliche malignen, raumfordernden Prozesse, die zu einer obstruktiven Nephropathie führen, zu denken. Aber auch die Malignom-induzierte Hyperkalzämie, die in bis zu 30 % aller Krebspatienten zu sehen ist, kann durch Induktion einer renalen Vasokonstriktion sowie durch Volumendepletion im Rahmen einer gesteigerten Natriurese und Diurese zu einer prärenalen Nierenfunktionsbeeinträchtigung führen (Campbell et al. 2014). Ein Überblick über Malignom-typische Ursachen gibt Tab. 3.3. Im Nachfolgenden werden spezielle Entitäten erläutert.

3.3.1.1 Multiples Myelom

Abhängig von der gewählten AKI-Definition erleiden 20–50 % der Patienten mit Multiplen Myelom ein AKI. Die zugrunde liegende Nephrotoxizität basiert vor allem auf der Überproduktion von monoklonalen Immunglobulinen und freien Leichtketten (Paraproteine), die zu diversen Erkrankungsmustern führen können (Rosner und Perazella 2017). Am häufigsten ist die „Cast"-Nephropathie, bei der es durch Verbindung der Paraproteine mit dem Tamm-Horsfall-Protein zur Bildung von Proteinzylindern („Cast") kommt. Dies führt zu einer tubulären Obstruktion mit konsekutiver Nierenfunktionsverschlechterung. Weitere Ursachen sind eine Leichtketten-vermittelte proximale Tubulusschädigung sowie die Entstehung von verschiedenen Glomerulopathien wie die glomeruläre Leichtketten-Speicher-Erkrankung („light chain deposit disease", LCDD) oder die Amyloid-Leichtketten-Amyloidose. Zusätzlich begünstigen metabolische Störungen (Hyperkalzämie, Hyperurikämie) sowie Infektionen bis hin zur Sepsis das Entstehen einer AKI.

3.3.1.2 Renale Tumorinfiltration

Renale Metastasen und angrenzende solide Tumore sind keine Seltenheit. Da es sich in aller Regel jedoch um einen einseitigen, lokal begrenzten Prozess handelt, kommt es in den meisten Fällen zu keiner relevanten Nierenfunktionsverschlechterung. Von

Tab. 3.3 Typische AKI-Ursachen bei Krebspatienten

	Ort der renalen Schädigung/Funktionsbeeinträchtigung		
Malignominduzierte AKI	**Prärenal**	**Intrarenal**	**Postrenal**
• Renale Tumorinfiltration		◆	
• Lymphome, Leukämien, Metastasen			
• Haemophagozytische Lymphohistiozytose		◆	
• Obstruktive Nephropathie			◆
• Metastasen; urogenitale, renale, retroperitoneale und pelvine Malignome; retroperitoneale Fibrose; Urolithiasis			
• Lysozymuria		◆	
• CMML, AML			
• Vaskuläre Verschlüsse	◆	◆	
• Renale und retroperitoneale Malignome, DIC, Hyperleukozytose			
• Hyperkalzämie	◆	◆	◆
• Exsikkose, Nephrokalzinose, Urolithiasis			
• Glomerulopathien		◆	
• MG, MCD, FSGS, MPGN, ANCA-Vaskulitis, TMA, RPGN			
• MM, Amyloidose, „Cast Nephropathy“, Kryoglobulinämie, C3-Glomerulopathie, fibrilläre Glomerulonephritis, MPGN			
Therapie-assoziierte AKI	**Prärenal**	**Intrarenal**	**Postrenal**
• AKI als Sekundärkomplikation	◆	◆	
• Volumendepletion, Sepsis, TLS, Sinusoidales Obstruktionssyndrom, Nierenzellkarzinom (Nephrektomie)			
• Direkte Nephrotoxizität (siehe auch Tab. 3.5, 3.6)		◆	
• TMA, ATN, TIN, Glomerulopathien, intratubuläre Obstruktion durch Medikamente, Kontrastmittelnephropathie			
• Prädisponierende Begleitmedikation	◆	◆	
• NSAR, RAAS-Blocker, Diuretika, Antiinfektiva			

Abkürzungen: AKI = Akutes Nierenversagen; AML = akute myeloische Leukämie; ATN = akute Tubulusnekrose; CMML = chronische myelo-monozytische Leukämie; DIC = disseminierte intravasale Koagulopathie; FSGS = fokal segmentale Glomerulosklerose; MCD = „minimal change disease“; MG = membranöse Glomerulonephritis; MM = Multiples Myelom; NSAR = nicht steroidale Antirheumatika; RAAS = Renin-Angiotension-Aldosteron-System; RPGN = „rapid progressive-Glomerulonephritis; TIN = tubulo-interstitielle Nephritis; TLS = Tumorlysesyndrom; TMA = thrombotische Mikroangiopathie. Lit.: Zusammenstellung aus Rosner und Lam et al. (Rosner und Perazella 2017; Campbell et al. 2014)

größerer Relevanz ist hingegen die beidseitige, zelluläre Tumorinfiltration im Rahmen von hämatologischen Malignomen wie Lymphomen und Leukämien. Die Nieren sind der häufigste extra-lymphatische Ort einer lymphomatösen Tumorzellinfiltration. In bis zu 30 % der Patienten mit Lymphom und in 60 % nach Autopsie ist eine Tumorzellinfiltration nachweisbar (Rosner und Perazella 2017). Aufgrund des meist subklinischen Verlaufs handelt es sich jedoch weiterhin um eine unterdiagnostizierte Komplikation. Pathomechanistisch erklärt sich die AKI durch eine massive Tumorzellinfiltration mit tubulärer Kompression und Zusammenbruch der Mikrozirkulation. Eine subklinische Proteinurie, Flankenschmerzen, Hämaturie und beidseits vergrößerter Nieren erhärten den Verdacht. Beweisend ist eine Nierenbiopsie mit Nachweis einer diffusen, interstitiellen Infiltration durch maligne Zellen. Das Management konzentriert sich auf die Therapie der Grunderkrankung. Die renale Prognose ist abhängig von deren Effizienz.

3.3.1.3 Lysozymuria

Eine seltene AKI-Ätiologie ist die Lysozymuria. Sie ist bei promyelozytischer, monozytischer und chronisch myelomonozytischer Leukämie beschrieben (Rosner und Perazella 2017). Die Ursache liegt in einer übermäßigen Produktion und Freisetzung von Lysozym aus klonal proliferierenden, mononukleären Zellen. Durch eine tubuläre Reabsorption kommt es vorwiegend zu einer proximalen Tubulus-Zellschädigung, die häufig auch mit einer Hypokaliämie vergesellschaftet ist. Durch eine Proteinelektrophorese im Urin kann Lysozym detektiert und die Diagnose gesichert werden. Auch hier entscheidet die Effektivität der Malignomtherapie über den weiteren renalen Verlauf.

3.3.1.4 Paraneoplastische Glomerulopathien

Die glomerulären Pathologien im Kontext von Malignomen sind divers. Neben typischen Vertretern, wie der paraneoplastischen membranösen Glomerulonephritis (GN), sind bestimmte Malignome mit weiteren GNs oder andersartigen Glomerulopathien assoziiert, und auch „rapid progressive" GNs (RPGN) sind beschrieben (Jhaveri et al. 2013). Einen Überblick liefert Tab. 3.4. Die membranöse GN ist die häufigste glomeruläre Pathologie bei soliden Tumoren und nach HCT. Die „Minimal Change Disease" tritt hingegen gehäuft im Zusammenhang mit Hodgkin-Lymphomen auf. Die chronisch lymphatische Leukämie wird mit membrano-prolifertiven Glomerulopathien in Verbindung gebracht. Auch die Manifestation von renalen Amyloidosen sowie einer „antineutrophil cytoplasmatic antibody" (ANCA-)Vaskulitis ist mit verschiedenen Malignomen assoziiert. Die thrombotische Mikroangiopathie (TMA) kann einerseits sekundär durch verschiedene Krebstherapien induziert werden (siehe therapieassoziierte AKI-Ursachen), andererseits kann sie unmittelbar auf Grundlage eines Malignoms entstehen. Typische TMA-assoziierte Malignome sind das Lungen-, Prostata-, Pankreas- und Mammakarzinom. Für über 50% der direkt Malignom-induzierten TMAs ist jedoch das Magenkarzinom verantwortlich, gefolgt von Lungen- und Mammakarzinom (Campbell et al. 2014). Bei unklarer TMA-Ursache sollte daher die Indikation zur Gastroskopie und allgemeinen Tumorsuche großzügig gestellt werden.

Tab. 3.4 Malignom-assoziierte Glomerulopathien

Art des Malignom	Beschriebene Glomerulopathie
Solide Tumore	MN, MCD, MPGN, IgAN, FSGS, RPGN, TMA
• Lungenkarzinom	MN, MCD, RPGN
• Kolonkarzinom	MN, MPGN, RPGN, TMA
• Magenkarzinom	MN, MCD, RPGN
• Pankreaskarzinom	MCD
• Urothelkarzinom	AAA, RPGN, IgAGN, MCD, FSGS, MPGN
• Nierenzellkarzinom	MN, RPGN
• Prostatakarzinom	MN, FSGS, MPGN, TMA
• Mammakarzinom	MPGN, FSGS
• Ösophaguskarzinom	AAA
• Gastrointestinaler Stromatumor	AAA
• Milzsarkom	MN, IgAN
• Kopf- und Halstumore	MN MPGN
• Wilms Tumor	MN
• Teratom	IgAN
• Zungenkarzinom	MCD
• Mesotheliom	MN, MPGN
• Melanom	MN
• Basalzell- und Squamosazell-Karzinom	MN
• Phäochromozytom	MCD, FSGS, RPGN, MPGN
• Thymom	
Hämatologische Malignome	MCD, MN, MPGN, IgAN, FSGS, RPGN AA, anti-GBM
• Hodgkin-Lymphome	MN, MCD, MPGN, IgAN, FSGS
• Non-Hodgkin-Lymphome	MN, MCD, MPGN, FSGS, RPGN
• CLL	MN, FSGS
• AML	MN, MCD, MPGN
• CML	MPGN
• MGUS/MM	FSGS
• T-Zell-Leukämie	

Abkürzungen: AAA = Amyloid-A-Amyloidose, AML = akute myeloische Leukämie, CLL = chronisch lymphatische Leukämie, CML = chronische myeloische Leukämie, FSGS = fokal segmentale Glomerulosklerose, GBM = glomeruläre Basalmembran (Goodpasture), IgAN = IgA-Nephropathie, MCD = „minimal change disease", MGUS = monoklonale Gammopathie unklarer Signifikanz, MM = Multiples Myelom, MN = membranöse Nephropathie, MPGN = membranoproliferative Glomerulonephritis, RPGN = „rapid progressive"-Glomerulonephritis, TMA = thrombotische Mikroangiopathie. Lit.: aus Jhaveri et al. (2013)

3.3.1.5 Postrenale Ursachen

Die Obstruktion der ableitenden Harnwege ist eine der wichtigsten AKI-Differenzialdiagnosen und sollte bei Krebspatienten stets in Betracht gezogen bzw. ausgeschlossen werden. Ursächlich sind neben den direkt mit dem Harntrakt assoziierten Nieren-, Blasen- und Prostatakarzinomen auch Metastasen und pelvine Malignome wie Uterus- und Cervixkarzinom. Auch eine retroperitoneale Lymphadenopathie oder eine durch Strahlentherapie induzierte, retroperitoneale Fibrose kann eine Harntransportstörung verursachen. Anurie, Flankenschmerzen oder eine pralle, palpable Blase erhärten die jeweilige Verdachtsdiagnose. Das initiale Verfahren der Wahl zur Diagnosebestätigung einer Hydronephrose ist die Sonographie. Sie zeichnet sich durch ihre Schnelligkeit, Einfachheit, Nicht-Invasivität, Verträglichkeit und Kosteneffektivität aus. Zur genauen Lokalisation und Ursachenfindung wird im klinischen Alltag aufgrund der besseren Visualisierung der pelvinen oder retroperitonealen Nachbarstrukturen sowie zur potenziellen Therapieplanung vermehrt auch die Computertomographie (CT) eingesetzt. Die Kontrastmittelgabe sollte bei jeder CT-Untersuchung kritisch hinsichtlich einer therapeutischen Relevanz hinterfragt werden, um eine unnötige Aggravation der AKI zu vermeiden. Therapeutisch kann eine perkutane Nephrostomie oder eine Schienung bzw. Stenting des Harnleiters erfolgen. Die Nierenfunktionserholung hängt letztlich von Schwere und Dauer der Hydronephrose ab.

3.3.2 Therapie-assoziierte AKI-Ursachen

Die Therapie-assoziierte AKI kann einerseits sekundär durch extrarenale Nebenwirkungen bzw. spezielle Komplikationen durch Medikamenten-Malignom-Interaktion induziert werden. Andererseits besitzen bestimmte Substanzklassen in der Malignomtherapie direkte nephrotoxische Effekte.

3.3.2.1 AKI als Therapie-assoziierte Sekundärkomplikation

Prärenale AKI Ursachen

Die prärenale Nierenfunktionsbeeinträchtigung ist eine der häufigsten Komplikationen in der Malignomtherapie. Durch toxische Nebeneffekte der Chemotherapie kommt es nicht selten durch Übelkeit, Erbrechen, Diarrhoe, Mukositis sowie verminderte Flüssigkeitszufuhr zu einer schweren Volumendepletion. Ein prärenales AKI zeigt sich zudem auch im Rahmen spezieller therapeutischer Komplikationen, wie dem sinusoidalen Obstruktionssyndrom nach Stammzelltransplantation oder der toxischen Kardiomyopathie nach Chemotherapie (Lam und Humphreys 2012). Ferner prädisponieren spezielle Medikamente wie Diuretika, „angiotensin-converting enzyme"-Inhibitoren (ACE-Hemmer), Angiotensin-Rezeptorblocker (AT1-Blocker) und nicht-steroidale Antirheumatika (NSAR) für ein prärenales AKI. Eine Risiko-Nutzen-Abwägung über die Fortsetzung dieser Medikamente in der Behandlung von Malignomen und potenzieller Begleiterkrankungen (Hypertonus, Herzinsuffizienz) sollte bei Einleitung einer Chemotherapie stets obligat sein. Vor allem der Langzeitnutzen von ACE-Hemmern und AT1-Blockern bei Hypertonus und Diabetes sollte gegenüber dem kurzfristig erhöhten AKI-Risiko abgewogen werden.

Ischämische Tubulusnekrose und Tumorlysesyndrom
Typische intrarenale Sekundärkomplikationen sind die ischämische akute Tubulusnekrose (ATN) sowie das Tumorlysesyndrom (TLS). Die ATN entsteht meist sekundär auf dem Boden einer schweren Hypovolämie, Hypotension oder Sepsis, bei der eine langanhaltende prärenale Komponente zu einer intrarenalen Sauerstoffunterversorgung des Tubulusepithels führt. Zudem kommt es im Rahmen der Sepsis zur Blutfluss-unabhängigen Störung der Mikrozirkulation (Nusshag et al. 2017; Campbell et al. 2014). Das TLS resultiert aus einer massiven Freisetzung von Nukleinsäuren und Elektrolyten aus lysierten, malignen Zellen. Vor allem die aus dem Abbau der Nukleinsäuren resultierende Harnsäure führt letztlich durch Präzipitate im Tubulusapparat zu einer okklusiven Nierenfunktionsschädigung (Rosner und Perazella 2017). Das TLS ist bei diversen hämatologischen und soliden Malignomen beschrieben (auch spontan), entsteht aber meistens im Anschluss an eine Chemotherapie bei Krebsentitäten mit hoher Proliferationsrate (siehe Kap. 20).

Thrombotische Mikroangiopathie und AKI nach HCT
Wie bereits erwähnt ist die thrombotische Mikroangiopathie eine gut beschriebene Komplikation von Malignomen. Neben dem Malignom selbst können aber auch bestimmte Therapeutika sekundär zu einer TMA führen. Typische Vertreter sind unter anderem Gemcitabine, „vascular endothelial growth factor“ (VEGF)-Inhibitoren, Mitomycin C, Bleomycin und 5-Fluorouracil. Die TMA manifestiert sich zusätzlich gehäuft in Assoziation mit Calcineurin-Inhibitoren nach HCT und stellt zusammen mit der renalen GvHD und der Strahlen-Nephropathie eine wichtige Differenzialdiagnose der AKI in diesem Kollektiv dar. Die Calcineurin-Inhibitor-assoziierte TMA ist hierbei jedoch von der durch Vasokonstriktion vermittelten, direkten Nephrotoxizität der Substanz zu unterscheiden. Eine spezielle AKI-Differenzialdiagnose nach HCT ist das sinusoidale Obstruktionssyndrom. Bei diesem kommt es durch Schädigung der hepatischen Sinusoide zu einer sinusoidalen Obstruktion. In ca. 50 % der Fälle entwickelt sich eine AKI, die klinisch nicht von einem hepatorenalen Syndrom zu unterscheiden ist (Lam und Humphreys 2012). Tab. 3.5 gibt eine Übersicht über AKI-Ursachen im Kontext einer HCT.

▶ **AKI-Ursachen nach hämtopoetischer Stammzelltransplantation lassen sich anhand ihres zeitlichen Auftretens eingrenzen.**

3.3.2.2 Direkte Nephrotoxizität
Die direkte Nephrotoxizität bestimmter Therapieregime ist eine relevante AKI-Ursache bei Krebspatienten, die mit klassischen Chemotherapeutika, aber auch „Target“- und Immuno-Therapien behandelt werden. Jedes dieser Therapeutika kann auf verschiedenstem Wege zur einer fortschreitenden Nierenschädigung führen. Sowohl die Glomeruli als

Tab. 3.5 AKI-Ursachen nach hämatopoetischer Stammzelltransplantation

Früher Beginn (i. a. R. < 30 Tage)	Später Beginn (>3 Monate)
Therapeutische Sekundärkomplikationen • Sepsis • Hypotension • Hypovolämie (Erbrechen, Diarrhoe, Mukositis) • Tumorlysesyndrom • Sinusoidales Obstruktionssyndrom	Therapeutische Sekundärkomplikation • Thrombotische Mikronagiopathie
Nephrotoxische Begleittherapie • Aciclovir • Allopurinol • Amphotericin B • RAAS-Blocker • Calcineurin-Inhibitoren • Kontrastmittelnephropathie • Methotrexat • NSAR	Nephrotoxische Begleittherapie • Calcineurin-Inhibitor Toxizität

Abkürzungen: NSAR = nicht-steroidale Antirheumatika, RAAS = Renin-Angiotension-Aldosteron-System. Lit.: abgeleitet von Lam et al. (Lam und Humphreys 2012)

auch der Tubulusapparat, das Interstitium und die mikrovaskuläre Architektur können betroffen sein. Am häufigsten handelt es sich um eine direkte medikamentös-toxische Tubulusschädigung oder tubuläre Nekrose. Hieraus kann ein nephrogener Diabetes insipidus oder ein erworbenes Fanconi-Syndrom resultieren (Rosner und Perazella 2017). Letzteres zeichnet sich durch eine Dysfunktion von proximalen Tubuluszellen mit verminderter Reabsorptionskapazität aus. Klinisch kommt es typischerweise zur Phosphaturie, Glukosurie bei normaler Plasma-Glukose, Aminoazidurie, tubulärer Proteinurie und einer proximalen, renalen, tubulären Azidose (RTA). Auch nephrotische Glomerulonephritiden in Form einer fokal segmentalen Glomerulosklerose (FSGS) sind in Verbindung mit bestimmten Medikamenten beschrieben. Die Kontrastmittel-induzierte Nephropathie ist eine weitere Komplikation im Rahmen von CT-Untersuchungen (1–5 %) (Campbell et al. 2014). Sie tritt in aller Regel 48–72 h nach Kontrastmittelgabe in Zusammenhang mit speziellen Risikofaktoren auf (Nusshag et al. 2017). Diese sind eine vorbestehende CKD, Dehydrierung, Infektionen, Diabetes mellitus und die Einnahme nephrotoxischer Substanzen oder Medikamente, die die Nierenfunktion beinträchtigen oder eine Volumendepletion begünstigen (RAAS-Blockade, Diuretika, NSAR).

Tab. 3.6 veranschaulicht den Zusammenhang verschiedener Substanzklassen der Malignomtherapie mit der Histopathologie und der renalen Klinik.

Tab. 3.6 Assoziation zwischen Anti-Tumortherapie und AKI

Medikation	Histopathologie	Nephrotoxischer Effekt
Klassische Chemotherapeutika		
Cisplatin	Akute Tubulusschädigung/ATN	AKI, proximale Tubulopathie, erworbenes Fanconi-Syndrom, NDI, Natrium und Magnesium-Verlust
Gemcitabin, Mytomycin C, Bleomycin, 5-Fluorouracil	TMA	AKI
Ifosamide	Akute Tubulusschädigung/ATN	AKI, proximale Tubulopathie, erworbenes Fanconi-Syndrom, NDI
Pemetrexed	Akute Tubulusschädigung/ATN	AKI, proximale Tubulopathie, erworbenes Fanconi-Syndrom, NDI
Methotrexate	Tubuläre Okklusion durch Kristallpräzipitate, akute Tubulusschädigung/ATN	AKI
Pamidronat	FSGS, akute Tubulusschädigung/ATN	Nephrotisches Syndrom, AKI
Zolendronat	Akute Tubulusschädigung/ATN	AKI
„Target" Therapeutika		
Anti-VEGF-Analoga	TMA	AKI, Hypertension, Proteinurie
Tyrosinkinase oder Multikinase-Inhibitoren (Sunitinib, Sorafenib, Pazopanib)	TMA, FSGS, TIN	AKI, Hypertension, Proteinurie
BRAF-Inhibitoren (Vemurafenib, Dabrafenib)	Akute Tubulusschädigung/ATN, TIN	AKI, Elektrolytstörungen
ALK-Inhibitoren (Crizotinib)	Akute Tubulusschädigung/ATN, TIN	AKI, Elektrolytstörungen, renale Mikrozysten
Immunotherapie		
Interferone	TMA, FSGS, MCD	AKI, nephrotisches Syndrom
CTLA-4 Inhibitoren	TIN, „lupus-like"-Glomerulonephritis	AKI, Proteinurie

(Fortsetzung)

Tab. 3.6 (Fortsetzung)

Medikation	Histopathologie	Nephrotoxischer Effekt
PD-1-Inhibitoren	TIN, gelegentlich granulomatöse, interstitielle Nephritis	AKI
„CAR-T-cells“	Keine direkten renalen Pathologie bekannt	„capillary leak syndrome“ mit prärenalem AKI
Calcineurin-Inhibitoren	TMA, Arteriolopathie und Tubulusschädigung mit Vakuolisation, tubuläre Atrophie und interstitielle Fibrose	AKI, CKD

Abkürzungen: AKI = akute Nierenschädigung, ATN = akute Tubulusnekrose, CAR = „chimeric antigen receptor“, CKD = chronische Niereninsuffizienz, CTLA-4 = „cytotoxic T-Lymphozyten Antigen 4“, FSGS = fokal segmentale Glomerulosklerose, MCD = „minimal change disease“, NDI = nephrogener Diabetes insipidus, PD-1 = „programmed death-1“, TIN = tubulointerstitielle Nephritis, TMA = thrombotische Mikroangiopathie, VEGF = „vascular endothelial growth factor“

3.4 Prävention und Therapie des AKI

Fern von präventiven Maßnahmen sowie der Therapie der Grunderkrankung gibt es weiterhin keine direkten, renalen Therapieansätze für die AKI (Kellum und Prowle 2018). Dies gilt auch für den Teilbereich der Nephro-Onkologie. Umso wichtiger ist die Umsetzung des „KDIGO-Bundles" (siehe Abb. 3.2), sowohl in der Prävention als auch bei der manifestem AKI (Kellum et al. 2016). Das „Bundle" setzt sich zusammen aus Patienten-adaptierter Optimierung von Hämodynamik und Volumenmanagement (MAP >65 mmHg), Vermeidung/Dosisanpassung von nephrotoxischen Medikamenten, Vermeidung von Kontrastmittelgabe, Optimierung des Blutzuckers (110–149 mg/dl) sowie engmaschiger Kontrolle der Retentionsparameter. Die Gabe von Diuretika zur Unterstützung der „renalen Erholung" wird seitens der KDIGO-Richtlinien nicht empfohlen. Zur initialen Therapie einer Hypervolämie oder Hyperkaliämie können jedoch vor allem Schleifendiuretika erwogen werden. Kommt es zu einer weiteren Verschlechterung der Nierenfunktion, muss patientenindividuell über eine Nierenersatztherapie diskutiert

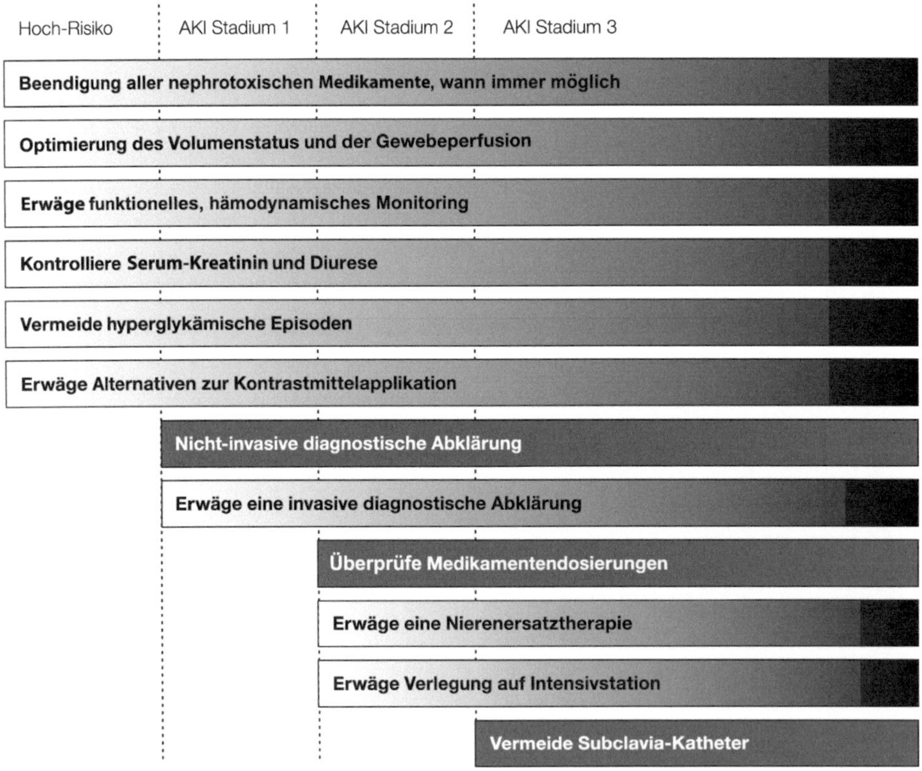

Abb. 3.2 Allgemeines stadienbasiertes Management der AKI. Angelehnt an KDIGO-Leitlinien

werden. Neben dem Patientenwillen sollte wie üblich auf Grundlage des Grades der Hypervolämie und unter Berücksichtigung der aktuellen Herz-Kreislauf-Situation (immer im Zusammenhang mit kardialer Pumpfunktion beurteilen), der Störungen des Säure-Basen- und Elektrolythaushalts sowie des Verlaufs der Retentionsparameter die Indikation zur RRT gestellt werden. Der venöse Gefäßzugang im Bereich der Vena subclavia sollte hierfür aufgrund erhöhter Stenoseraten vermieden werden.

3.5 Das AKI als Prognosefaktor

Das Gesamt- und Langzeitüberleben von Krebspatienten hat in den letzten 10 Jahren drastisch zugenommen. Die Manifestation einer AKI ist jedoch weiterhin prognoserelevant und mit einer substanziell erhöhten Morbidität und Mortalität verbunden. Dies trifft vor allem auch auf Erkrankungen zu, die zwar per se durch den therapeutischen Fortschritt immer bessere Langzeiterfolge erzielen (Nierenzellkarzinom, Multiples Myelom, Leukämien, Lymphome), gleichzeitig aber durch die Krebsart selbst und/oder assoziierte Therapien mit einem hohen AKI-Risiko verknüpft sind (Lam und Humphreys 2012).

Bereits fern von Malignomen ist die AKI ein eigenständiger Risikofaktor für eine Verschlechterung der Kurz- sowie Langzeitprognose. Selbst moderate SCr-Anstiege sind mit einem schlechteren Outcome assoziiert (Nusshag et al. 2017; Kellum und Prowle 2018). Bei Krebspatienten steht die AKI jedoch ergänzend in direkter Wechselwirkung mit therapeutischen Konzepten und kann zu einer weiteren Verschlechterung der Prognose beitragen. Einerseits verändert sie die Pharmakokinetik zahlreicher Agenzien und führt zu toxischen Blutplasmaspiegeln. Andererseits werden im Fall einer RRT-pflichtigen AKI potenziell subtherapeutische Level erreicht. In der Summe führt dies zu einer limitierten Effizienz verschiedenster Chemotherapeutika und Targettherapien, aber auch als zusätzlicher, eigenständiger Risikofaktor zu einer Aggravation des Mortalitätsrisikos (Campbell et al. 2014).

So zeigt sich beispielsweise in einer Studie zur AKI bei hämatologischen Malignomen eine erhöhte 8-Wochen-Mortalität von 13,6 % bei milden AKI im Vergleich zu 3,6 % bei Patienten ohne akute Nierenfunktionsverschlechterung. Die höchste Mortalität trat mit 71 % im Kollektiv der RRT-Patienten auf (Rosner und Perazella 2017). Bei intensivpflichtigen Patienten besteht noch eine weitaus dramatischere Situation. Hier steigt die Mortalität mit der Schwere des AKIs nochmals an. Eine kürzlich veröffentlichte Studie (AKI-Definition nach RIFLE) belegte eine Mortalität von 49 % für die „Risk"-, 62 % für die „Injury"- sowie 86 % für die „Failure"-Kategorie. Demgegenüber wiesen Patienten ohne AKI lediglich eine Mortalität von 13,6 % auf. In einer Observationsstudie zu 3591 Intensiv- und RRT-pflichtigen Krebspatienten mit vier oder fünf Organdysfunktionen zeigte sich sogar eine Mortalität von 90 % bzw. 100 % (Campbell et al. 2014). Insgesamt bleibt damit festzuhalten, dass vor allem kritisch kranke Krebspatienten mit Bedarf für eine RRT, aber auch beim Vorliegen einer Sepsis, eine fatale Prognose aufweisen (Rosner und Perazella 2017; Lameire et al. 2016).

Letzteres brachte auch die Frage auf, ob in solchen Situationen überhaupt eine RRT in Erwägung gezogen werden sollte. Nach neueren Erkenntnissen erscheinen die hohen Mortalitätsraten zumindest bei intensivpflichtigen Patienten mit RRT-Pflicht jedoch unabhängig vom Vorliegen eines Malignoms zu sein. Zudem zeigt ein relevanter Teil eine ausreichende Erholung der Nierenfunktion oder überlebte zumindest noch durchschnittlich sechs Monate an der chronischen Dialyse (Lam und Humphreys 2012). Es ist daher immer eine Einzelfallentscheidung unter Berücksichtigung der individuellen Gesamtprognose, Morbidität und des Patientenwunsches, ob die Einleitung einer RRT im Kontext eines Krebsleidens sinnvoll erscheint.

Literatur

Alge JL, Arthur JM (2015) Biomarkers of AKI: a review of mechanistic relevance and potential therapeutic implications. Clin J Am Soc Nephrol. 10:147–155

Campbell GA, Hu D, Okusa MD (2014) Acute kidney injury in the cancer patient. Adv Chronic Kidney Dis. 21:64–71

Chawla LS, Eggers PW, Star RA, Kimmel PL (2014) Acute kidney injury and chronic kidney disease as interconnected syndromes. N Engl J Med 371:58–66

Christiansen CF, Johansen MB, Langeberg WJ, Fryzek JP, Sørensen HT (2011) Incidence of acute kidney injury in cancer patients: A Danish population-based cohort study. European Journal of Internal Medicine. 22:399–406

Cohen EP, Krzesinski J-M, Launay-Vacher V, Sprangers B (2015) Onco-nephrology: core Curriculum 2015. Am. J. Kidney Dis 66:869–883

Cosmai L, Porta C, Gallieni M, Perazella MA (2016) Onco-nephrology: a decalogue. Nephrol. Dial. Transplant. 31:515–519

Hu SL, Chang A, Perazella MA, Okusa MD, Jaimes EA, Weiss RH et al (2016) The nephrologist's tumor: basic biology and management of renal cell carcinoma. J Am Soc Nephrol 27:2227–2237

Jhaveri KD, Shah HH, Calderon K, Campenot ES, Radhakrishnan J (2013) Glomerular diseases seen with cancer and chemotherapy: a narrative review. Kidney Int 84:34–44

Kellum JA, Prowle JR (2018) Paradigms of acute kidney injury in the intensive care setting. Nat Rev Nephrol. Nature Publishing Group 307:2265–230

Kellum JA, Lameire N, Joannidis M, Uchino S KDIGO clinical practice guideline for acute kidney injury. https://kdigo.org/wp-content/uploads/2016/10/KDIGO-2012-AKI-Guideline-English.pdf

Lam AQ, Humphreys BD (2012) Onco-Nephrology: AKI in the cancer patient. Clin J Am Soc Nephrol. American Society of Nephrology 7:1692–700

Lameire N, Vanholder R, Van Biesen W, Benoit D (2016) Acute kidney injury in critically ill cancer patients: an update. Critical Care. BioMed Central 20:869

Rosner MH, Perazella MA (2017) Acute kidney injury in patients with cancer. Ingelfinger JR, editor. N Engl J Med 376:1770–81

Salahudeen AK, Doshi SM, Pawar T, Nowshad G, Lahoti A, Shah P (2013) Incidence rate, clinical correlates, and outcomes of AKI in patients admitted to a comprehensive cancer center. Clin J Am Soc Nephrol American Society of Nephrology 8:347–54

Nusshag C, Weigand MA, Zeier M, Morath C, Brenner T (2017) Issues of acute kidney injury staging and management in sepsis and critical illness: a narrative review. Int J Mol Sci Multidisciplinary Digital Publishing Institute 18:1387

Nusshag et al (2019) Cell Cycle Biomarkers and Soluble Urokinase-Type Plasminogen Activator Receptor for the Prediction of Sepsis-Induced Acute Kidney Injury Requiring Renal Replacement Therapy: A Prospective, Exploratory Study. Intensive Care Medicine, 47

Thomas ME, Blaine C, Dawnay A, Devonald MAJ, Ftouh S, Laing C et al (2014) The definition of acute kidney injury and its use in practice. Kidney Int 87:62–73

Chronische Niereninsuffizienz und onkologische Erkrankungen

4

Martin Zeier

Inhaltsverzeichnis

M. Zeier (✉)
Nephrologie, Universitätsklinikum Heidelberg, Heidelberg, Deutschland
E-Mail: martin.zeier@med.uni-heidelberg.de

D. Jäger und M. Zeier (Hrsg.), *Onko-Nephrologie*,
https://doi.org/10.1007/978-3-662-59911-2_4

4.1 Epidemiologie der chronischen Niereninsuffizienz

4.1.1 Definition, Bedeutung und Einteilung

Die chronische Niereninsuffizienz (häufig chronic kidney disease genannt (CKD)) ist definiert als progredienter Nierenfunktionsverlust und damit einhergehendem Abfall der glomerulären Filtrationsrate. Der Nierenfunktionsverlust kann sich im Laufe der Zeit langsamer oder schneller vollziehen. Die Messung, beziehungsweise die Berechnung der Nierenfunktion, erfolgt über den Serum-Kreatinin-Wert oder über den Serum-Cystatin-Wert, welcher dann in definierte Algorithmen eingesetzt wird. Details hierzu sind in Kap. 2 ausführlich dargestellt. Die chronische Niereninsuffizienz wird in Stadien eingeteilt, die neben der Nierenfunktion auch die Ausscheidung von Albumin im Urin miterfassen. Abb. 4.1 stellt die fünf Stadien der chronischen Niereninsuffizienz dar.

In den letzten beiden Dekaden hat die Inzidenz und Prävalenz der chronischen Niereninsuffizienz zugenommen, wie Daten aus den USA zeigen (Coresh et al. 2005). Allerdings nimmt die chronische Niereninsuffizienz nicht nur in einzelnen Ländern, sondern insgesamt weltweit zu (Levin et al. 2017).

Prognose der CKD auf Grundlage der GFR und der Albuminurie Kategorien: nach KDIGO 2012				Persistierende Albuminurie Kategorien		
				A1	A2	A3
				Normal bis leicht erhöht	Moderat erhöht	Deutlich erhöht
				<30 mg/g <3 mg/mmol	30-300 mg/g 3-30 mg/mmol	>300 mg/g >30 mg/mmol
GFR Kategorien ($ml/min/1.73\ m^2$)	G1	Normal oder erhöht	≥90			
	G2	Leicht erniedrigt	60-89			
	G3a	Mittel bis moderat erniedrigt	45-59			
	G3b	Moderat bis stark erniedrigt	30-44			
	G4	Stark erniedrigt	15-29			
	G5	Nierenversagen	<15			

Grün: niedriges Risiko (sofern keine anderen Nierenerkrankungsmarker vorliegen/keine CKD)
Gelb: moderat erhöhtes Risiko
Orange: hohes Risiko
Rot: sehr hohes Risiko

Abb. 4.1 Stadieneinteilung der chronischen Niereninsuffizienz. (Zitiert nach KDIGO 2012)

4.1.1.1 Chronische Niereninsuffizienz bei onkologischen Patienten

Die chronische Niereninsuffizienz ist bei onkologischen Patienten häufiger als zumeist angenommen. Die Nierenfunktion wird durch die einfache Serum-Kreatinin-Messung nur unzureichend eingeschätzt (siehe Kap. 2). In der sogenannten BIRMA (Belgian Renal Insufficiency and Anticancer Medication) wird dieser Zusammenhang eindrucksvoll belegt (Janus et al. 2010). Insgesamt wurden 1218 Patienten untersucht, von denen 14,9 % einen Kreatininwert größer 1,2 mg/dl hatten. Allerdings hatten 64 % der Studienteilnehmer eine errechnete glomeruläre Filtrationsrate von <90 ml/min/1,73 m^2.

Seit den 70er Jahren wird eine zunehmende Häufigkeit von Niereninsuffizienz bei onkologischen Patienten beobachtet (Sutherland et al. 1977). Spätere Untersuchungen bestätigen den Trend zu häufigerer Niereninsuffizienz bei Krebskranken. Launay-Vacher fand in zwei Untersuchungen eine Häufigkeit der Niereninsuffizienz, definiert als errechnete GFR < 90, bei 30 bis 60 % der onkologischen Patienten (Launay-Vacher et al. 2004).

Die chronische Niereninsuffizienz beim Krebskranken ist aufgrund ihrer unterschiedlichen Ursachen nicht mit der Niereninsuffizienz aufgrund einer gegebenen Nierenerkrankung zu vergleichen. Vielmehr spielen die Nieren und die Nierenfunktion eine zentrale Rolle in der Diagnostik und Behandlung von onkologischen Patienten. Nicht in allen epidemiologischen Studien ist hierauf Rücksicht genommen worden. Tab. 4.1 stellt die wichtigsten drei Gründe einer chronischen Niereninsuffizienz dar.

Tab. 4.1 Differenzierung der unterschiedlichen Auslöser einer chronischen Niereninsuffizienz beim onkologischen Patienten

Vorbestehende Niereninsuffizienz aufgrund einer bestehenden Nierenerkrankung	• Diabetes und Hypertonie (am häufigsten in der Pathogenese und der Prävalenz) • Genetische Nierenerkrankungen • Erworbene Nierenerkrankungen (z. B. Glomerulonephritis, interstitielle Nephritis)
Niereninsuffizienz infolge der malignen Erkrankung	• Niereninsuffizienz kann das Leitsymptom zur onkologischen Erkrankung sein • Myelom • Lymphome
Therapiebedingte Niereninsuffizienz	• Medikamente (Chemotherapie, Inhibitoren von intrazellulären Signalwegen) • Knochenmark-Transplantation • Reduktion des Nierenparenchyms infolge eines Nierenzellkarzinoms • Verlust von Nierenmasse infolge radikaler chirurgischer Therapie, anderer Tumoren (z. B. Kolon, Leber)

4.1.2 Verlaufskontrolle von Patienten mit chronischer Niereninsuffizienz

Patienten mit chronischer Niereninsuffizienz verlieren oft progredient an Nierenfunktion. Je nach Grunderkrankung kann dies 10 ml/min/Jahr betragen. Ein schnellerer Nierenfunktionsverlust ist häufig in Kombination mit einem begleitenden Diabetes mellitus zu sehen. Des Weiteren beschleunigt sich der Nierenfunktionsverlust über die Jahre, insbesondere wenn die glomeruläre Filtrationsrate über 30 ml/min/1,73 m^2 liegt. Daher sind regelmäßige Kontrollen der Nierenfunktion entweder beim Hausarzt oder beim Nephrologen empfehlenswert. Liegt die Nierenfunktion zwischen 60 und 90 ml/min/1,73 m^2, sind jährliche Kontrollen ausreichend, vorausgesetzt, die Ursache der Niereninsuffizienz ist fachärztlich geklärt und es ist keine wesentliche Progredienz der chronischen Niereninsuffizienz zu erwarten. Liegt die glomeruläre Filtrationsrate über 30 ml/min/1,73 m^2, sollten halbjährliche, bei weiterem Funktionsverlust vierteljährliche Kontrollen beim Nephrologen erfolgen. Die Kontrolle von niereninsuffizienten Patienten wurde in einer Leitlinie der Fachgesellschaften für Allgemeinmedizin und Nephrologie erarbeitet (Weckmann et al. 2018) (Tab. 4.2).

4.1.3 Komplikationen der chronischen Niereninsuffizienz, die bei der Betreuung mitbedacht werden sollten

Die häufigste Komplikation der chronischen Niereninsuffizienz ist die arterielle Hypertonie. Sie ist bereits sehr früh im Verlauf der chronischen Niereninsuffizienz zu finden und bedarf der rechtzeitigen Diagnose und Therapie. Eine weitere wichtige Komplikation stellt die Hyperkaliämie dar, die sowohl durch die Niereninsuffizienz als auch durch die Begleittherapie mitbedingt sein kann. Insbesondere Patienten, die mit einem ACE-Hemmer oder AT1-Blocker behandelt werden, brauchen eine Überwachung

Tab. 4.2 Notwendige Laboruntersuchungen

Nierenfunktionsuntersuchungen bei einer GFR von 30 bis 90 ml/min/1,73 m^2 Häufigkeit ein- bis zweimal pro Jahr	• S-Kreatinin und errechnete GFR • S-Harnstoff • Elektrolyte • Blutbild • Urinstatus
GFR unter 30 ml/min/1,73 m^2 Häufigkeit vierteljährlich	• S-Kreatinin und errechnete GFR • S-Harnstoff • Elektrolyte • Blutbild • Urinstatus • Zusätzlich: Blutgase und Parathormon zweimal pro Jahr

ihres Serum-Kaliums. In diesem Zusammenhang sollte auch auf eine metabolische Azidose geachtet werden, die ebenfalls zur Hyperkaliämie beiträgt. Eine weitere wichtige Komplikation der chronischen Niereninsuffizienz ist die Malnutrition. Diese wird durch die onkologische Begleiterkrankung oder die notwendige onkologische Therapie verstärkt. Eine entsprechende Begleitung und Ernährungsberatung ist für den onkologischen Patienten mit chronischer Niereninsuffizienz unabdingbar. Sofern es keine Kontraindikationen aus anderen Gründen gibt, sollte bei onkologischen Patienten mit Niereninsuffizienz auf eine Protein-beschränkte Diät verzichtet werden. Knochenstoffwechselstörungen mit sekundärem Hyperparathyreoidismus treten bereits in einem frühen Stadium der Niereninsuffizienz auf. Sie sollten rechtzeitig diagnostiziert und behandelt werden. Störungen des Kalzium-Phosphat-Stoffwechsels wirken sich nicht nur nachteilig auf die Knochengesundheit aus, sondern führen zu einer prämaturen Verkalkung der Media in den Gefäßen.

Eine Anämie ist ebenfalls eine häufige Komplikation der Niereninsuffizienz in Kombination mit der onkologischen Grunderkrankung. Hier sollte auf eine entsprechende Diagnostik und ausreichende Eisensubstitution geachtet werden.

Es stellt sich immer wieder die Frage nach der bildgebenden Diagnostik und dem Einsatz von Kontrastmitteln bei Patienten mit Niereninsuffizienz. Häufig wird das Risiko des akuten Nierenversagens infolge von Kontrastmitteln überschätzt. Onkologische Patienten mit Niereninsuffizienz sollten keinen Nachteil im Hinblick auf die bildgebende Diagnostik haben. Bei einer GFR von über 30 ml/min/1,73 m^2 ist bei ausgeglichenem Volumenstatus das Risiko des akuten Nierenversagens sehr gering. Bei einer GFR von unter 30 ml/min/1,73 m^2 sollte die Indikation und die Überwachung der Patienten auch Tage nach Kontrastmittelexposition sichergestellt sein. Auch wenn aktuelle Studien keinen sicheren Vorteil einer Präexpositionsprophylaxe durch Hydrierung sehen, sollte diese Maßnahme in Erwägung gezogen werden.

4.1.4 Medikamentöse Beeinflussung der chronischen Niereninsuffizienz

Unabhängig von der onkologischen Erkrankung, die es zu therapieren gilt, muss die chronische Niereninsuffizienz ebenfalls begleitend behandelt werden. Hierzu stehen verschiedene therapeutische Optionen zur Verfügung. Diese sind in Tab. 4.3 zusammengefasst. Die wichtigste Therapieoption ist die Einstellung des Blutdrucks. Hierzu gibt es entsprechende Leitlinien (KDIGO 2012). Durch eine optimale Blutdruckeinstellung kann die Progression der Niereninsuffizienz um den Faktor drei vermindert werden. Weitere Therapieoptionen sind die Behandlung des Diabetes, Ausgleich der metabolischen Azidose, Vitamin D-Therapie, Phosphatabsenkung und die Reduktion der Harnsäure. Erythropoietin sollte nur nach Absprache mit dem Onkologen verabreicht werden. Zuvor muss auch der Eisenstoffwechsel geprüft und eventuell eine Eisensubstitution erfolgen.

Tab. 4.3 Behandlungsoptionen der chronischen Niereninsuffizienz, unabhängig von der onkologischen Erkrankung

Blutdruckeinstellung: Zielblutdruckwerte bei nicht proteinurischen Nierenerkrankungen unter 140 mmHg, bei proteinurischen Nierenerkrankungen unter 125 mmHg (jeweils systolischer Blutdruck)
Blutzuckereinstellung: Ziel HbA1c unter 7,5 %
Statine
Behandlung der Azidose mit Bicarbonat
Phosphatbinder und Vitamin D-Therapie
Erythropoietin (nur in Absprache mit dem verantwortlichen Onkologen)
Eisensubstitution
Absenkung der Harnsäure

4.1.5 Vorbereitung auf die chronische Nierenersatztherapie

Durch die verbesserte onkologische Therapie und durch ein signifikant längeres Überleben, kann es durchaus zum Fortschreiten der Niereninsuffizienz bis zur Dialysepflichtigkeit kommen. Es stehen sowohl die Peritonealdialysebehandlung als auch die Hämodialyse zur Verfügung. Bezüglich der Transplantation sei auf das Kap. 25 verwiesen.

Die Hämodialyse bedarf eines Gefäßzugangs, der als klassischer Unterarm- oder als Oberarmshunt angelegt werden kann. Dazu bedarf es jedoch eines zeitlichen Vorlaufs, der nicht immer gegeben ist. Hinzu kommt, dass die Venen von onkologischen Patienten, die für eine Shuntanlage gebraucht werden, häufig thrombosiert sind. Alternativ kann dann, auch als Überbrückung, ein sogenannter Vorhofkatheter über die Vena jugularis in die obere Hohlvene, beziehungsweise in den rechten Vorhof operativ eingebracht werden. Die Peritonealdialyse ist eine gute Alternative, allerdings erfordert sie ein funktionsfähiges und möglichst unversehrtes Peritoneum. Das bedeutet, dass nach abdominalen Eingriffen (z. B. Tumor- bzw. Metastasenchirurgie) eine Peritonealdialyse häufig nicht mehr möglich ist.

Die Peritonealdialyse ist ein klassisches Heimdialyseverfahren, das dem Patienten häufig mehr Lebensqualität bietet. Die Hämodialyse wird zumeist im Dialysezentrum durchgeführt.

4.2 Ursachen der chronischen Niereninsuffizienz

Die chronische Niereninsuffizienz und maligne Erkrankungen sind durch verschiedene Ursachen und Mechanismen miteinander verbunden.

4.2.1 Nierenschaden und Krebshäufigkeit – eine Assoziation

Ein chronischer Nierenschaden wird allgemein durch eine eingeschränkte Nierenfunktion, durch einen Proteinverlust im Urin oder durch die Kombination der beiden Befunde diagnostiziert. Zur genaueren Stadieneinteilung und damit zur systematischen Definition einer Niereninsuffizienz haben die KDIGO (Kidney Disease: Improving Global Outcomes)-Leitlinien entscheidend beigetragen (Levey et al. 2007). Zu der Kombination von Nierenschaden und Krebserkrankungen gibt es eine Vielzahl von Untersuchungen. Stellvertretend sei hier die IRMA-Studie (Launay-Vacher et al. 2007) erwähnt. In dieser Studie wurden 4684 Patienten mit einem mittleren Alter von 58 Jahren untersucht. Davon hatten 12 % eine eingeschränkte glomeruläre Filtrationsrate, das bedeutet, dass jeder 12. Patient mit einem Malignom niereninsuffizient war. Im Gegensatz dazu zeigen große epidemiologische Studien, dass etwa vier Prozent der Erwachsenen über 20 Jahre in den USA eine eingeschränkte Nierenfunktion haben (Coresh et al. 2007). Der höhere Anteil von Niereninsuffizienz bei Krebskranken weist zumindest auf eine Assoziation hin. Umgekehrt findet man nach einer erfolgreichen onkologischen Therapie nicht notwendigerweise eine Verbesserung der Nierenfunktion. Allerdings ist darauf hinzuweisen, dass nach invasiven onkologischen Therapien auch Nierenschäden auftreten können, sodass ein Vergleich schwer zu führen sein wird.

In den vergangenen zwei Jahrzehnten wurden viele Arbeiten publiziert, die mehr als eine Assoziation zwischen chronischer Niereninsuffizienz und Malignomen nahelegen. Diese Studien fanden zum Beispiel eine Assoziation zwischen einer Albuminurie und verschiedenen Tumorerkrankungen, zu denen Lungenkarzinome, Mammakarzinome, Nierenzellkarzinome, kolorektale Tumore und Lymphome (Pedersen und Milman 1998; Pedersen und Sorensen 2000) zählten. In einer weiteren Studie wurde die nicht-kardiovaskuläre Mortalität, hauptsächlich durch maligne Erkrankungen bedingt, zur Albuminausscheidung im Urin positiv korreliert (Hillige et al. 2002). Eine weitere Untersuchung an 5425 Patienten ohne Diabetes fand nach Korrektur für Alter, Geschlecht, Body-Maß-Index, körperliche Betätigung und Rauchen ein 8,3-fach erhöhtes Risiko für Blasenkrebs und ein 2,4-fach erhöhtes Risiko für Lungenkrebs bei jenen Patienten, die in der höchsten Quintile für die Urinalbumin-Ausscheidung lagen.

Die Pathogenese der Niereninsuffizienz ist beim Krebskranken jedoch komplexer und vor allem vielfältiger. Tab. 4.4 listet die häufigsten Faktoren für eine Niereninsuffizienz auf. Diese Faktoren finden sich auch häufig bei onkologischen Patienten.

4.2.2 Alter

Die chronische Niereninsuffizienz ist im Alter häufiger, was ebenso auf das Auftreten der meisten Krebserkrankungen zutrifft. Neuere Zahlen belegen, dass über 60 % aller inzidenten Krebserkrankungen und 70 % aller Krebs-assoziierten Todesfälle bei über

Tab. 4.4 Pathogenetische Faktoren der chronischen Niereninsuffizienz im Hinblick auf onkologische Patienten

Alter
Diabetes und Hypertonie
Metabolisches Syndrom und Hyperurikämie
Lipide
Akutes Nierenversagen und akutes auf chronisches Nierenversagen
Medikamente
Genuine Nierenerkrankungen

65-jährigen Patienten vorkommen (Ries 1998). Mit zunehmenden Lebensjahren kommt es aber auch zu strukturellen und funktionellen Veränderungen an den Nieren. Makroskopisch nimmt das kortikale Nierenvolumen, auch Parenchym genannt, ab, die Nierenoberfläche wird rauer und die Anzahl und Größe von einzelnen Nierenzysten nimmt zu. Mikroskopisch nimmt die Vasosklerose, die globale Glomerulosklerose, die interstitielle Fibrose und die tubuläre Atrophie zu. Damit nimmt die Zahl der funktionsfähigen Nephrone kontinuierlich ab, wodurch einerseits die Filtrationsleistung der Nieren sinkt, während andererseits die Arbeit für das einzelne Nephron zunimmt. Vor allem beim über das normale Altersmaß hinausgehenden Nephronenverlust kommt es zu einer sogenannten Hyperfiltration mit Vergrößerung des glomerulären Volumens, einer Zunahme des intrakapillären Blutdrucks im Nierenkörperchen und zum Übertritt von Albumin in den Primärharn. In der Folge kommt es zu Adaptationsmechanismen, die zur Narbenbildung und zum Nephronverlust führen (Brenner und Mackenzie 1997). Die strukturellen und funktionellen Veränderungen sind in Abb. 4.2 dargestellt.

Die strukturellen und funktionellen Veränderungen an den Nieren sind nicht nur pathogenetisch, sondern auch klinisch relevant. Diese Vielzahl an Veränderungen sind in Tab. 4.5 zusammengestellt (zitiert nach Hommos et al. 2017).

Aufgrund der in Tab. 4.5 genannten Veränderungen liegen etwa 13 % der amerikanischen Bevölkerung (Coresh et al. 2007) mit ihrer glomerulären Filtrationsrate unter 60 ml/min/1,73m^2. Dabei ist zu beachten, dass bei einer GFR unter 30 ml/min/1,73m^2 mit einem mittelfristig schnelleren Nierenfunktionsverlust gerechnet werden muss.

Die Abnahme der Nierenfunktionsleistung beim älteren Menschen scheint auch mit einer höheren Malignomrate assoziiert zu sein (Wong et al. 2009). In einer australischen Studie („population based study") konnten die Autoren eine Niereninsuffizienz im Stadium CKD3 (nach KDIGO) als unabhängigen Risikofaktor einer malignen Erkrankung nachweisen. Das Risiko für ein Lungenkarzinom und für Tumoren der ableitenden Harnwege war bei Männern in diesem Stadium der Niereninsuffizienz deutlich erhöht.

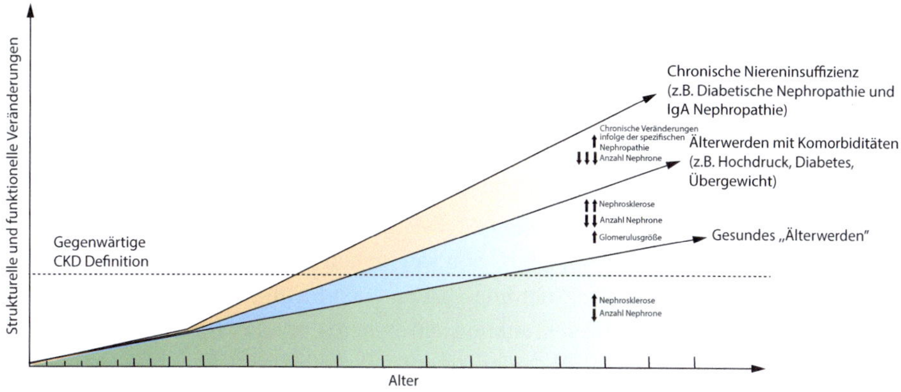

Abb. 4.2 Strukturelle und funktionelle Änderungen der Nieren in Abhängigkeit von den Komorbiditäten. (Zitiert aus Hommos et al. 2017)

Tab. 4.5 Strukturelle und funktionelle Befunde an den Nieren während der Alterung

Kategorie	Altersgemäße Befunde
Mikro-strukturelle Veränderungen	• Arteriosklerose • Arteriolosklerose • Glomeruläre Retraktion als Zeichen der Ischämie • Globale Glomerulosklerose • Tubuläre Atrophie • Erniedrigte Zahl der Nephrone • Tubuläre Hypertrophie
Makro-strukturelle Veränderungen	• Arteriosklerotische Nierenarterienstenose und fibromuskuläre Dysplasie • Reduziertes kortikales Volumen • Zunahme des medullären Volumens • Zunehmende Zahl von Nierenzysten • Zunehmende Größe von Nierenzysten
Funktionelle Veränderungen	• Rückgang der glomerulären Filtrationsrate • Geringe Albuminausscheidung

4.2.3 Diabetes und Hypertonie

4.2.3.1 Diabetes

Diabetes ist eine der wichtigsten Ursachen für das Entstehen und Fortschreiten einer Niereninsuffizienz. Etwa 40 % der Diabetiker entwickeln eine Albuminurie oder eine Reduktion der glomerulären Filtrationsrate bzw. beides. Bei Patienten mit Malignomen handelt es sich zumeist um einen Diabetes mellitus Typ 2. Dabei ist der Diabetes selbst ein Risikofaktor für die Entstehung von Malignomen, zum Beispiel des kolorektalen Karzinoms (Larsson et al. 2005). Der Nierenschaden ist beim Diabetes heterogen und neben den klassischen glomerulären Veränderungen sind die präglomeruläre Arteriosklerose und die interstitielle Fibrose am häufigsten. Beides führt zum chronischen Nierenfunktionsverlust (Viazzi et al. 2019). In einer italienischen Studie an 17.160 Patienten mit Typ-2-Diabetes und einer GFR bei Studienbeginn von über 60 ml/min/1,73 m^2 war das renale Risiko unabhängig von der anfänglichen GFR und gleichzeitiger Albuminurie signifikant erhöht. Allerdings hatten auch nicht-albuminurische Diabetiker mit bereits eingeschränkter Nierenfunktion ein höheres renales Risiko im Sinne einer Verschlechterung der Nierenleistung oder sogar Dialysepflicht.

4.2.3.2 Hypertonie

Hypertonie und Diabetes treten sehr häufig gemeinsam auf und potenzieren gegenseitig ihre negativen Auswirkungen auf die Nieren und die Nierenfunktion (De Cosmo et al. 2016). De Cosmo et al. zeigten, dass eine Blutdruckabsenkung unter 140/85 mmHg mit einer signifikanten Reduzierung und im Verlauf von vier Jahren mit einer Reduktion der Inzidenz der chronischen Niereninsuffizienz einhergeht. Dieser Sachverhalt ist auch in Abb. 4.3 dargestellt.

In diesem Zusammenhang ist der therapie-refraktäre Bluthochdruck, vor allem bei Typ-2-Diabetes zu erwähnen. Dabei sind häufig drei unterschiedliche Antihypertensiva-Klassen nicht ausreichend, um den Blutdruck zu kontrollieren. In einer Studie an knapp 22.000 Typ-2-Diabetes- und Hypertonie-Patienten hatten Patienten mit schwer einstellbarer Hypertonie ein 30 % höheres Risiko progredient an Nierenfunktion zu verlieren oder dialysepflichtig zu werden (Viazzi et al. 2018).

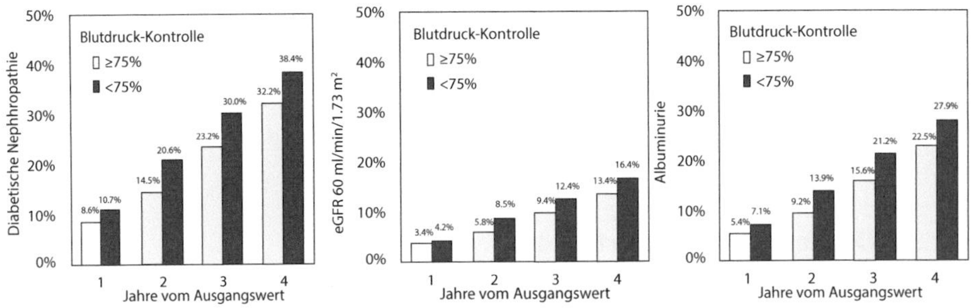

Abb. 4.3 Anteil von Patienten mit Blutdruck unter 140/85 mmHg und Inzidenz der diabetogenen Nierenschädigung beim Typ-2-Diabetes. (Zitiert nach De Cosmo et al. 2016)

4.2.4 Weitere pathogene Faktoren

4.2.4.1 Das metabolische Syndrom und Hyperurikämie

Metabolisches Syndrom und Hyperurikämie treten häufig gemeinsam auf. Patienten mit hoher Harnsäure haben häufiger eine erniedrigte glomeruläre Filtrationsrate. Zusätzlich sind eine erhöhte Serum-Harnsäure und ein metabolisches Syndrom häufiger mit einer Albuminurie als Marker für einen Nierenschaden assoziiert. Interventionsstudien zur Absenkung der Harnsäure bei Typ-2-Diabetiker gibt es bislang nicht. Allerdings ist eine solche Interventionsstudie bei Typ-1-Diabetikern auf dem Weg (Maahs et al. 2013).

4.2.4.2 Triglyceride

Neben der klassischen Hyperlipidämie konnten verschiedene Untersuchungen einen ungünstigen Effekt von Triglyceriden auf die diabetische Nierenerkrankung nachweisen. Unter anderem konnte an über 900 Diabetikern gezeigt werden, dass der Triglycerid/ HDL-Cholesterin- Quotient mit den Endpunkten Retinopathie und Nephropathie korreliert war (Zoppini et al. 2012). Umgekehrt konnte zum Beispiel die Anwendung von Fenofibrat die Rate der Albuminurie reduzieren und den GFR-Verlust pro Zeit vermindern (Drury 2011).

4.2.5 Akutes Nierenversagen und dessen Auswirkungen auf die chronische Niereninsuffizienz

Onkologische Patienten haben ein besonders hohes Risiko, ein akutes Nierenversagen zu erleiden (siehe Kap. 3). Ein akutes Nierenversagen kann einmalig, zum Beispiel postoperativ, oder auch wiederholt auftreten. Bei älteren Patienten und Diabetikern mit eingeschränkter Nierenfunktion kann es einmalig oder auch wiederholt zum akuten Nierenversagen kommen, dem sogenannten akuten auf chronischen Nierenversagen. Diese wiederholten renalen Insulte bewirken einen chronisch-progredienten Nierenfunktionsverlust und können zum terminalen Nierenversagen führen. Abb. 4.4 zeigt den Zusammenhang zwischen akutem und progredient chronischem Nierenversagen. Die möglichen Ursachen des akuten Nierenversagens beim onkologischen Patienten sind in Tab. 4.6 zusammengestellt.

4.2.6 Genuine Nierenerkrankungen

Neben den oben genannten Erkrankungen können Patienten mit Malignomen zusätzlich nierenkrank sein oder eine Nierenerkrankung entwickeln.

Zum einen gibt es genetische Erkrankungen, die ab dem mittleren Alter, z. B. familiäre Zystennieren, zur chronischen Niereninsuffizienz führen.

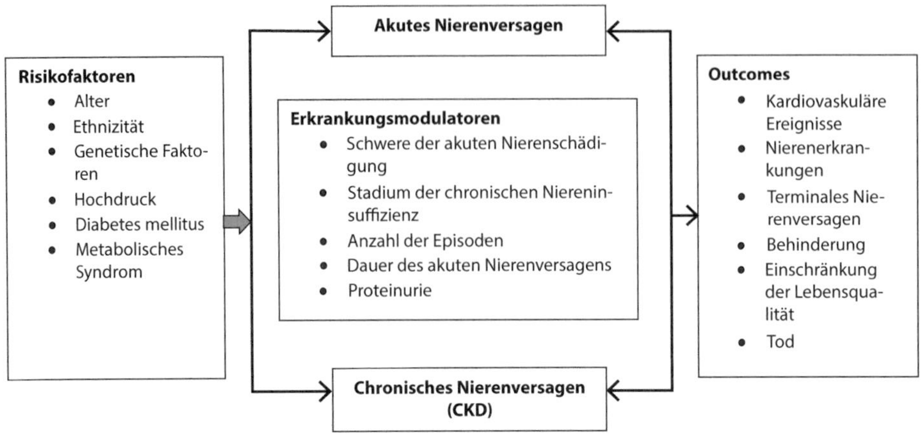

Abb. 4.4 Zusammenhang zwischen akutem und progredient chronischem Nierenversagen (Zitiert aus Chalwa et al. 2017)

Tab. 4.6 Ursachen des akuten Nierenversagens beim Krebskranken (siehe Kap. 3)

Kategorie	Ursache
Prärenal	• Peri- und postoperativ • Extrarenale Flüssigkeitsverluste (z. B. Stoma oder Erbrechen) • Sepsis
Intrarenal	• Medikamentös induzierte interstitielle Nephritis (z. B. Schmerzmittel oder Antibiotika) • Selten Glomerulonephritis oder Vaskulitis
Postrenal	• Abfluss-Störungen infolge intra- oder extraluminaler Obstruktion • Blasenentleerungsstörung

Zum anderen kommen erworbene Nierenerkrankungen, wie die Glomerulonephritis oder die interstitielle Nephritis hinzu. Die Glomerulonephritiden sind im höheren Alter häufig, wie z.B. die membranöse Glomerulonephritis, die sowohl idiopathisch (heute besser eingrenzbar durch PLA-2-R Antikörper) oder paraneoplastisch auftreten kann. Daneben kommen eine IgA-Glomerulonephritis, die Minimal-change-Glomerulonephritis, die fokal segmentale Glomerulosklerose und weitere eher seltenere glomeruläre Nierenerkrankungen vor. Die Amyloidose stellt eine Sonderform dar, da sie sowohl idiopathisch als auch infolge einer AL-Amyloidose auftreten kann (siehe Kap. 8).

Interstitielle Nephritiden können ebenfalls idiopathisch oder autoimmun bedingt sein. Zumeist sind sie jedoch durch Medikamente ausgelöst. Tab. 4.7 stellt die häufigsten Medikamentengruppen zusammen, die eine interstitielle Nephritis auslösen können.

Tab. 4.7 Häufigste Medikamentengruppen, die eine interstitielle Nephritis auslösen können

Schmerzmittel, vor allem nicht-steroidale Antirheumatika
Antibiotika (z. B. Penicilline, Cotrimoxazol)
Säureblocker (z. B. Pantozol)
Neuere „Krebsmedikamente“

Literatur

Brenner BM, Mackenzie HS (1997) Nephron mass as a risk factor for progression of renal disease. Kidney Int Suppl 63:S124–S127

Chalwa LS et al (2017) Acute kidney disease and renal recovery: consensus report of the Acute Disease Quality Initiative (ADQI) 16 Workgroup. Nat Rev Nephrol 13:241–257

Coresh J et al (2005) Chronic kidney disease awareness, prevalence, and trends among U.S. adults, 1999 to 2000. JASN 16:180–188

Coresh J et al (2007) Prevalence of chronic kidney disease in the United States. JAMA 298:2038–2047

De Cosmo S et al (2016) Blood pressure status and the incidence of diabetic kidney disease in patients with hypertension and type 2 diabetes. J Hypertension 34:2090–2098

Drury PL (2011) Estimated glomerular flitration rate and albuminuria are independent predictors of cardiovascular events and death in type 2 diabetes mellitus: the Fenofibrate Intervention and Event Lowering in Diabetes (FIELD) study. Diabetologia 54:32–43

Hommos MS et al (2017) Structural and functional changes in human kidneys with healthy aging. JASN 28:2838–2844

Hillige HL et al (2002) Urinary albumin excretion predicts cardiovascular and noncardivascular mortality in general population. Circulation 106:1777–1782

Janus N et al (2010) Cancer and renal insufficiency results of the BIRMA study. Br J of Cancer 103:1815–1821

KDIGO (2012) Clinical practice guidelines for the evaluation and management of chronic kidney disease. Kidney Int suppl 2013(3):5–14

Larsson SC et al (2005) Diabetes mellitus and risk of colorectal cancer: a metaanalysis. J Natl Cancer Inst 97:1679–1687

Launay-Vacher V et al (2004) Incidence of renal insufficiency in cancer patients and evaluation of information available on the use of anticancer drugs in renally impaired patients. Med Sci Monitor 10:CR2009–CR2012

Launay-Vacher V et al (2007) Prevalence of renal insufficiency in cancer patients and implications for anticancer drug management. Cancer 110:1376–1384

Levey AS et al (2007) Chronic kidney disease as a global public health problem: approaches and initiatives – position statement from Kidney Disease Improving Global Outcomes. Kidney Int 72:247–259

Levin A et al (2017) Global kidney health 2017 and beyond: a roadmap for closing gaps in care, research, and policy. Lancet 390:1888–1917

Maahs DM et al (2013) Uric acid lowering to prevent kidney function loss in diabetes: the preventing early renal function loss (PERL) allopurinol study. Curr Diab Rep 13:550–559

Pedersen LM, Milman N (1998) Microalbuminuria in patients with lung cancer. Eur J Cancer 34:76–80

Pedersen LM, Sorensen PG (2000) Increased urinary albumin excretion rate in breast cancer patients. Acta Oncol 39:145–149

Ries L, Korsary C, Hankey B (Hrsg) (1998) Seer Cancer Statistics Review 1975–1995. National Cancer Institute, Bethesda

Sutherland GA et al (1977) Increased incidence of amignancy in chronic renal failure. Nephron 18:182–184

Viazzi F et al (2018) Apparent treatment resistant hypertension, blood pressure control and the progression of chronic kidney disease in patients with type 2 diabetes. Kidney and Blood Press Res 43:422–438

Viazzi F et al (2019) Natural history and risk factors for diabetic kidney disease in patients with T2D. lessons from AMD-annals. J of Nephrol 32:517–525

Weckmann GFC et al (2018) Diagnosis and management of non-dialysis chronic kidney disease in ambulatory care: a systematic review of clinical practice guidelines. BMC Nephrol 19:258

Wong G et al (2009) Association of CKD and cancer risk in older people. JASN 20:1341–1350

Zoppini L et al (2012) Triglyceride-high-density lipoprotein cholesterol is associated with microvaskular complications in type 2 diabetes mellitus. Metabolism 61:22–29

Elektrolyt- und Säure-Base-Störungen bei malignen Erkrankungen

5

Christian Morath

Inhaltsverzeichnis

Elektrolyt- und Säure-Basen-Störungen kommen bei Tumor-Patienten insgesamt häufiger vor. Diese Störungen können durchaus lebensbedrohlich sein. Ihr Nachweis ist bereits mit einem höheren Mortalitäts-Risiko für den Tumorkranken assoziiert.

Die Ursachen sind vielfältig; dazu zählen der Tumor-Progress, die Folgen und Nebenwirkungen der Tumorbehandlung und seltener sogenannte paraneoplastische Phänomene. Eine korrekte Diagnose ist bei diesen Störungen besonders wichtig, da sie klare Hinweise auf die korrekte Therapie geben (Lameire et al. 2009). In einer Übersicht in Tab. 5.1 werden die üblichen Elektrolyt- und Säure-Basen-Störungen dargestellt. Die Hypernatriämie, Hyperkaliämie und Hyperkalzämie stellen den Kliniker vor die größten Herausforderungen.

C. Morath (✉)
Nephrologie, Universitätsklinikum Heidelberg, Heidelberg, Deutschland
E-Mail: christian.morath@med.uni-heidelberg.de

D. Jäger und M. Zeier (Hrsg.), *Onko-Nephrologie*,
https://doi.org/10.1007/978-3-662-59911-2_5

Tab. 5.1 Störungen der Elektrolyt- und Säure-Basen Homöostase bei Tumorkranken

Hyponatriämie	Hypernatriämie
Hypokaliämie	Hyperkaliämie
Hypokalzämie	Hyperkalzämie
Hypomagnesiämie	
Hypophosphatämie und das „Refeeding-Syndrom“	
Tubuläre Azidose	Laktat-Azidose
Gemischte Säure-Base-Störungen	

5.1 Hyponatriämie

Die Serum-Natriumkonzentration ist die wichtigste Stellgröße für die Plasma-Osmolalität und zeigt die Verteilung des extra- und intrazellulären Volumens an. Durch eine Hyponatriämie kommt es zu einer Umverteilung des extrazellulären Volumens hin zum intrazellulären Volumen. Die S-Natrium-Konzentration ist der Quotient aus austauschbarem Natrium (und in deutlich geringerem Umfang von Kalium) und dem Ganzkörper-Wasser. Jede Änderung eines dieser Parameter beeinflusst daher die S-Natrium-Konzentration. Klinisch sind bei der Hyponatriämie insbesondere die neurologischen Symptome zu nennen. Eine Hyponatriämie kann also Folge eines Wasserüberschusses oder eines Natrium-Mangels sein. Die Differenzialdiagnose der Hyponatriämie ist in Tab. 5.2 (zitiert nach Decaux 2009) dargestellt.

Wie häufig ist die Hyponatriämie bei Tumorpatienten? In einer prospektiven Untersuchung (Lameire et al. 2009) wurde bei Tumorpatienten in 3,7 % der Fälle eine Hyponatriämie gefunden. Der Natriumverlust einerseits und das Syndrom der inadäquaten ADH-Sekretion (kurz SIADH genannt) waren für ein Drittel der Fälle verantwortlich. In der Gruppe der hyponatriämischen Patienten war die Sterblichkeit mit 19,5 % höher im Vergleich zu 6,3 % bei den nicht-hyponatriämischen Patienten. In einer weiteren prospektiven Untersuchung an über 12.000 Patienten wurde bei einer größeren Anzahl von Patienten mit metastasiertem Tumorleiden eine Hyponatriämie gefunden. Andere Studien zeigen jedoch keineswegs eine hohe Prävalenz der Hyponatriämie bei Tumorkranken. Allerdings wiesen 4,2 % von über 6000 Patienten, die auf eine Intensivstation aufgenommen wurden, eine Hyponatriämie auf. Die Hyponatriämie war auch mit einem Anstieg des Mortalitätsrisikos um den Faktor 2,47 verbunden; d. h. die Diagnose „Hyponatriämie“ ist für das Patienten-Management und damit für das Überleben des hyponatriämischen Patienten essenziell.

Die Ätiologie der Hyponatriämie richtet sich nach dem Volumenstatus des Patienten (hypo,- eu- oder hypervolämisch). Wenn eine Hypovolämie und ein Natriumverlust ausgeschlossen sind, ist die häufigste Ursache das Syndrom der inadäquaten ADH-Sekretion. Gründe hierfür können bestimmte Tumor-Entitäten (kleinzelliges Bronchialkarzinom,

Tab. 5.2 Differenzialdiagnose der Hyponatriämie. (Zitiert nach Decaux 2009)

	Ausreichende Diurese		Niedrige Diurese
Parameter	Hypervolämisch (↑↑ EZV; ↓EABV)	Hypovolämisch (↓ EZV; ↓EABV)	Euvolämisch (↑EZV; ↑EABV)
Verlauf	Chronische Herzinsuffizienz, Zirrhose, Nephrose	Extrarenaler Wasserverlust (z. B. gastrointestinal, schwitzen, Verbrennung, dritter Raum), renaler Wasserverlust (z. B. Morbus Addison, Diuretika, Bicarbonaturie, Salzverlustniere, zerebrales Salzverlustsyndrom[d])	Medikamente (z. B. Carbamazepin, SSRI), neurologische Erkrankungen (z. B. Enzephalitis, Schlaganfall), pulmonale Erkrankungen (z. B. Tuberkulose, Pneumonie), Tumorerkrankungen (z. B. Bronchialkarzinom vom kleinzelligen Typ), endokrinologische Erkrankungen (z. B. Hypothyreose, hypophysärer Hypocortisolismus)
Blutdruck	Niedrig	Niedrig	Normal
Ödeme	+	–	–
Plasma			
ADH	↑	↑	↑ (↓[a])
Natrium	↓	↓	↓
Harnstoff	NL-↑	NL-↑	NL-↓
Harnsäure	NL-↑	NL-↑	NL-↓ (häufig <4 mg/dL)
Anionenlücke	NL-↑	NL-↑	NL-↓
Urin			
Osmolalität (mOsm/L)	↑ (häufig >200)	↑ (häufig >200)	↑ (häufig >200)
Natrium (mEq/L)	<30[b]	<30[b]	>30[c]
Clearance (%)			
FE Na	<0.5	<0.5[b]	>0.5[c]
FE Harnstoff	↓-NL (<50–55)	↓-NL (<50–55)	NL-↑

(Fortsetzung)

Tab. 5.2 (Fortsetzung)

	Ausreichende Diurese		Niedrige Diurese
Parameter	Hypervolämisch (↑↑ EZV; ↓EABV)	Hypovolämisch (↓ EZV; ↓EABV)	Euvolämisch (↑EZV; ↑EABV)
FE Harnsäure	↓-NL (<12)	↓-NL (<12)[d]	>12 (bei Älteren >16)
Testinfusion		Plasma-Natrium erhöht sich für gewöhnlich	Plasma-Natrium verringert sich, wenn Uosm >530 mOsm/kg/H_2O
2 L NaCl 0.9 %/24 h		Salzretention (ΔFENa t24 h-t0 <0.5 %), Wasserdiurese	Schnelle Salz-Exkretion (ΔFENa t24 h-t0 >0.5 %)

[a] ADH ist niedrig beim SIADH (Syndrom der inadäquaten ADH-Sekretion)
[b] nur, wenn Salzmangel renalen Ursprungs ist
[c] Salzzufuhr normal
[d] Harnstoff-Clearance kann bei Hyponatriämie im Zusammenhang mit dem zerebralen Salzverlustsyndrom bzw. bei Leberzirrhose erhöht sein

Kopf-Hals-Tumoren, Neuroblastom und undifferenzierte Karzinome oder Sarkome) sein. Umgekehrt kann eine Hyponatriämie zum Beispiel auch das Leitsymptom für ein undiagnostiziertes kleinzelliges Bronchialkarzinom sein. Letztlich können auch die Chemotherapie oder auch ZNS-Metastasen durch Salzverlust zu einer Hyponatriämie beitragen.

Therapie der Hyponatriämie

Die Therapie der Hyponatriämie richtet sich nach der Ätiologie und entspricht der Behandlung von Patienten ohne maligne Erkrankungen. Zusätzlich stehen heute sogenannte Vaptane zur Verfügung. Allerdings ist zu bedenken, dass die zugrunde liegende Ursache der Hyponatriämie beseitigt werden muss, ansonsten kann es nach Absetzen der Vaptane zur erneuten Hyponatriämie kommen. Die Behandlung der Hyponatriämie ist detailliert in den Referenzen (Decaux 2009; Sterns 2015) dargestellt.

5.2 Hypernatriämie

Eine Hypernatriämie entsteht durch eine exzessive Natriumzufuhr infolge einer hypertonen Natrium- oder Natriumbicarbonat-Infusion. Umgekehrt kann eine Hypernatriämie durch exzessiven Flüssigkeitsverlust oder Folge einer zu geringen Aufnahme von freiem Wasser sein. Die Häufigkeit der Hypernatriämie bei onkologischen Patienten liegt bei etwa 5 % und ist mit einer erhöhten Mortalität assoziiert. Die Hypernatriämie kommt zumeist bei hypovolämischen Tumorpatienten vor. Hier ist vor allem der gastrointestinale Wasserverlust (Erbrechen, Durchfall, Magensonde) oder der nephrogene Diabetes insipidus zu nennen. Tumore, die zentral wachsen oder dorthin metastasieren, können zu einem verminderten Durstgefühl und reduzierter Flüssigkeitsaufnahme führen. Details zur Behandlung sind in Abb. 5.1 (Bhave und Neilson 2011) hinterlegt.

5.3 Hypokaliämie

Eine Hypokaliämie wird bei onkologischen Patienten oft beobachtet. Besonders zu beachten ist die Hypokaliämie bei Leukämien mit hoher Zellzahl. Die Hypokaliämie entsteht durch den Einstrom von Kalium in die Zellen (bei 80 % der Patienten mit akuter myeloischer Leukämie). Eine Hypokaliämie wird auch nach der Applikation von hämatopoetischen Wachstumsfaktoren gesehen (z. B. nach Hochdosis-Chemotherapie), wenn es zu einer Steigerung der Knochenmarkszellen kommt. Bei manchen Formen der Leukämie kann es auch zu einer Lysozymurie-induzierten Kaliurese kommen, die häufig mit einer metabolischen Alkalose vergesellschaftet ist. Andere Tumoren können Adrenocorticotropin sezernieren (z. B. kleinzellige Lungenkarzinome oder medulläre Schilddrüsenkarzinome) mit hormonell induzierter Hypokaliämie. Der Hauptgrund für eine Hypokaliämie ist der weit verbreitete Einsatz von Diuretika. Ist die Urin-Kalium-Ausscheidung über 25 mmol/l, liegt zumeist ein Kaliumverlust (z. B. medikamentös) vor. Neben der erforderlichen Kalium-Substitution kann eventuell auch Spironolacton oder Amilorid eingesetzt werden.

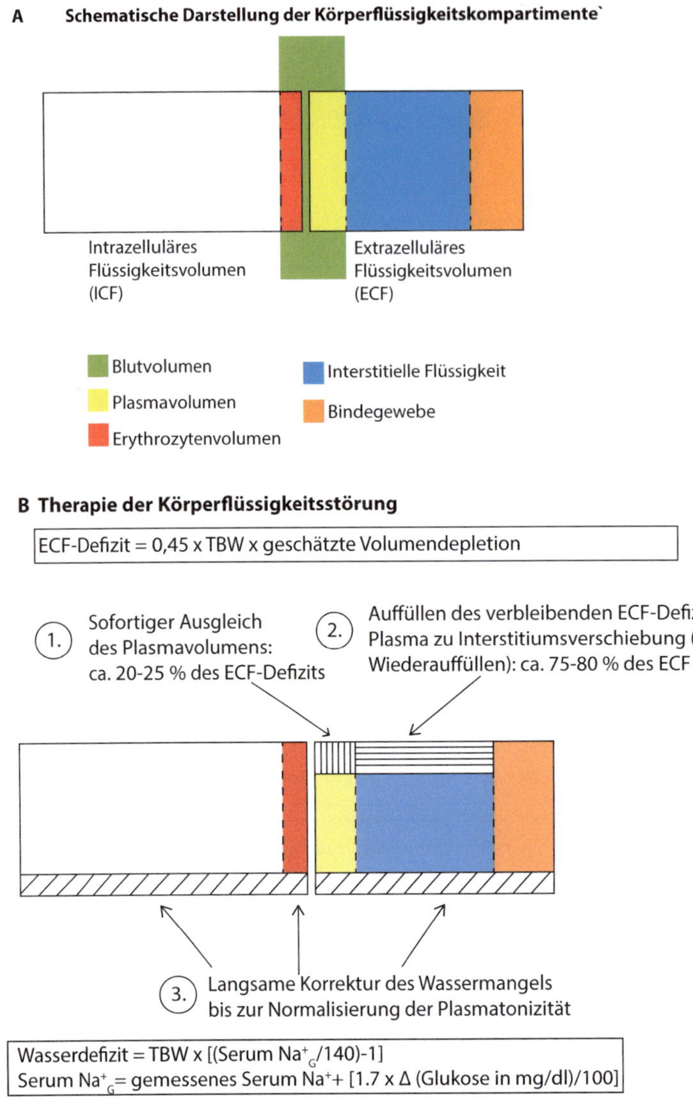

Abb. 5.1 Diagnose und Therapie der Hypernatriämie. (Zitiert nach Bhave und Neilson 2011) **A.** Schematische Darstellung der Körperflüssigkeitskompartimente, ICF: Intrazelluläres Flüssigkeitsvolumen, ECF: Extrazelluläres Flüssigkeitsvolumen. **B.** Therapie der Körperflüssigkeitsstörung, TBW: Ganzkörperwasser

5.4 Hyperkaliämie

Die Hyperkaliämie ist ebenfalls ein häufiger Befund bei Tumorkranken. Bei myeloproliferativen Erkrankungen kann eine sogenannte Pseudo-Hyperkaliämie vorliegen.

Eine Pseudo-Hyperkaliämie kann durch eine Blutentnahme in ein Heparinröhrchen ausgeschlossen werden. Schwere Hyperkaliämien können auch beim Tumorlyse-Syndrom (siehe Kap. 20) oder bei Rhabdomyolyse gesehen werden. Eine Hyperkaliämie muss dringend behandelt werden, um den hyperkaliämischen Notfall zu vermeiden. In jedem Fall müssen alle Kalium-haltigen Medikamente und Infusionen abgesetzt werden. Die intravenöse Gabe von Glukose und Insulin, Natriumbicarbonat, ß2-adrenergen Agonisten und Ionenaustauscherharzen können je nach Situation Anwendung finden. Eine Dialysebehandlung kann je nach Situation (rascher Anstieg des Serum-Kaliums, klinische Symptome der Hyperkaliämie) erforderlich sein.

5.5 Hypomagnesiämie

Eine Hypomagnesiämie wird häufig übersehen. Sowohl eine zu geringe Magnesiumaufnahme als auch ein Magnesiumverlust führen zur Hypomagnesiämie. Gelegentlich kann eine Hypomagnesiämie auch Therapiefolge sein (antifungale Medikamente, Foscarnet, Cisplatin) und nach Beendigung der Therapie fortbestehen.

5.6 Hyperkalzämie

Neben der Hyponatriämie ist die Hyperkalzämie eine häufige und gefürchtete Elektrolytentgleisung. Fast ein Drittel der Tumorpatienten entwickeln eine Hyperkalzämie während des Krankheitsverlaufs, die Hälfte davon in den ersten 30 Tagen nach Diagnosestellung.

Tab. 5.3 Hyperkalzämie bei onkologischen Erkrankungen. (Zitiert nach, Lameire et al. 2009)

Typ	Häufigkeit in %	Knochenmetastasen	Ursächliches Agens	Typische Tumoren
Lokale osteolytische Hyperkalzämie	20	Zahlreich	Cytokine Chemokine, PTHrP	Mammakarzinom, Multiples Myelom, Lymphome
Humorale Hyperkalzämie	80	Gering bis fehlend	PTHrP	Plattenepithelkarzinom (z. B. Kopf, Hals, Ösophagus, Zervix, Lunge), Nierenkarzinom, Ovarialkarzinom, Endometriumkarzinom, HTLV-assoziiertes Lymphom, Mammakarzinom
$1,25(OH)_2D$-secreting Lymphomas	<1	Variabel	$1,25\ (OH)_2D$	Lymphome (alle Typen)
Ektopischer Hyperparathyreoidismus	<1	Variabel	PTH	Variabel

PTH: Parathormon
PTHrP: PTH related protein
$1,25(OH)_2D$-secreting Lymphomas: 1,25-Dihydroxy-Vitamin D
HTLV: Humanes T-Zell-Leukämie-Virus

Daher tritt die Hyperkalzämie bei einer Vielzahl von Tumoren auf. Klassischerweise sind hier besonders das Myelom und Lymphome zu nennen. Aber auch andere Tumoren, vor allem wenn sie metastasiert sind, können eine Hyperkalzämie auslösen (z. B. das Mammakarzinom). Die Assoziation von Tumoren und die damit verbundene Genese der Hyperkalzämie sind in Tab. 5.3 (zitiert Lameire et al. 2009) dargestellt.

Die Behandlung der Hyperkalzämie umfasst eine forcierte Diurese mit physiologischer Kochsalzlösung in Kombination mit einem Schleifen-Diuretikum. Thiazide müssen unbedingt vermieden werden, da sie selbst den Serum-Kalzium Spiegel noch steigern können. Zusätzlich können Steroide und Bisphosphonate zur Anwendung kommen. In therapierefraktären Fällen kann eine Dialyse mit erniedrigtem Dialysat-Kalzium erforderlich sein.

5.7 Hypokalzämie

Die Messung des Serum-Kalzium-Spiegels sollte immer die Messung des ionisierten Kalziums umfassen. Da ein Teil des Serum-Kalziums an Albumin gebunden ist, kann vor allem bei hypalbuminämischen Patienten das freie Kalzium höher sein als tatsächlich vermutet. Eine Hypokalzämie ist häufig mit einer Hypomagnesiämie assoziiert. Die Therapie umfasst die Supplementation von oralem Kalzium und/oder Vitamin D. Gelegentlich kann auch eine intravenöse Gabe von Kalzium erforderlich sein.

5.8 Hypophosphatämie

Eine Hypophosphatämie kann eine Vielzahl von Ursachen haben. Sie kann medikamentös und auch ernährungsbedingt sein. Hierzu gehört u. a. das „Refeeding-Syndrom". Hier kommt es zu einer ausgeprägten Hypophosphatämie nach Beginn einer parenteralen oder enteralen Ernährung. Eine seltene Ursache der Hypophophatämie ist ein sogenanntes erworbenes Fanconi-Syndrom. Hier kommt es zum tubulären Phosphat-Verlust aufgrund einer Sekretion von FGF (Fibroblast Growth Factor) aus dem Tumor. Die Therapie besteht in der oralen oder parenteralen Phosphat-Substitution.

Literatur

Bhave G, Neilson EG (2011) Volume depletion versus dehydration: how understanding the difference can guide therapy. Am J Kidney Dis 58:302–309

Decaux G (2009) The syndrome of inappropriate secretion of antidiuretic hormone (SIADH). Semin Nephrol 29:239–256

Lameire N, van Biesen W, Vanholder, R (2009) Electrolyte disturbances and acute kidney injury in patients with cancer. Semin Nephrol 30:534–547

Sterns RH (2015) Disorders of plasma sodium – causes, consequences, and correction. NEJM 372:55–65

Glomeruläre Beteiligung bei Malignomen

6

Christoph Eckert, Constantin Schwab, Matthias Gaida und Rüdiger Waldherr

Inhaltsverzeichnis

Nahezu alle glomerulären Erkrankungen können bei Patienten mit malignen Neoplasien auftreten (vgl. Tab. 6.1). Amyloidosen und andere Glomerulopathien bzw. Glomerulonephritiden mit teilweise organisierten Ablagerungen (vgl. Abb. 6.1) werden in den folgenden Kapiteln im Detail abgehandelt. Nachfolgend soll auf ausgewählte Glomerulopathien eingegangen werden, die häufig in Zusammenhang mit einem malignen Tumorleiden vorgefunden werden bzw. bei denen ein entsprechender Zusammenhang als gesichert gelten kann.

C. Eckert (✉) · C. Schwab · R. Waldherr
Pathologisches Institut, Universität Heidelberg, Heidelberg, Deutschland

M. Gaida
Pathologisches Institut, Universitätsmedizin der Johannes Gutenberg-Universität Mainz, Mainz, Deutschland
E-Mail: Matthias.Gaida@unimedizin-mainz.de

D. Jäger und M. Zeier (Hrsg.), *Onko-Nephrologie*,
https://doi.org/10.1007/978-3-662-59911-2_6

Tab. 6.1 Glomeruläre Erkrankungen bei Malignomen

Glomeruläre Erkrankungen bei Malignomen
Amyloidose
AL/AH-Amyloidose
AA-Amyloidose
Nicht-amyloidotische monoklonale Leichtketten- (LCDD) oder Schwerketten-(HCDD) Erkrankung
Fibrilläre Glomerulonephritis
Immunotaktoide Glomerulonephritis
Kryoglobulinämische Glomerulonephritis
Proliferative Glomerulonephritis mit monoklonalen Immunglobulin-Depots
C3-Glomerulonephritis
Intravaskuläres großzelliges B-Zellen-Lymphom
Minimal-change(MC)-Glomerulonephritis
Fokale Glomerulosklerose (FSGS)
Membranöse Glomerulonephritis
IgA- Glomerulonephritis
Thrombotische Mikroangiopathie (TMA)

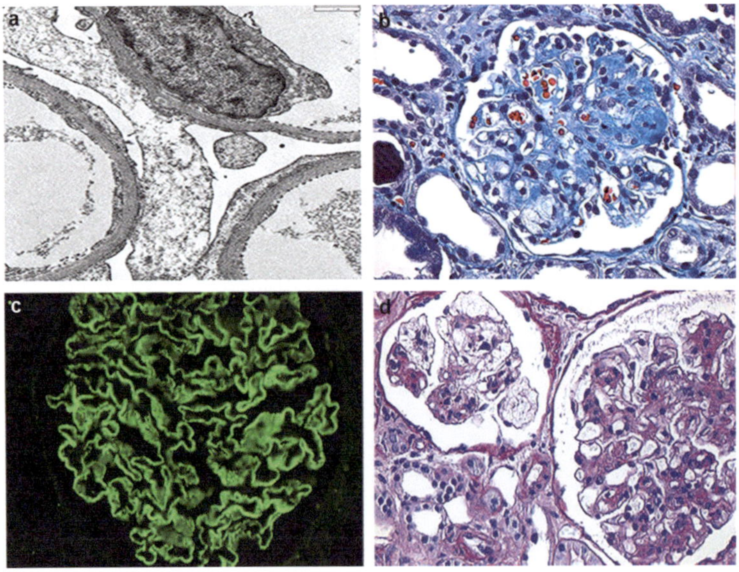

Abb. 6.1 **a–d** Tumorassoziierte glomeruläre Veränderungen. **a** Minimal-change-Veränderungen mit nur elektronenmikroskopisch nachweisbarem Verlust der podozytären Fußfortsätze. **b** Fokale Glomerulosklerose (Trichromfärbung) mit segmentaler Sklerose/Hyalinose. **c** Membranöse GN mit diffusen basalmembranständigen feingranulären Ablagerungen von IgG. **d** Thrombotische Mikroangiopathie mit segmentalen Mesangiolysen (PAS-Färbung)

6.1 Minimal-change-Glomerulopathie

Die Minimal-change-Glomerulopathie (MC) ist eine glomeruläre Erkrankung, die definiert ist durch ultrastrukturelle Veränderungen der Podozyten (daher der insbesondere in der englischsprachigen Literatur verbreitete Begriff „Podozytopathie" für den Minimal-change-FSGS-Komplex) in Abwesenheit eines richtungsweisenden Befundes in der konventionellen Lichtmikroskopie und Immunhistologie. Dies ist allerdings nicht gleichzusetzen mit der vollständigen Abwesenheit histomorphologischer Veränderungen. Insbesondere bei älteren, multimorbiden Patienten können Stigmata konkurrierender Erkrankungen erkennbar sein und stehen der Diagnose einer MC keineswegs entgegen. Spezifische morphologische Hinweise auf eine paraneoplastische Ursache einer MC sind nicht bekannt, allerdings kann ein steroidresistenter Verlauf, insbesondere bei älteren Patienten, als Alarmsignal gewertet werden. Zumeist sind hämatologische Neoplasien, vor allem der Morbus Hodgkin und Tumoren der B-Zell-Reihe, als zugrunde liegende Erkrankung nachweisbar. Die Beobachtung einer veränderten T-Zell-Subdifferenzierung zugunsten proinflammatorischer T-Zell-Subtypen in Patienten mit MC bietet einen möglichen Erklärungsansatz für diese Assoziation. Epitheliale Neoplasien wurden selten als zugrunde liegende Erkrankung berichtet, wobei Tumoren des inneren weiblichen Genital hier die größte Gruppe ausmachen.

Zu den lichtmikroskopisch erkennbaren glomerulären Veränderungen im Rahmen einer MC zählt allenfalls eine Hypertrophie der Podozyten als Ausdruck der vermehrten Proteinurie sowie eventuell eine minimale mesangiale Expansion. Die Proteinurie spiegelt sich auch wieder in erkennbaren Proteinresorptionsvakuolen innerhalb der proximalen Tubulusepithelzellen. In variablem Ausmaß sind auch Lipidinklusionen innerhalb der Tubulusepithelzellen erkennbar. Definitionsgemäß zeigt die immunhistologische Untersuchung keinen spezifischen Befund, geringe mesangiale Ablagerungen von IgM sind jedoch mit der Diagnose einer MC vereinbar. Das definierende Merkmal der MC ist lediglich elektronenmikroskopisch erkennbar. Hier zeigt sich, als Ausdruck einer gestörten Integrität der podozytären Glykokalyx, eine Retraktion der podozytären Fußfortsätze mit konsekutiver Ausbreitung der Zellleiber entlang der glomerulären Basalmembran, was in der Transmissionselektronenmikroskopie als „Fußfortsatzverlust" imponiert (Abb. 6.1a). Bei der MC liegt gemeinhin eine diffuse Fußfortsatzverschmelzung vor, welche über 75 % der Kapillaroberfläche betrifft. Zur Frage einer Korrelation der Fußfortsatzverschmelzungen mit dem Ausmaß der Proteinurie finden sich in der Literatur variable Angaben. Zuweilen können im Rahmen der elektronenmikroskopischen Betrachtung geringe mesangiale und paramesangiale osmiophile Ablagerungen beobachtet werden. Diese stellen jedoch in erster Linie unspezifische Proteininsudationen im Rahmen der nephrotischen Proteinurie dar und müssen von klassischen Immunkomplexablagerungen unterschieden werden.

6.2 Fokale und segmentale Glomerulosklerose

Unter dem Begriff der fokalen und segmentalen Glomerulosklerose (FSGS) verbirgt sich eine morphologisch und ätiologisch heterogene Gruppe von Erkrankungen, deren gemeinsames und definierendes Merkmal die segmentale Sklerose bzw. hyaline Vernarbung in mindestens einem Glomerulus ist (Abb. 6.1b). Da definierende Veränderungen lediglich in sehr wenigen Glomeruli enthalten sein können, ist die Diagnose der Erkrankung sehr anfällig gegenüber Stichprobenfehlern. Bevorzugt betroffen von segmentalen Sklerosen sind juxtamedulläre Glomeruli, weshalb neben einer ausreichenden Zahl erfasster Glomeruli auch deren Lokalisation innerhalb des Nierenparenchyms von diagnostischer Bedeutung ist. Anhand der Lokalisation und Ausbreitung der Sklerose sowie beobachtbarer Begleitphänomene unterscheidet die Columbia-Klassifikation insbesondere eine kollabierende Variante, eine perihiläre Variante und eine „not otherwise specified" (NOS)-Variante, wobei letztere die mit Abstand häufigste Entität darstellt. Ein eindeutiger Rückschluss auf eine paraneoplastische Genese der Erkrankung ist alleine anhand morphologischer Kriterien nicht möglich. Aufgrund der Häufigkeit sind im Kontext paraneoplastischer Erkrankungen jedoch vor allem die perihiläre und die NOS-Variante von Bedeutung. Insbesondere bei hormonbildenden (hier vor allem Steroidhormone und Katecholamine) Tumoren kann sich als Folge glomerulärer Hyperfiltration eine sekundäre FSGS ausbilden. Auch bei anderen Neoplasien wird zuweilen eine paraneoplastische FSGS beobachtet, wobei der Pathomechanismus weniger gut verstanden ist. Bei der perihilären Variante der FSGS zeigt sich eine perihiläre, segmentale Hyalinose mit oder ohne Adhäsion des Schlingenkonvoluts an der Bowman'schen Kapsel. Diese FSGS-Variante ist typischerweise, allerdings nicht ausschließlich, bei sekundären Formen der FSGS anzutreffen. Die NOS-Variante hingegen ist gekennzeichnet durch eine überwiegend peripher lokalisierte Läsion mit Zunahme extrazellulärer Matrix, welche typischerweise mit einer Obliteration der Kapillarlumina einhergeht. Ein spezifisches Befallsmuster wird hierbei nicht erkennbar. Dieser histomorphologische Subtyp tritt meist bei der primären FSGS auf. Weitere lichtmikroskopische Befunde sind, insbesondere bei der sekundären FSGS, eine Hypertrophie der Glomeruli (Durchmesser>200 µm) und das Vorliegen von Schaumzellaggregaten im Interstitium.

Wenngleich die Histomorphologie einen Hinweis auf die primäre oder sekundäre Genese der FSGS geben kann, so ist zur definitiven Einordnung immer die Korrelation mit klinischen Daten vonnöten.

Die Immunhistologie zeigt klassischerweise grobschollige Einlagerungen von IgM, C1q und C3 innerhalb sklerosierter Areale, wobei es sich hierbei am ehesten um ein unspezifisches „Entrapment" im Rahmen des Vernarbungsprozesses handelt. Spezifische Immunkomplexablagerungen können darüber hinaus einen Hinweis auf eine gleichzeitig vorliegende Immunkomplex-vermittelte Erkrankung liefern. Die elektronenmikroskopische Betrachtung zeigt eine unterschiedlich ausgeprägte Fußfortsatzverschmelzung, wobei diese bei der sekundären FSGS typischerweise schwächer als bei der primären FSGS ausgebildet ist.

6.3 Membranöse Glomerulonephritis

Die membranöse Glomerulonephritis (membranöse GN) ist die Hauptursache für ein nephrotisches Syndrom (Proteinurie >3,5 g/24 h und/oder Hypoalbuminämie) im Erwachsenenalter, mit häufiger Progression in eine sogenannte „end-stage"-Nierenerkrankung. Charakteristisch für die Diagnosestellung in der Nierenbiopsie sind die Depots von Antikörpern vom IgG-Typ (Abb. 6.1c) sowie Komplementfaktoren im subepithelialen Kompartiment der glomerulären Basalmembran. In den westlichen Industrieländern beträgt die Erkrankungsinzidenz etwa 5–10 Neuerkrankungen auf eine Million Einwohner. Zur Symptomatik, klinischen Diagnostik und Therapie sei hier auf die anderen Kapitel und Lehrbücher der Nephrologie verwiesen. Man unterteilt die membranösen GN aufgrund ihrer Pathogenese in primäre und sekundäre Formen. Die primäre oder idiopathische membranöse GN ist in den westlichen Industrieländern die häufigste Form und macht etwa 75 % der Fälle aus. Die übrigen Fälle mit zugrunde liegender Grunderkrankung werden als sekundäre membranöse GN subsumiert. Für die sekundären membranösen GN sind verschiedene zugrunde liegende Erkrankungen, wie der systemische Lupus erythematodes, Hepatitiden, andere (seltenere) systemische Infektionen und in eher historischem Kontext auch verschiedene Medikamentennebenwirkungen und Toxine (z. B. Goldsalze, D-Penicillamin, Quecksilberverbindungen) beschrieben.

Darüber hinaus stellen Malignome eine wichtige Grunderkrankung mit koexistenter sekundärer membranöser GN dar. Der erste in der Literatur beschriebene wegweisende Bericht diesbezüglich stammt aus dem Jahr 1966 von Lee und Kollegen. Sie fanden in einem Kollektiv von Patienten mit nephrotischem Syndrom, dass 11 % der Patienten koexistente maligne Tumoren (Karzinome) hatten. Die histologische Diagnose bei diesen Fällen mit tumorassoziiertem nephrotischen Syndrom erbrachte mehrheitlich (8 von 11 Fällen) eine membranöse GN. Es folgten zahlreiche Fallserien sowie Einzelfallberichte, welche die Assoziation von Malignomen und sekundärer membranöser GN bestätigten. Die Koinzidenz eines Malignoms bei Patienten mit membranöser GN wird zwischen 5 % bis 22 % angegeben. Patienten mit membranöser GN und einer gleichzeitigen Tumordiagnose weisen eine deutlich schlechtere Prognose auf. In der Arbeit von Lefaucheur und Kollegen, der bis dato größten Fallserie mit 240 Patienten mit bioptisch gesicherter membranöser GN, konnte gezeigt werden, dass 10 % der Patienten mit membranöser GN zum Zeitpunkt der Diagnosestellung ein Malignom hatten, beziehungsweise dieses innerhalb eines Jahres diagnostiziert wurde. Am häufigsten sind epitheliale Tumoren (Karzinome) mit einer membranösen GN assoziiert. Hämatologische Malignome werden weitaus seltener in Assoziation mit membranösen GN, sondern eher in Assoziation mit membranoproliferativen Glomerulonephritiden gesehen. Eine Metaanalyse verschiedener Fallserien, bestätigte dies und zeigte weiterhin, dass hämatologische Erkrankungen im Allgemeinen nur einen kleineren Teil (etwa 10 %) der Fälle einnehmen und in ihrem histogenetischen Typ variierten. Nicht-epitheliale Tumorentitäten sind noch seltener mit einer membranösen GN assoziiert. Sieht man sich die histologischen Subtypen der Malignome an, sind an erster Stelle Karzinome der Lunge und des Bronchialsystems (Adenokarzinome und Plattenepithelkarzinome gleichermaßen) zu nennen, an zweiter Stelle das Adenokarzinom der Prostata und an dritter Stelle Adenokarzinome des Gastrointestinaltraktes (Adenokarzinome des Magen, Ösophagus und Kolons). Weitere beschriebene Karzinomtypen sind das Mammakarzinom sowie Plattenepithelkarzinome (z. B. Larynx, Zervix uteri), das Urothelkarzinom, das Nierenzellkarzinom, das hepatozelluäre Karzinom und das Cholangiokarzinom. Außerdem sind Einzelfälle anderer Tumoren, wie Thymom, malignes Melanom und Liposarkom berichtet. In der Studie von Lefaucheur kristallisierten sich ebenso drei pathognomonische Merkmale für eine tumorassoziierte sekundäre membranöse GN heraus. Diese Patienten waren verglichen zur Kontrollgruppe mit nicht-tumorassoziierter membranöser GN signifikant älter ($\geq$65 Jahre) und hatten mehrheitlich eine Nikotinanamnese ($\geq$20 pack years). In den zugehörigen Biopsien zeigte sich außerdem eine Besonderheit: In der tumorassoziierten membranösen GN beinhalteten die Glomeruli signifikant mehr Entzündungszellen pro Glomerulus (polymorphkernige und mononukleäre Entzündungszellen). Nach Quantifizierung waren mehr als acht Entzündungszellen pro Glomerulus signifikant mit einem Tumor assoziiert. Andere histologische Merkmale, wie eine (fokale) Glomerulosklerose, tubulo-interstitielle Veränderungen oder Gefäßwandveränderungen zeigten keine Unterschiede verglichen mit der Vergleichsgruppe. Ebenso ergaben sich keine Unterschiede in der klinischen Symptomatik bei diesen Patienten.

Die formale Pathogenese der membranösen GN ist Gegenstand jahrzehntelanger Forschung mit dem Ergebnis, dass die charakteristischen subepithelialen Immunkomplexablagerungen ein Ergebnis zirkulierender Antikörper gegen glomeruläre/podozytäre Antigene sind, eine sogenannte „in situ-Komplexbildung". So wurden beispielsweise bei der primären (idiopathischen) membranösen GN zirkulierende Antikörper vom IgG4-Typ gegen ein podozytäres Antigen, den M-type-Phospholipase-A2-Rezeptor (PLA2R), nachgewiesen. Diese Autoantikörper sind bei bis zu 80 % der Patienten mit primärer membranöser GN nachweisbar. Außerdem sind bei einem Teil der Patienten IgG4-Antikörper gegen Neoantigene von Podozyten, Aldosereduktase, Mn-Superoxid-Dismutase und Alpha-Enolase beschrieben. Etwa 10 % der Patienten mit PLA2R-negativer primärer membranöser GN haben Antikörper gegen Thrombospondin-Typ1-Domäne 7A (THSD7A). Antikörper gegen THSD7A sind häufiger in sekundären tumorassoziierten membranösen GN zu finden, verglichen zu den primären. Aufgrund der verhältnismäßig geringeren Zahl an tumorassoziierten sekundären GN im Verhältnis zu den primären, ist die Datenlage zur formalen Pathogenese hier geringer, wenngleich es vier diskutierte Mechanismen gibt, welche möglicherweise auch eine gewisse Überlappung aufweisen und zirkulierende Immunkomplexe beinhalten.

Betrachtet man die klassische Theorie der Entstehung der primären membranösen GN, so kann es bei der sekundären membranösen GN analog hierzu zu einem sogenannten immunologischen Mimikry kommen, bei welchem Autoantikörper gegen ein Tumorantigen gebildet werden, dessen Epitop einem podozytären Antigen gleicht und es somit zu einer subepithelialen Immunkomplexbildung mit konsekutiver Ausbildung einer sekundären membranösen GN kommt.

Bereits Ende der 1970 Jahre konnte bei Tumorpatienten gezeigt werden, dass im Rahmen einer postulierten Immunantwort gegen Tumor(neo)antigene, zirkulierende Immunkomplexe und Autoantikörper nachweisbar sind. Als Antigene firmieren entweder tumorassoziierte Proteine, wie re-exprimierte fetale Proteine (z. B. karzinoembryonales Antigen/CEA) oder auch virale Onkogenprodukte, welche in die Blutzirkulation freigesetzt werden und als freie Antigene oder zirkulierende Immunkomplexe an der glomerulären Basalmembran (GBM) zurückgehalten werden und folglich Immunkomplexablagerungen ausbilden. Diese Theorie wird von molekularen Analysen der subepithelialen Depots gestützt, die zeigen konnten, dass hier sowohl Tumor-Antigene (z. B. CEA oder PSA) als auch tumorspezifische Antikörper nachweisbar waren.

Eine Ausweitung dieses Mechanismus stellt die These dar, dass sich die zirkulierenden Immunkomplexe zuerst in subendothelialer Lokalisation entlang der glomerulären Basalmembran ablagern, dissoziieren, sich gemeinsam mit freien Tumorantigenen subepithelial lokalisieren und mit zirkulierenden Antikörpern Immunkomplexablagerungen ausbilden.

Als weitere Theorie wird eine externe Prädisposition diskutiert, beispielsweise durch eine Virusinfektion oder eine unkontrollierte Immunantwort, bei welchen zwar wiederum zirkulierende virale Antigene und Onkogene beziehungsweise Autoantikörper nachweisbar sind, diese jedoch unabhängig voneinander ein Malignom und eine membranöse GN erzeugen, beziehungsweise koexistent sind.

Trotz der untersuchten Patientenfälle mit zahlreichen beschriebenen Assoziationen von membranöser GN und Malignomen, ist ein Punkt kritisch zu bewerten: In den allermeisten Studien wurde eine Assoziation von membranösen GN und Malignomen mit einer standardisierten Population verglichen. Hier sollte in Betracht gezogen werden, dass Patienten mit neu aufgetretener Proteinurie, bei welchen keine antinukleären Antikörper (ANAs) oder Hepatitis-Antigene gefunden werden, verglichen zur der standardisierten Normalpopulation, jeweils ein intensives Tumorscreening erhalten. Dies überschätzt aufgrund des Tumorscreenings möglicherweise die eigentliche Inzidenz, wie eine dänische Studie zeigen konnte. Andererseits konnte eine große französische Studie, welche die Patienten weiter subdividierte und ein Patientenkollektiv annahm, bei welchem die Tumordiagnose vor oder zum Tag der Diagnose der membranösen GN evident war, zeigen, dass Tumorpatienten eine signifikant höhere Inzidenz zur Entwicklung einer membranösen GN haben. Unterstützend ist auch die Beobachtung, dass eine konsekutive Tumorentfernung durch Chirurgie oder Chemotherapie oftmals zu einer Remission der membranösen GN führt. Als Fazit für die Praxis ist festzuhalten, dass bei Patienten mit neu diagnostizierter membranöser GN, besonders bei Rauchern und älteren Patienten, eine ausführliche klinische Tumordiagnostik erfolgen sollte.

6.4 Thrombotische Mikroangiopathie(n)

Die thrombotischen Mikroangiopathien (TMA) sind charakterisiert durch eine mikrovaskuläre Endothelschädigung und Endothelzellaktivierung (endotheliotrope Mikroangiopathie) unterschiedlicher Ätiologie, häufig einhergehend mit intravasalen Mikrothromben. In der Niere sind die Glomeruluskapillaren, Arteriolen und kleine Arterien, seltener mittelkalibrige Gefäße betroffen. Neben infektiösen Formen (insbesondere nach E.-coli-Infektionen, typischem hämolytisch-urämischem Syndrom bzw. HUS) werden genetisch determinierte und andere Formen der TMA (atypisches hämolytisch-urämisches Syndrom) unterschieden. Auch die thrombotisch-thrombozytopenische Purpura (TTP), verursacht durch einen genetisch determinierten oder einen durch Autoantikörper verursachten Mangel von ADAMTS 13 (A Disintegrin und Metallopeptidase mit Thrombospondin Typ 1 Motiv 13), wird diesem Formenkreis zugerechnet.

Klinisch sind die TMA charakterisiert durch eine mikroangiopathische, Coombs-negative hämolytische Anämie mit Thrombopenie, LDH-Anstieg und Niereninsuffizienz, häufig einhergehend mit einem Hypertonus. Im peripheren Blutbild ist die mikrovaskuläre Erythrozytenschädigung mit Nachweis von Fragmentozyten (Schistozyten) richtungsweisend.

Morphologisch und klinisch können akute und chronische Verlaufsformen der TMA unterschieden werden.

Akute Veränderungen in den Glomeruli bestehen in einer Endothelzellschwellung, Mikrothromben, einer Verdickung der glomerulären Basalmembranen (GBM) mit Verbreiterung und Auflockerung der Lamina rara interna sowie Mesangiolysen variabler Ausdehnung (Abb. 6.1d). Eine glomeruläre Kongestion oder ein ischämischer Schlingenkollaps weisen auf eine arterioläre bzw. arterielle Beteiligung der TMA hin. Arterielle Gefässe zeigen gleichfalls eine Endothelschädigung mit mukoider Intimaverbreiterung, Thromben und teilweise entzündungszellfreien fibrinoiden Gefäßwandnekrosen. Nierenrindennekrosen sind vergleichsweise selten. Immunhistologisch zeigt sich in Glomeruli und Gefäßwänden eine unspezifische Insudation von Fibrinogen-assoziiertem Antigen, IgM und Komplement (C1q, C3c).

Chronische TMA-Veränderungen sind charakterisiert durch eine deutliche Verdickung der GBM mit Doppelkonturierungen sowie häufig ischämischen Veränderungen mit globaler, segmentaler oder lokaler Glomerulosklerose, assoziiert mit chronischen tubulo-interstitiellen Läsionen (tubuläre Atrophie, interstitielle Fibrose). Arterioläre und arterielle Verschlüsse mit lamellärer, zwiebelschalenförmiger Intimaproliferation (Arterien) können nachweisbar sein.

Bei neoplastischen Erkrankungen kann eine TMA entweder in direktem Zusammenhang mit dem Tumorleiden auftreten oder wird durch therapiebedingte Maßnahmen ausgelöst. Bei epithelialen Tumoren, insbesondere metastasierenden schleimbildenden Adenokarzinomen, spielen pathogenetisch Tumorzellembolisationen, gestörte Fibrinolyse oder ADAMTS-13-Mangel eine entscheidende Rolle, u. U. getriggert durch chemotherapeutische Agentien oder eine Radiatio. Bei myeloproliferativen Erkrankungen sind wahrscheinlich von den leukämischen Zellen freigesetzte Zytokine und Chemokine für die initiale Endothelschädigung und Entstehung einer TMA verantwortlich.

In der Mehrzahl der Fälle liegt jedoch eine direkte therapiebedingte, teilweise dosisabhängige medikamentöse Endothelzellschädigung, eine VEGF(vascular endothelial growth factor)-Inhibition oder eine Antikörper-vermittelte Endothelschädigung zugrunde. Zu den bevorzugten Chemotherapeutika gehören Mitomycin C, Gemcitabine, Bleomycin, Cisplatin, Daunorubicin, Vinblastin u. a.. Nach Gabe von VEGF-Antikörpern oder Tyrosin-Kinase-Inhibitoren, die die VEGF-Rezeptoren auf Endothelzellen blockieren, ist eine TMA die am häufigsten auftretende Nierenschädigung. Die primäre Therapie besteht in einem Absetzen des vermeintlich auslösenden Medikaments. In Ausnahmefällen sind eine Plasmapherese oder eine Anti-C5-Antiköper-Gabe (Eculizumab, bei Zeichen einer Komplementaktivierung) hilfreich.

Literatur

Audard V, Larousserie F, Grimbert P, Abtahi M, Sotto JJ, Delmer A, Boue F, Nochy D, Brousse N, Delarue R, Remy P, Ronco P, Sahali D, Lang P, Hermine O (2006) Minimal change nephrotic syndrome and classical Hodgkin's lymphoma: report of 21 cases and review of the literature. Kidney Int 69(12):2251–2260

Beck LH Jr (2010) Membranous nephropathy and malignancy. Semin Nephrol 30(6):635–644

D'Agati VD, Fogo AB, Bruijn JA, Jennette JC (2004) Pathologic classification of focal segmental glomerulosclerosis: a working proposal. Am J Kidney Dis 43(2):368–382

Dingli D, Larson DR, Plevak MF, Grande JP, Kyle RA (2005) Focal and segmental glomerulosclerosis and plasma cell proliferative disorders. Am J Kindey Dis 46(2):278–282

Forgy AP, Ewing TL, Flaningham J (2001) Two paraneoplastic syndromes in a patient with ovarian cancer: nephrotic syndrome and paraneoplastic cerebellar degeneration. Gynecol Oncol 80(1):96–98

Hsieh CK, Hsieh YP, Wen YK, Chen ML (2007) Focal segmental glomerulosclerosis in association with Cushing's disease. Clin Nephrol 67(2):109–113

Kitano S, Masuda J, Kuroiwa S, Sakato K, Takei S, Kamatani M (1984) Poorly differentiated adenocarcinoma of the rectum in a nephrotic patient with focal and segmental glomerulosclerosis. Jpn J Surg 14(2):155–158

Kofman T, Zhang SY, Copie-Bergmann C, Moktefi A, Raimbourg Q, Francois H, Karras A, Plaisier E, Painchart B, Favre G, Bertrand D, Gyan E, Souid M, Roos-Weil D, Desvaux D, Grimbert P, Haioun C, Lang P, Sahali D, Audard V (2014) Minimal change nephrotic syndrome associated with non-Hodgkin lymphoid disorders: a retrospective study of 18 cases. Medicine (Baltimore) 93(24):350–358

Konoshita T, Itoh M, Hatakeyama S, Hirata M, Koni I, Miyazaki R, Tofuku Y, Mabuchi H (2000) Nephrotic syndrome due to focal glomerulosclerosis and undifferentiated carcinoma. Clin Nephrol 54(5):404–408

Lefaucheur C, Stengel B, Nochy D, Martel P, Hill GS, Jacquot C, Rossert J, GN-PROGRESS Study Group (2006) Membranous nephropathy and cancer: epidemiologic evidence and determinants of high-risk cancer association. Kidney Int 70(8):1510–1517

Lien YH, Lai LW (2011) Pathogenesis, diagnosis and management of paraneoplastic glomerulonephritis. Nat Rev Nephrol 7(2):85–95

Ruggenenti P, Fervenza FC, Remuzzi G (2017) Treatment of membranous nephropathy: time for a paradigm shift. Nat Rev Nephrol 13(9):563–579

Stahl RA, Reinhard L, Hoxha E (2018) Characterization of autoantibodies in primary membranous nephropathy and their clinical significance. Expert Rev Clin Immunol 15:1–11

Zakarija A et al (2005) Drug-induced thrombotic microangiopathy. Semin Tromb Hemost 31:681–690

Multiples Myelom und andere plasmazelluläre Erkrankungen

7

Hartmut Goldschmidt und Katja Weisel

Inhaltsverzeichnis

Das Multiple Myelom (MM) ist eine maligne Erkrankung der Plasmazellen. Die Inzidenz des MM beträgt 5–6 pro 100.000 Einwohner in Deutschland pro Jahr (Katalinic et Pritzkuleit 2013). Das MM ist die häufigste maligne monoklonale Erkrankung der Plasmazellen und sollte inhaltlich und sprachlich vom Plasmozytom getrennt werden (Abb. 7.1). Das Plasmozytom kann aufgrund der lokalen Begrenzung des Tumors durch Bestrahlung und/oder Operation in bis zu 50 % der Patienten geheilt werden. Das MM ist eine Systemerkrankung und wird ganz überwiegend systemisch behandelt. Die Systemtherapie hat sich in den letzten Jahren durch eine Vielzahl von Neuzulassungen deutlich erweitert und verbessert. Zum therapeutischen Armentarium gehören inzwischen neben der klassischen Chemotherapie und den Glukokortikoiden, die

H. Goldschmidt (✉)
Medizinische Klinik V und Nationales Centrum für Tumorerkrankungen (NCT), Universitätsklinikum Heidelberg, Heidelberg, Deutschland
E-Mail: hartmut.goldschmidt@med.uni-heidelberg.de

K. Weisel
II. Medizinische Klinik, Universitätsklinikum Hamburg-Eppendorf, Hamburg, Deutschland
E-Mail: k.weisel@uke.de

D. Jäger und M. Zeier (Hrsg.), *Onko-Nephrologie*,
https://doi.org/10.1007/978-3-662-59911-2_7

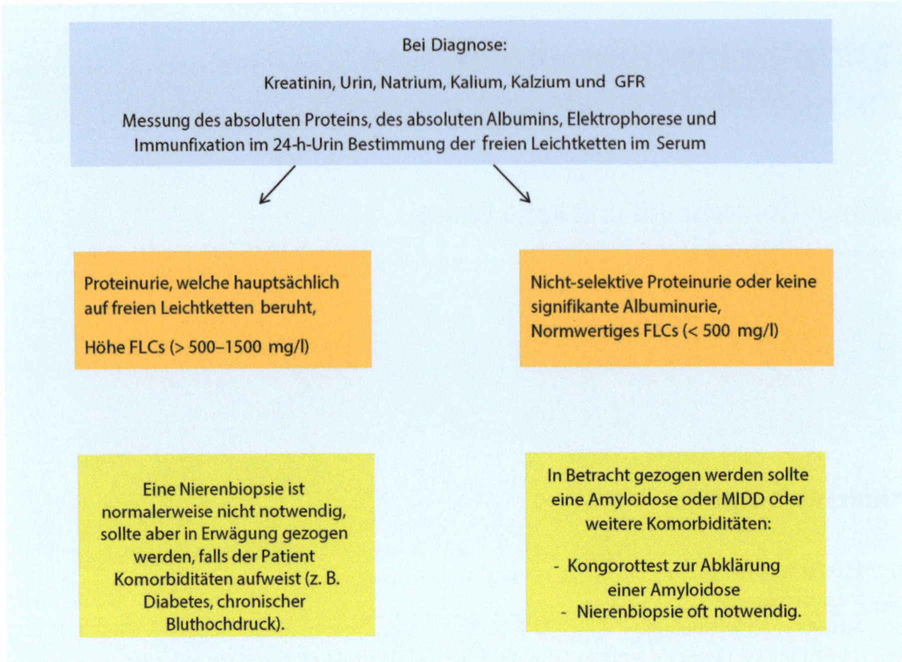

Abb. 7.1 Algorithmus der Evaluation von Myelompatienten mit Nierenfunktionsverschlechterung

Proteasominhibitoren, Immunmodulatoren und monoklonale Antikörper sowie weitere Substanzen mit innovativen Wirkmechanismen. Trotz einer durch diese Entwicklungen erreichten deutlichen Verlängerung der Lebenserwartung der Myelompatienten von 3–4 auf 8–10 Jahre, ist das MM meist immer noch lebensbegrenzend.

Das behandlungsbedürftige MM definiert sich dann, wenn eine symptomatische Erkrankung vorliegt und die sogenannten CRAB-Kriterien (Hyperkalzämie, Einschränkung der Nierenfunktion, Anämie oder myelomtypische Knochenerkrankung) erfüllt sind. Im Jahr 2014 wurde die Definition des behandlungsbedürftigen MM durch Implementierung von drei biochemischen Markern erweitert, die mit einer unmittelbar anstehenden Entwicklung in ein symptomatisches Multiples Myelom einhergehen (Progressionswahrscheinlichkeit >80 % innerhalb von 2 Jahren): Knochenmarkinfiltration >60 %, >1 fokale Läsion, >5 mm im MRT und Leichtkettenquotient >100 (basierend auf dem Binding Site Test®) (Rajkumar et al. 2014).

Zum Zeitpunkt der Erstdiagnose des Multiplen Myeloms liegt bei 20–50 % der Patienten eine Einschränkung der Nierenfunktion vor. Ursächlich für diese Schwankung der Häufigkeit der Einschränkung der Nierenfunktion sind neben unterschiedlichen Patientenkollektiven differente Definitionen der Nierenfunktion. So wurde lange Zeit ein Serum-Kreatininwert von >2,0 mg/dl als Indikator für den Beginn der systemischen Behandlung angesehen. Die Berechnung der glomerulären Filtrationsrate (GFR) zeigt jedoch wesentlich genauer die tatsächliche Nierenfunktion an. Sie wird in der Praxis entweder aus dem 24-h-Urin berechnet oder als MDRD(modification of diet in renal disease)-GFR, als CKD-EPI-Formel (Chronic Kidney Disease Epidemiology Collaboration) oder nach der Cockroft-Gault-Formel abgeschätzt. Die GFR beträgt bei nierengesunden Patienten 90–130 ml/min/1,73 m^2 (Kooman 2009). Mit der revidierten Definition des symptomatischen und behandlungsbedürftigen MM wurde als Therapieindikation neben des Kreatininwertes nun auch die Reduktion der GFR <40 ml/min implementiert, sofern diese Reduktion der GFR dem MM zuzuordnen ist.

Um die Einschränkung der Nierenfunktion zu quantifizieren, wird eine Klassifikation der Nierenfunktionsstörung auch beim MM nach der Einschränkung der GFR (Dimopoulos et al. 2010) empfohlen (Tab. 7.1). Zur Beurteilung des Ansprechens einer Therapie auf eine myelombedingte Nierenerkrankung wurde eine Definition basierend auf der GFR geschaffen. Bei der Beurteilung der Remission der Nierenfunktion wird in eine renale komplette Remission, eine renale partielle Remission und eine renale minimale Remission unterschieden (Tab. 7.2) (Dimopoulos et al. 2010).

Tab. 7.1 Klassifikation der chronischen Nierenerkrankung

Stadium der Nierenfunktions-einschränkung	Beschreibung	GFR (ml/min/1,73 m^2)
CKD I	Nierenschädigung mit normaler oder gesteigerter GFR	>90
CKD II	Nierenschädigung mit milder Reduktion der GFR	60–89
CKD III	Nierenschädigung mit moderater Reduktion der GFR	30–59
CKD IV	Schwere Einschränkung der GFR	15–29
CKD V	Nierenversagen	<15 oder Dialysepflicht

CKD chronic kidney disease

Tab. 7.2 Definition der renalen Remission beim MM

Renale Remission	Definition
CRrenal	Verbesserung der Kreatinin-Clearance von initial <50 ml/min auf >60 ml/min
PRrenal	Verbesserung der Kreatinin-Clearance von initial <15 ml/min auf >30–59 ml/min
MRrenal	Verbesserung der Kreatinin-Clearance von initial <15 ml/min auf >15–29 ml/min oder von initial 15–29 ml/min auf 30–59 ml/min

CRrenal complete remission renal, *PRrenal* partial remission renal, *MRrenal* minimal remission renal

Die Nierenfunktionsverschlechterung bei Myelompatienten ist überwiegend bedingt durch die toxischen Effekte der monoklonalen Leichtketten auf die Basalmembran der Glomeruli und/oder der Nierentubuli. Die häufigste Form der Nierenschädigung beim MM ist die Cast-Nephropathie, welche oft zu einem akuten Nierenversagen führt. Die Cast-Nephropathie entwickelt sich, wenn die Leichtkettenproduktion die Kapazität der tubulären Zellen zur Endozytose und zum Abbau der gefilterten freien Leichtketten überschreitet. Der Überschuss der Leichtketten führt zur Aggregation und „Casts" mit Uromodulin (Tamm-Horsfall-Protein) im distalen Nephron, wodurch eine tubulare Obstruktion mit einer gleichzeitigen Entzündung entsteht. Hyperkalzämie, Dehydration, nephrotoxische Medikamente (z. B. Aminoglykoside, nicht-steroidale Entzündungshemmer) und Kontrastmittel können zur Entwicklung oder zur weiteren Verschlechterung der Nierenfunktion durch die Verstärkung der toxischen Effekte der Leichtketten führen.

Die monoklonale Immundepositionskrankheit (MIDD), die AL-Amyloidose und die sehr seltene direkte Infiltration der Nieren durch das MM sind andere Ursachen für eine Nierenfunktionsstörung. In einem Review zu Nierenbiopsien waren von 190 Nierenbiopsien bei Myelompatienten die MIDD mit 22 % und die Amyloidose mit 21 % führende pathologische Diagnosen (Nasr et al. 2012). Eine weitere, jedoch sehr seltene pathohistologische Diagnose ist das „Adult-Fanconi-Syndrom", welches durch die Formation von intrazellulären kappa-Leichtketten-Kristallen in den tubulären Zellen charakterisiert ist, woraus eine Reduktion der Reabsorptions-Kapazität der proximalen renalen Tubuli erfolgt. Bedingt durch diesen Zustand kommt es zur Glukosurie, Aminoazidurie, Hypophosphatämie und Hypourikämie. Kürzlich wurde eine Definition für die monoklonale Gammopathie mit renaler Signifikanz vorgenommen und Therapieoptionen vorgeschlagen (Fermand et al. 2013).

Bei allen Patienten mit MM sollten in der Primärdiagnostik das Serumkreatinin, die Elektrolyte und die berechnete GFR sowie die freien Leichtketten im Serum bestimmt werden. Zusätzlich ist eine Elektrophorese, die Bestimmung des Gesamtproteins und des Albumins im 24-h-Urin notwendig. Eine selektive Leichtkettenausscheidung und eine hohe Konzentration von freien Leichtketten im Serum korrelieren mit der Cast-Nephropathie. Bei einer unselektiven Proteinurie oder Albuminurie sollten eine Amyloidose oder andere Nierenaffektionen durch das MM oder die Gammopathie durch eine Nierenbiopsie ausgeschlossen werden (Abb. 7.1).

7.1 Primärtherapie

Bei der Primärtherapie des MM ist zu unterscheiden, ob der Patient intensiv mit einer Hochdosistherapie gefolgt von einer autologen Blutstammzelltransplantation oder mit konventioneller Therapie behandelt werden soll (siehe Abb. 7.2). Die Einteilung sollte sich nach dem biologischen Alter richten, wird aber auch oft nach dem numerischen Alter ($\leq$ oder >70 Jahre) vorgenommen. Die Induktionstherapie vor Hochdosistherapie

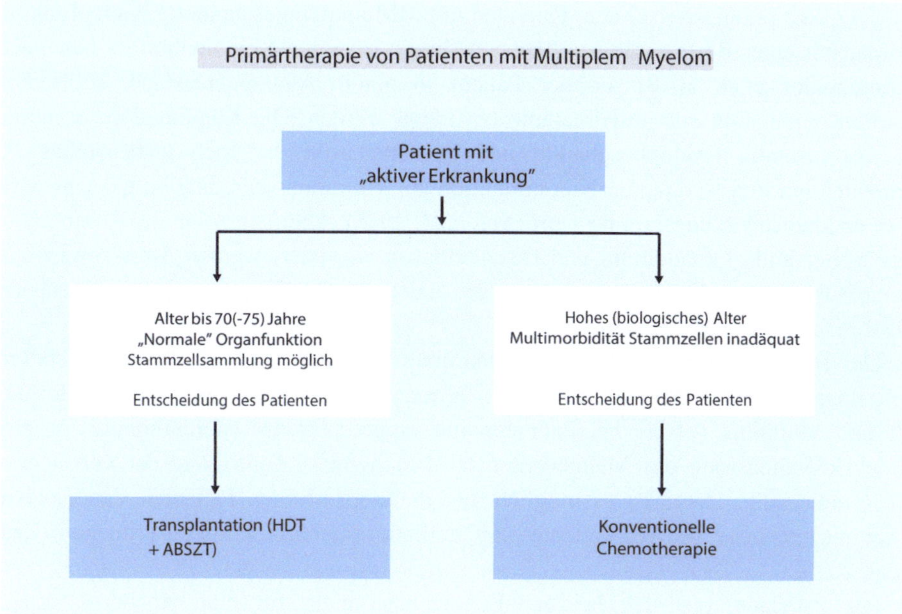

Abb. 7.2 Bei der Wahl des Therapieziels wird primär zwischen der Hochdosistherapie mit anschließender autologer Stammzelltransplantation oder einer konventionellen, systemischen Chemotherapie unterschieden. (HDT = Hochdosistherapie, ABSZT = autologe Blutstammzell-transplantation)

sollte mit einer Dreifachkombination erfolgen, in Deutschland kommt hier in der Regel eine Kombinationstherapie aus dem Proteasominhibitor Bortezomib, dem Chemotherapeutikum Cyclophosphamid und Dexamethason (Mai et al. 2015) zum Einsatz. Zunehmend wird dieses Regime abgelöst, indem Cyclophosphamid gegen das immunmodulatorische Agens Lenalidomid ausgetauscht wird, um tiefere Remissionen bereits in der Induktionstherapie zu erzielen. Die Stammzellmobilisierung erfolgt in der Regel Cyclophosphamid-basiert, die Hochdosistherapie mit Melphalan in einer Dosis von 200 mg/m^2 (Anpassung an die Nierenfunktion ist erforderlich), gefolgt von der autologen Blutstammzelltransplantation. Ist nach der Hochdosistherapie keine komplette Remission vorhanden oder liegt ein hohes Risiko für ein frühes Rezidiv (Stadium R-ISS 3, basierend auf der Zytogenetik, Albumin und Beta2-Mikro-Globulinwert im Serum) vor, ist die Tandemtransplantation mit Wiederholung der Hochdosistherapie ca. 3 Monate nach erster Hochdosistherapie empfohlen. Alle Patienten sollten nach Hochdosistherapie eine Erhaltungstherapie in der Regel mit Lenalidomid als Dauertherapie erhalten.

Für Patienten mit eingeschränkter Nierenfunktion ist die rasche und konsequente Therapieeinleitung kritisch und entscheidend. Grundsätzlich erfolgt die Behandlung der Patienten mit eingeschränkter Nierenfunktion wie die Behandlung nierengesunder Patienten. Der Konsensus der International Myeloma Working Group (IMWG) empfiehlt aufgrund der publizierten Daten, Patienten mit MM und eingeschränkter Nierenfunktion primär mit einer Bortezomib- und Dexamethason-basierten Kombination zu behandeln (Dimopoulos et al. 2010). Ist der Patient in gutem Allgemeinzustand, sollte eine Triple-Kombination zur Initialtherapie bevorzugt werden. Die Kombination, basierend auf Bortezomib, Cyclophosphamid und Dexamethason, hat sich insbesondere bei Patienten mit eingeschränkter Nierenfunktion zur Tumormassenreduktion als sehr wirksam und nebenwirkungsarm bewährt (Mai et al. 2015). Alternativ kann die Kombination aus Bortezomib, Lenalidomid und Dexamethason eingesetzt werden. Bortezomib wird heute subkutan appliziert. Zu beachten ist, dass viele Medikamente entsprechend der GFR reduziert werden müssen.

Die Hochdosistherapie mit Melphalan und anschließender autologer Blutstammzelltransplantation hatte in den ersten Therapiestudien eine sehr hohe Morbidität und Mortalität (>5 %) bei Patienten mit eingeschränkter Nierenfunktion gezeigt. Eine Dosisanpassung des Melphalans (100–140 mg/m^2) ist aufgrund der verringerten GFR notwendig. Heute ist es möglich, bei dialysepflichtigen Patienten vergleichbare Therapieergebnisse wie bei Patienten mit normaler Nierenfunktion zu erreichen (Raab et al. 2006).

Für Patienten, die sich bei der Erstdiagnose nicht für eine Hochdosistherapie qualifizieren (Patienten >70 Jahre oder eingeschränkte Organfunktion), stehen mehrere Behandlungsoptionen zur Verfügung. Standardtherapie ist die orale immunmodulatorische Therapie mit Lenalidomid und Dexamethason (Dosisanpassung an die Nierenfunktion bei Lenalidomid erforderlich), die seit Mai 2019 zulassungskonform durch Bortezomib ergänzt werden kann (RVd-Protokoll). Als Alternative stehen Bortezomib in Kombination mit Melphalan und Prednison zur Verfügung (San-Miguel et al. 2008). Im Jahr 2018 wurde dieses Regime durch die Hinzunahme des monoklonalen Anti-CD38-Antikörpers Daratumumab in der Zulassung erweitert und ergänzt. Patienten mit Nierenfunktionseinschränkung sollten eine Bortezomib-basierte Kombinationstherapie erhalten. Melphalan ist entsprechend der eingeschränkten Nierenfunktion zu reduzieren. Wegen der besseren Steuerbarkeit wird Melphalan im klinischen Alltag bei nierenfunktionseingeschränkten Patienten durch Cyclophosphamid zunehmend ausgetauscht. Die publizierten Daten der FIRST-Therapiestudie zeigen, dass auch Patienten mit reduzierter Nierenfunktion durch die Behandlung mit Lenalidomid in Kombination mit Dexamethason von einer konsequenten Therapie profitieren (Benboubker et al. 2014), die nun auch durch Bortezomib erweitert werden kann. Der monoklonale Antikörper Daratumumab muss nicht an die Nierenfunktion angepasst werden.

Eine weitere in der Erstlinientherapie zugelassene, aber aufgrund fehlender vergleichender Daten zu innovativen Therapieregimen in der klinischen Routine kaum noch eingesetzter Substanz ist Bendamustin. Bendamustin ist bei Niereninsuffizienz ohne Dosisanpassung applizierbar, sollte aber nicht mehr gewählt werden.

Gerade bei Patienten mit eingeschränkter Nierenfunktion ist die konsequente Anwendung der neuen Substanzen in der Myelomtherapie von entscheidender Bedeutung. Durch den Einsatz der neuen Medikamente Bortezomib und Lenalidomid ist eine schnelle Tumormassenreduktion erreichbar. Auch durch die Therapie mit dem monoklonalen Antikörper Daratumumab kann eine rasche Reduktion insbesondere der Leichtkettenlast erzielt werden. Diese Reduktion der Aktivität des MM ist entscheidend für die Erholung der Nierenfunktion.

Die myelombedingte Nierenerkrankung ist oft der Ausdruck einer hohen Tumorlast oder einer fortgeschrittenen Erkrankungssituation. In dieser Patientengruppe befinden sich vermehrt Hochrisiko-Patienten (Augustson et al. 2005), welche signifikant häufiger zu schweren Infektionen und Elektrolytentgleisung neigen. Bei alleiniger Verwendung konventioneller Chemotherapeutika wird eine höhere Rate an frühen Todesfällen der Patienten mit Nierenfunktionsverschlechterung im Vergleich zu nierengesunden Myelompatienten beschrieben. Essenziell ist die rasche und konsequente Therapieinitiierung bei Patienten mit myelombedingter Nierenfunktionsstörung. Niereninsuffiziente Patienten sollten unter Berücksichtigung der GFR konsequent und intensiv behandelt werden. Grundsätzlich soll keinem Patienten mit myelombedingter Nierenerkrankung ein Therapiekonzept vorenthalten werden. In der GMMG(German-speaking Myeloma Multicenter Group)-Studiengruppe konnte in der HD4/HOVON65-Studie multizentrisch gezeigt werden, dass auch Dialysepatienten von einer konsequenten Behandlung inklusive Hochdosistherapie gefolgt von autologer Blutstammzelltransplantation profitieren (Scheid et al. 2014).

7.2 Rezidivtherapie

Anders als in der Primärtherapie gibt es keine festen Leitlinien, wann eine Rezidivtherapie initiiert werden soll. Grundsätzlich werden auch hier die Endorganschädigungen als Therapieindikation gewertet, es sollte aber rechtzeitig eine Therapieinitiierung stattfinden, um Komplikationen zu vermeiden. So sollte bei bekanntem MM und Reduktion der GFR nicht gewartet werden, bis das Kreatinin über 2 mg/dl gestiegen oder die GFR auf <40 ml/min gefallen sind, sondern es kann beim Ausschluss von anderen ursächlichen Erkrankungen für die Nierenfunktionsstörung bereits eher mit der Therapie des Myelompatienten begonnen werden. Durch eine ganze Reihe von Neuzulassungen stehen heute unterschiedliche Therapieoptionen zur Verfügung. Patienten, die eine Proteasominhibitor-basierte Therapie in der ersten Therapielinie erhielten, sollten im ersten Rezidiv Lenalidomid in Kombination mit Dexamethason und einer dritten, neuen Substanz erhalten. Wesentliche Kombinationspartner sind hier die monoklonalen Antikörper Elotuzumab und Daratumumab oder die neuen Proteasominhibitoren Carfilzomib und Ixazomib. Patienten, die eine immunmodulatorisch basierte erste Therapielinie erhalten haben, sollten in der zweiten Linie Proteasominhibitor-basiert behandelt werden. Hier sind wichtige Therapieregime Carfilzomib in Kombination mit Dexamethason oder Daratumumab in Kombination mit Bortezomib und Dexamethason. Bei Patienten, welche auf Bortezomib und ein IMiD (immunomodulatory drugs), wie Lenalidomid, refraktär reagieren, kann mit Pomalidomid behandelt werden.

Pomalidomid steht auch in der Dreifachkombination mit Bortezomib und Dexamethason zur Therapie zur Verfügung, alternativ kann Cyclophosphamid ergänzt werden. Alle genannten neuen Substanzen können in der Regel ohne Dosisreduktion bei niereninsuffizienten Patienten verabreicht werden.

Auch aktuell befinden sich einige vielversprechende neue Therapieansätze in der klinischen Prüfung. Die wesentlichsten Innovationen werden von neuen Antikörpern und der zellulären Therapie erwartet.

7.3 Extrakorporale Therapie

Die Ergebnisse zum Plasmaaustausch bei Patienten mit myelombedingter Nierenfunktionsverschlechterung sind nicht eindeutig. Ursächlich sind das Fehlen größerer Studien und einer histologischen Bestätigung der Cast-Nephropathie vor Therapiebeginn. Eine Metaanalyse von drei randomisierten Studien mit 63 Patienten, welche Chemotherapie allein erhielten, und 84 Patienten, welche mit Chemotherapie und Plasmapherese behandelt wurden, zeigte, dass nach sechs Monaten mehr Patienten in der Gruppe Chemotherapie und Plasmapherese dialysefrei waren im Vergleich zu den mit Chemotherapie allein behandelten Patienten. Jedoch war kein Unterschied im Gesamtüberleben der beiden Gruppen zu sehen (Yu et al. 2015). Eine wichtige Limitation der Plasmapherese ist das geringe Austauschvolumen. Eine neue Methode zur effektiven Elimination freier Leichtketten aus dem Serum ist die sogenannte high cut-off-Dialyse (HCO-Dialyse). Durch eine neue Hämodialysemembran kann eine große Menge freier Leichtketten eliminiert werden. Durch die Kombination mit einer effektiven Chemotherapie konnte bei dialysepflichtigen Patienten eine Erholung der Nierenfunktion verbunden mit einer Dialysefreiheit in über 80 % der Patienten erzielt werden (Heyne et al. 2012). Prospektiv randomisierte Studien zur Bewertung der HCO-Dialyse zeigten widersprüchliche Ergebnisse (Hutchison et al. 2019; Bridoux et al. 2017). Der Einsatz einer extrakorporalen Leichtkettenelimination kann aber im Rahmen einer individuellen Therapiestrategie immer dann parallel zur eingeleiteten Systemtherapie sinnvoll sein, wenn eine sehr hohe Leichtkettenlast besteht, die akut zu einem dialysepflichtigen Nierenversagen geführt hat, oder wenn dieses unmittelbar bevorsteht.

7.4 Monoklonale Gammopathie mit renaler Signifikanz und Leichtkettenamyloidose

Eine Nierenbeteiligung bei plasmazellulären Erkrankungen kann auch ohne die Diagnosesicherung eines Multiplen Myeloms auftreten. Daher wurde für die Diagnose einer monoklonaler Gammopathie, jedoch ohne Diagnose eines MM, der Begriff der monoklonalen Gammopathie mit renaler Signifikanz (MGRS) geprägt (Leung et al. 2012). Eine MGRS wird bei ca. 1,5 % der Patienten mit monoklonaler Gammopathie unbestimmter Signifikanz (MGUS) nachgewiesen. Das Risiko der Entwicklung eines MM ist bei der MGRS im Vergleich zur MGUS erhöht. Zur Sicherung der Pathogenese sollte eine Nierenbiopsie erwogen werden. Auch bei kleiner monoklonaler Masse kann eine systemische Therapie das Fortschreiten der Niereninsuffizienz verhindern.

Vor Einleitung einer Behandlung einer Leichtkettenamyloidose ist eine umfassende, klinische Abklärung empfohlen. Weitere Organmanifestationen der Amyloidose können die Therapiemöglichkeiten signifikant einschränken (Gavriatopoulou et al. 2018). Insbesondere die Herzbeteiligung ist mit einer hohen Komplikationsrate vergesellschaftet. Die Behandlung der Amyloidose erfolgt ähnlich den Therapieoptionen beim Multiplen Myelom.

7.5 Hyperkalzämische Krise

Die Hyperkalzämie bedingt durch das MM ist ein onkologischer Notfall. Basis der Therapie ist eine konsequente Hydratation der Patienten. Die Flüssigkeitsbilanz ist sorgfältig zu monitorieren. Die Akuttherapie der myelombedingten Hyperkalzämie besteht in der sofortigen Therapieeinleitung unter besonderer Berücksichtigung der Gabe hochdosierter Glukokortikoide und Bortezomib. Die schnelle Reduktion der Hyperkalzämie ist Voraussetzung für eine Erholung der Nierenfunktion. Bisphosphonate oder Denosumab sind für die Therapie der Hyperkalzämie, bedingt durch maligne Erkrankungen, zugelassen. Jedoch, basierend auf den gegenwärtigen Guidelines, können die Bisphosphonate Pamindronat und Zoledronat bei Patienten mit einer Kreatinin-Clearance von <30 ml nicht angewendet werden. Für diese Patienten steht mit Denosumab jetzt eine wirksame und zugelassene antiresorptive Therapie zur Verfügung. Eine alternative Möglichkeit der Behandlung der myelombedingten Hyperkalzämie mit Niereninsuffizienz ist das in Deutschland geprüfte Bondronat.

Literatur

Augustson BM, Begum G, Dunn JA, Barth NJ, Davies F, Morgan G, Behrens J, Smith A, Child JA, Drayson MT (2005) Early mortality after diagnosis of multiple myeloma: analysis of patients entered onto the United Kingdom Medical Research Council trials between 1980 and 2002-Medical Research Council Adult Leukaemia Working Party. J Clin Oncol 23(36):9219–9226

Benboubker L, Dimopoulos MA, Dispenzieri A, Catalano J, Belch AR, Cavo M, Pinto A, Weisel K, Ludwig H, Bahlis N, Banos A, Tiab M, Delforge M, Cavenagh J, Geraldes C, Lee JJ, Chen C, Oriol A, de la Rubia J, Qiu L, White DJ, Binder D, Anderson K, Fermand JP, Moreau P, Attal M, Knight R, Chen G, Van Oostendorp J, Jacques C, Ervin-Haynes A, Avet-Loiseau H, Hulin C, Facon T, FIRST Trial Team (2014) Lenalidomide and dexamethasone in transplant-ineligible patients with myeloma. N Engl J Med. 371(10):906–917

Dimopoulos MA, Terpos E, Chanan-Khan A, Leung N, Ludwig H, Jagannath S, Niesvizky R, Giralt S, Fermand JP, Bladé J, Comenzo RL, Sezer O, Palumbo A, Harousseau JL, Richardson PG, Barlogie B, Anderson KC, Sonneveld P, Tosi P, Cavo M, Rajkumar SV, Durie BG (2010) San Miguel Renal impairment in patients with multiple myeloma: a consensus statement on behalf of the International Myeloma Working Group. J Clin Oncol 28(33):4976–4984

Bridoux F, Carron PL, Pegourie B, Alamartine E, Augeul-Meunier K, Karras A, Joly B, Peraldi MN, Arnulf B, Vigneau C, Lamy T, Wynckel A, Kolb B, Royer B, Rabot N, Benboubker L, Combe C, Jaccard A, Moulin B, Knebelmann B, Chevret S, Fermand JP, MYRE Study Group (2017) Effect of High-Cutoff Hemodialysis vs Conventional Hemodialysis on Hemodialysis Independence Among Patients with Myeloma Cast Neprhropathy: A Randomized Clinical Trial. JAMA 318(21):2099–2110

Fermand JP, Bridoux F, Kyle RA, Kastritis E, Weiss BM, Cook MA, Drayson MT, Dispenzieri A, Leung N, International Kidney and Monoclonal Gammopathy Research Group (2013) How I treat monoclonal gammopathy of renal significance (MGRS). Blood 122(22):3583–3590

Gavriatopoulou M, Musto P, Caers J, Merlini G, Kastritis E, van de Donk N, Gay F, Hegenbart U, Hajek R, Zweegman S, Bruno B, Straka C, Dimopoulos MA, Einsele H, Boccadoro M, Sonneveld P, Engelhardt M, Terpos E (2018) European myeloma network recommendations on diagnosis and management of patients with rare plasma cell dyscrasias. Leukemia 32(9):1883–1898

Heyne N, Denecke B, Guthoff M, Oehrlein K, Kanz L, Häring HU, Weisel KC (2012) Extracorporeal light chain elimination: high cut-off (HCO) hemodialysis parallel to chemotherapy allows for a high proportion of renal recovery in multiple myeloma patients with dialysis-dependent acute kidney injury. Ann Hematol 91(5):729–735

Hutchison CA, Cockwell P, Moroz V, Bradwell AR, Fifer L, Gillmore JD, Jesky MD, Storr M, Wessels J, Winearls CG, Weisel K, Heyne N, Cook M (2019) High cutoff versus high-flux haemodialysis for myeloma cast nephropathy in patients receiving bortezomib-based chemotherapy (EuLITE): a phase 2 randomised controlled trial. Lancet Haematol 6(4):e217–e228

Katalinic A, Pritzkuleit R (2013) Hochrechnung des institut für Krebsepidemiologie e. V., Lübeck für icd10: C90 auf Basis der Daten der Krebsregister BY, BR, HB, HH, MV, NI, NW (Reg.Bez. Münster) SL, SN, SH (2005–2009). http://www.GEKID.de

Kooman JP (2009) Estimation of renal function in patients with chronic kidney disease. J Magn Reson Imaging 30(6):1341–1346

Leung N, Bridoux F, Hutchison CA, Nasr SH, Cockwell P, Fermand JP, Dispenzieri A, Song KW, Kyle RA (2012) Monoclonal gammopathy of renal significance: when MGUS is no longer undetermined or insignificant. Blood 120(22):4292–4295

Mai EK, Bertsch U, Dürig J, Kunz C, Haenel M, Blau IW, Munder M, Jauch A, Schurich B, Hielscher T, Merz M, Huegle-Doerr B, Seckinger A, Hose D, Hillengass J, Raab MS, Neben K, Lindemann HW, Zeis M, Gerecke C, Schmidt-Wolf IG, Weisel K, Scheid C, Salwender H, Goldschmidt H (2015) Phase III trial of bortezomib, cyclophosphamide and dexamethasone (VCD) versus bortezomib, doxorubicin and dexamethasone (PAd) in newly diagnosed myeloma. Leukemia 29(8):1721–1729

Nasr SH, Valeri AM, Sethi S, Fidler ME, Cornell LD, Gertz MA, Lacy M, Dispenzieri A, Rajkumar SV, Kyle RA, Leung N (2012) Clinicopathologic correlations in multiple myeloma: a case series of 190 patients with kidney biopsies. Am J Kidney Dis 59(6):786–794

Raab MS, Breitkreutz I, Hundemer M, Benner A, Klaus J, Hegenbart U, Moehler T, Ho AD, Zeier M, Goldschmidt H (2006) The outcome of autologous stem cell transplantation in patients with plasma cell disorders and dialysis-dependent renal failure. Haematologica 91(11):1555–1558

Rajkumar SV, Dimopoulos MA, Palumbo A, Blade J, Merlini G, Mateos MV, Kumar S, Hillengass J, Kastritis E, Richardson P, Landgren O, Paiva B, Dispenzieri A, Weiss B, LeLeu X, Zweegman S, Lonial S, Rosinol L, Zamagni E, Jagannath S, Sezer O, Kristinsson SY, Caers J, Usmani SZ, Lahuerta JJ, Johnsen HE, Beksac M, Cavo M, Goldschmidt H, Terpos E, Kyle RA, Anderson KC, Durie BG, Miguel JF (2014) International Myeloma Working Group updated criteria for the diagnosis of multiple myeloma. Lancet Oncol 15(12):e538–e548

San-Miguel JF, Richardson PG, Sonneveld P, Schuster MW, Irwin D, Stadtmauer EA, Facon T, Harousseau JL, Ben-Yehuda D, Lonial S, Goldschmidt H, Reece D, Bladé J, Boccadoro M, Cavenagh JD, Neuwirth R, Boral AL, Esseltine DL, Anderson KC (2008) Efficacy and safe ty of bortezomib in patients with renal impairment: results from the APEX phase 3 study. Leukemia 22(4):842–849

Scheid C, Sonneveld P, Schmidt-Wolf IG, van der Holt B, el Jarari L, Bertsch U, Salwender H, Zweegman S, Blau IW, Vellenga E, Weisel K, Pfreundschuh M, Jie KS, Neben K, van de Velde H, Duehrsen U, Schaafsma MR, Lindemann W, Kersten MJ, Peter N, Hänel M, Croockewit S, Martin H, Wittebol S, Bos GM, van Marwijk-Kooy M, Wijermans P, Goldschmidt H, Lokhorst HM (2014) Bortezomib before and after autologous stem cell transplantation overcomes the negative prognostic impact of renal impairment in newly diagnosed multiple myeloma: a subgroup analysis from the HOVON-65/GMMG-HD4 trial. Haematologica 99(1):148–154

Yu X, Gan L, Wang Z, Dong B, Chen X (2015) Chemotherapy with or without plasmapheresis in acute renal failure due to multiple myeloma: a meta-analysis. Int J Clin Pharmacol Ther 53(5):391–397

Leichtketten (AL-) Amyloidose

8

Ute Hegenbart und Stefan Schönland

Inhaltsverzeichnis

8.1 Einleitung

Systemische Amyloidosen sind seltene Erkrankungen, die im fortgeschrittenem Stadium zu irreversiblen Organschäden (am häufigsten Dialyse und/oder plötzlichem Herztod) führen (Merlini 2018). Für die systemische AL-Amyloidose wird eine Häufigkeit von 10–15 Neudiagnosen pro Jahr pro eine Million Einwohner in Industrienationen angegeben. Die aktuelle Nomenklatur gliedert die Amyloidosen nach ihrem jeweiligen

U. Hegenbart (✉) · S. Schönland
Medizinische Klinik, Universitätsklinikum Heidelberg, Heidelberg, Deutschland
E-Mail: ute.hegenbart@med.uni-heidelberg.de

S. Schönland
E-Mail: stefan.schoenland@med.uni-heidelberg.de

D. Jäger und M. Zeier (Hrsg.), *Onko-Nephrologie*,
https://doi.org/10.1007/978-3-662-59911-2_8

Vorläuferprotein (Sipe 2016). Beim Menschen sind inzwischen 36 Proteine bekannt, die lokal oder systemisch zu einer Amyloidablagerung führen können. Für das Verständnis der Pathogenese und der Therapie ist die Kenntnis über das amyloidogene Protein ausschlaggebend.

8.2 Diagnose einer Amyloidose

Am sensitivsten ist die Diagnose durch eine Biopsie des symptomatischen Organs und Kongorotfärbung zu stellen, jedoch kann bei vielen Patienten zunächst eine einfache Screeningbiopsie (z. B. eine subkutane Fettaspiration) ohne Risiko für schwere Blutungskomplikationen durchgeführt werden (Abb. 8.1a, b). Die Sensitivität der Bauchfettaspiration liegt für die Leichtketten-(AL-)Amyloidose bei ca. 90 % (Kimmich 2017). Auch bereits vorhandene Biopsien können nachträglich mit Kongorot nachgefärbt und dadurch den Patienten zusätzliche Biopsien erspart werden.

Es ist eine Typisierung des Amyloids vor Therapieeinleitung notwendig, in Deutschland wird diese meist mittels Immunhistologie von spezialisierten Pathologen durchgeführt (Schönland 2012). Mittlerweile kommen auch andere Verfahren, wie die Massenspektroskopie, in spezialisierten Labors von Amyloidose-Zentren zur Anwendung (Lavatelli 2018).

▶ Der Nachweis einer monoklonalen Gammopathie bei einem Patienten mit histologischem Amyloid-Nachweis bedeutet nicht zwangsläufig, dass eine AL-Amyloidose vorliegt.

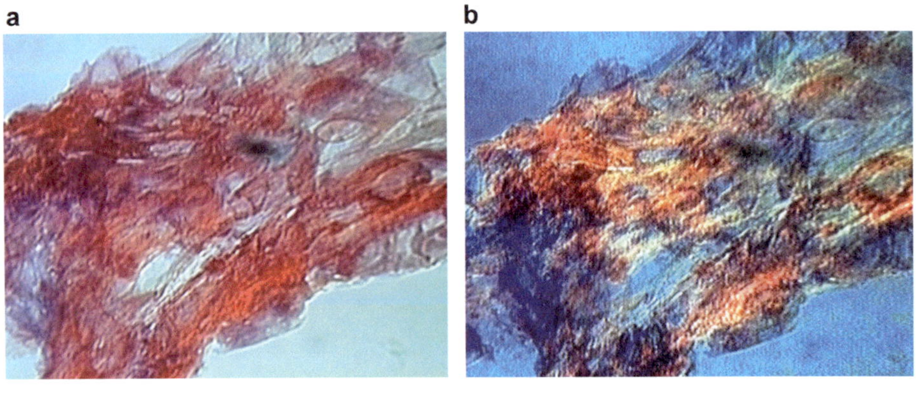

Abb. 8.1 Fettaspirat von subkutanem Bauchfett (Amyloidose-Ambulanz Heidelberg). links Kongorotfärbung, rechts apfelgrüne Doppelbrechung unter dem Polarisationsmikroskop

8.3 Prognose und Frühdiagnose

Die Prognose von Amyloidosen ist vom Zeitpunkt der Diagnose und der Schwere der Organbefälle abhängig. Höchstes Risiko, schnell an der Amyloidose zu versterben, haben Patienten mit einer fortgeschrittenen Herzbeteiligung (Abb. 8.2). Todesursachen sind der plötzliche Herztod (elektromechanische Entkoppelung) und Pumpversagen.

Eine frühe Diagnose des Herzbefalls (bei geringen Herzinsuffizienzsymptomen) ist auch durch das Kardio-MRT bei Patienten mit unklarer Herzwandverdickung möglich; hier zeigt sich typischerweise ein subendokardiales late-Gadolinium-Enhancement.

▶ Eine Frühdiagnose (auch bereits vor ersten Symptomen) ist insbesondere bei Patienten mit bekannter monoklonaler Gammopathie möglich. Bei diesen Patienten sollten neben der sorgfältigen Anamnese zweimal jährlich ein Urinstatus (Albuminurie?) und die Messung des NT-ProBNP im Plasma erfolgen.

8.4 AL-Amyloidose

Die AL-Amyloidose ist die häufigste Amyloidose in Deutschland (Inzidenz ca. 10–16 Neudiagnosen pro eine Million Einwohner/Jahr in den USA) (Merlini 2018). Die laborchemische Abklärung der zugrunde liegenden klonalen B-Zell-Erkrankung beinhaltet eine Serum-Elektrophorese (Quantifizierung des M-Gradienten), die Immunfixation in Serum/Urin, die Bestimmung der freien Leichtketten im Serum und die quantitative

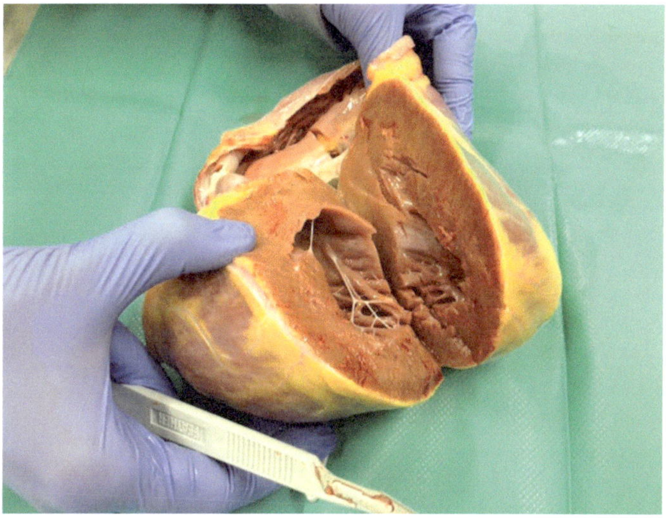

Abb. 8.2 Ausgeprägte Herzwandverdickung (Herzexplantat vor Herz-Transplantation eines Patienten mit AL Amyloidose). Amyloidosezentrum Univertätsklinik Heidelberg

Leichtkettenausscheidung im Urin. Eine umfangreiche Knochenmarkdiagnostik (Zytologie, Histologie [mit Kongorot-Färbung zum Amyloidnachweis] und Immunphänotypisierung) ist notwendig, um die B-Zell-Erkrankung zu charakterisieren (Plasmazell-Dyskrasie bei 90 % der Patienten, Multiples Myelom oder niedrig malignes B-Non-Hodgkin-Lymphom nur bei 10 %) und den Anteil an klonalen kappa- oder lambda-positiven Zellen zu bestimmen. Es sollten dabei sensitive Methoden eingesetzt werden, da es sich meist um einen kleinen Klon handelt. Um ein symptomatisches Multiples Myelom auszuschließen, wird eine Bildgebung des Skeletts mit der Frage nach Osteolysen (low-dose-Ganzkörper-Computertomographie oder Knochenmarkläsionen [Ganzkörper-MRT]) durchgeführt. Einige Symptome sind nahezu pathognomonisch für den AL-Typ (Makroglossie, Abb. 8.3a, und periorbitale Blutungen, Abb. 8.3b), diese treten allerdings nur bei ca. 20–30 % der Patienten auf. Tab. 8.1 listet die möglichen Organmanifestationen und Untersuchungsverfahren auf; das ZNS bleibt ausgespart. Die Messung der freien Leichtketten (FLC) im Serum ist sehr bedeutsam, da damit direkt das pathogene Protein gemessen wird. Der Plasmazellklon produziert häufig nur geringe Mengen von amyloidogenen Leichtketten und in ca. der Hälfte der Patienten keine kompletten Antikörper.

Die Prognose von Patienten mit AL-Amyloidose hat sich im letzten Jahrzehnt verbessert. Sie ist jedoch weiterhin schlecht, wenn ein fortgeschrittener Herzbefall vorliegt und kann durch Messung der kardialen Biomarker Troponin T (TNT) und NT-proBNP sowie die Höhe der FLC bei Erstdiagnose abgeschätzt werden (Dittrich 2019). Eine Niedrigrisikogruppe mit guter Langzeitprognose sind Patienten mit niedrigen Leichtketten (<50 mg/l), guter Nierenfunktion und Proteinurie <5 g/Tag (Dittrich 2017; Palladini 2014).

a

b

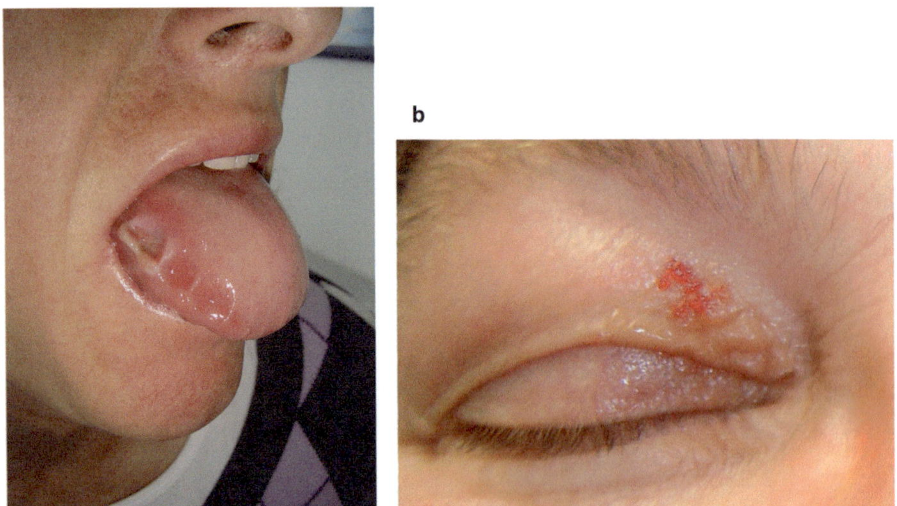

Abb. 8.3 **a** deutliche Makroglossie und **b** periorbitale Einblutung bei einer Patientin mit AL-Amyloidose (Amyloidose-Ambulanz Heidelberg)

Tab. 8.1 Mögliche Organmanifestationen und notwendige Untersuchungen zur weiteren Abklärung

Organmanifestation	Typische Symptome	Untersuchung
Herz	Herzinsuffizienz mit erhaltener linksventrikulärer Auswurffraktion Herzrhythmusstörungen (im EKG periphere Niedervoltage und R-Verlust), Labormarker: TNT und NT-ProBNP	Echokardiographie, Kardio MRT, Ruhe-EKG, 24 h-EKG
Niere	Nephrotisches Syndrom	Sonographie, Urin
Leber	Harte Hepatomegalie Labormarker: Alkalische Phosphatase	Sonographie
Magen-Darm-Kanal	Diarrhoen, Inappetenz, Gewichtsverlust, Vitamin-B12-Mangel, Eisenmangel (bei Blutungen)	Ggf. Sellink-MRT
Weichteile	Makroglossie, periorbitale Blutungen, Arthropathie, Hautinfilatration, Faktor X-Mangel, Nageldystrophien, Heiserkeit, Karpaltunnel-Syndrom	
Lunge (selten)	Diffusionsstörung, diffuse Infiltrate	CT Lunge
Periphere Polyneuropathie	Sensomotorische Polyneuropathie	ENG, EMG
Autonome Neuropathie	Orthostatische Hypotonie, Synkopen, Diarrhoen oder Obstipation Im LZ-EKG eingeschränkte Herzfrequenzvariabilität	24-h-EKG, SudoScan

8.5 Therapie aller Amyloidoseformen

Für alle Amyloidoseformen gilt gleichermaßen als primäres Behandlungsziel, die Produktion des Amyloid-bildenden Proteins zu unterdrücken. Darüber hinaus gibt es neue medikamentöse Ansätze, die die Verhinderung der Fehlfaltung, der Fibrillenbildung und den Amyloidabbau in den Fokus rücken. Für den Patienten spielt auch die symptomatische Therapie eine wichtige Rolle, um die Symptome zu lindern und den Allgemeinzustand zu verbessern.

8.6 Therapie der AL-Amyloidose

Ziel der Therapie ist die maximale Reduktion der amyloidogenen Leichtkette im Serum. Die Beurteilung der hämatologischen Remission erfolgt mittels Berechnung der „Differenz-FLC“ (dFLC) zwischen involvierter und nicht-involvierter Leichtkette, der Leichtketten-Ratio und der Immunfixation in Serum und Urin. Das Erreichen einer sehr guten partiellen oder kompletten Remission führt zu einem deutlich verbesserten Langzeitüberleben und einer Funktionsverbesserung der betroffenen Organe (Palladini 2012). Als Mechanismen werden die Entfernung der toxischen Leichtketten aus der Zirkulation und ggf. Amyloidabbau diskutiert. Die Organfunktionsverbesserung (z. B. Rückgang der Proteinurie und NT-BNPs) tritt allerdings erst nach mehreren Monaten bis Jahren ein.

Welche Chemotherapie in der Primärtherapie eingesetzt wird, hängt von verschiedenen Faktoren ab. Bei Patienten mit sehr hohen FLC (>500 mg/l) und fortgeschrittenem Herz- oder Nierenbefall sollten zur schnellen Leichtkettenabsenkung der Proteasomen-Inhibitor Bortezomib und Dexamethason eingesetzt werden, wenn keine symptomatische Polyneuropathie vorliegt. Auch Melphalan-Dexamethason zeigt für kardial kompensierte Patientengruppen sehr gute Effektivität und Langzeitremissionen. Die Melphalan-Hochdosistherapie (HDM) mit autologer Stammzell-Transplantation ist weiterhin eine wichtige Behandlungsoption für Patienten mit guten Organfunktionen, die nicht älter als 70 Jahre sind (Merlini 2018). Die Transplantations-assoziierte Sterblichkeit konnte durch eine gezielte Patientenauswahl in spezialisierten Zentren auf <10 % gesenkt werden. Bei Patienten mit refraktärer oder rezidivierter Erkrankung werden Bortezomib, Ixazomib, Lenalidomid und Pomalidomid, Bendamustin sowie der CD38-Antikörper Daratumumab eingesetzt (Merlini 2018).

Die medikamentöse Hemmung der Amyloidbildung oder die Förderung des Abbaus werden zukünftig weiter in Phase-I–II-Studien untersucht (z. B. monoklonaler Antikörper 11-1F4), wenngleich vorherige Studien mit zwei unterschiedlichen Antikörpern nicht zu dem gewünschten Ergebnissen geführt haben.

8.7 Renale Amyloidosen

Eine renale Beteiligung findet man bei ca. 65 % aller Patienten mit AL-Amyloidose. Bezüglich der Progression bzw. Reversibilität einer renalen AL-Amyloidose liegen wenige Daten vor. In einer Kohorte von neu diagnostizierten Patienten mit AL-Amyloidose zeigten sich eine Proteinurie >5 g/24 h und eine eGFR <50 ml/min als Prädiktoren für eine Progression zur Dialysepflichtigkeit. Ein Abfall der eGFR um 25 % nach sechs Monaten erwies sich als valides Kriterium für eine renale Progression, ein Abfall der Proteinurie um 30 % bzw. <0,5 g/24 h als Kriterium für ein renales Ansprechen. Eine sehr gute partielle bzw. komplette hämatologische Remission nach sechs Monaten konnte in der gesamten Population das renale Outcome ebenfalls verbessern (Palladini 2014).

Hereditäre Amyloidosen mit renaler Beteiligung sind sehr seltene Erkrankungen, die autosomal-dominant vererbt werden und in die Differenzialdiagnose einbezogen werden müssen. Hierzu zählen die Fibrinogen Alpha-, die Lysozym und die Apoliprotein-A1:Amyloidose.

8.8 Therapie der Nierenamyloidose

Neben der Behandlung der Grunderkrankung steht bei renaler Amyloidose die supportive Therapie im Vordergrund. Sie umfasst wie bei anderen Nierenerkrankungen mit nephrotischem Syndrom Salz- und Trinkmengen-Restriktion, diuretische Therapie,

Behandlung der Hyperlipidämie und gegebenenfalls Antikoagulation. Trotz fehlender Daten werden ACE-Hemmer und Angiotensin-Rezeptorantagonisten zur Reduktion der Proteinurie eingesetzt. Die Blockade des RAAS-Systems sollte jedoch aufgrund der häufig bestehenden orthostatischen Hypotension zunächst mit der niedrigsten Dosierung erfolgen. Bei einer terminalen Niereninsuffizienz können sowohl Hämodialyse als auch Peritonealdialyse als Nierenersatzverfahren eingesetzt werden. Dialysepflichtigkeit stellt bei der AL-Amyloidose keine Kontraindikation für eine Chemotherapie dar. In einzelnen Fällen kann eine Nierentransplantation bei Patienten mit renaler Amyloidose in Betracht gezogen werden.

8.9 Symptomatische Therapie anderer Organmanifestationen

Durch Diuretikatherapie kann bei kardialer Amyloidose eine rasche Besserung einer pulmonal-venösen Stauung erzielt und die Belastbarkeit der Patienten wieder verbessert werden. ACE-Hemmer werden bei bereits vorliegender arterieller Hypotonie schlecht vertragen. Als Betablocker der ersten Wahl sollte Carvedilol erwogen werden. Bei Vorliegen von Vorhofflimmern ist neben der Frequenz- bzw. Rhythmuskontrolle die Indikation zur therapeutischen Antikoagulation aufgrund der geringen Vorhofkontraktion großzügig zu stellen. Ein körperliches Muskel- und Ausdauertraining ist sinnvoll, um der progredienten Muskelschwäche durch die Herzinsuffizienz entgegenzuwirken (Nativi-Nicolau 2018).

Bei Symptomen des Gastrointestinaltrakts ist auf eine ausreichende Kalorienzufuhr zu achten. Bei starkem Gewichtsverlust und Diarrhoen muss ggf. eine parenterale Ernährung durchgeführt werden. Durchfälle lassen sich durch regelmäßige Einnahme von Loperamid und Opium-Tropfen meist recht gut kontrollieren.

Die schmerzhafte Polyneuropathie bedarf einer analgetischen Therapie (z. B. Pregabalin); auch sollte Krankengymnastik regelmäßig durchgeführt werden, um einen weiteren Muskelabbau zu verhindern.

Für die Behandlung der autonomen Neuropathie sollte bei Hypotonie mit einem systolischen Blutdruck <80 mmHg die Gabe von Midodrin und Fludrocortison erwogen werden und der Patient Stützstrümpfe tragen.

Zur Verbesserung der Cholestase ist die Gabe von Ursodesoxycholsäure bei Leberamyloidose hilfreich.

8.9.1 Übersicht

Systemische Amyloidosen sind seltene und lebensbedrohliche Erkrankungen. Durch die Fortschritte in Diagnostik und Therapie hat sich die Prognose dieser schwerwiegenden Erkrankungen verbessert, jedoch spielt die Frühdiagnose eine wichtige Rolle, um die Überlebensprognose weiter zu verbessern und z. B. die Dialysepflichtigkeit zu verhindern. Ein Amyloidoseregister wurde 2018 in Deutschland initiiert, um die Häufigkeit und Art der Erkrankung systematisch zur erfassen (https://www.klinikum.uni-heidelberg.de/Amyloidose-Register.143226.0.html).

Literatur

Dittrich T, Benner A (2019) Performance analysis of AL amyloidosis cardiac biomarker staging systems with special focus on renal failure and atrial arrhythmia. Haematologica 104(7):1451–1459

Dittrich T, Bochtler T (2017) AL amyloidosis patients with low amyloidogenic free light chain levels at first diagnosis have an excellent prognosis. Blood 130(5):632–642

Kimmich C, Schönland S (2017) Amyloid in bone marrow smears in systemic light-chain amyloidosis. Amyloid 24(1):52–59

Lavatelli F, Merlini G (2018) Proteomics with mass spectrometry imaging: beyond amyloid typing. Proteomics 18(7):1700353

Merlini G, Dispenzieri A (2018) Systemic immunoglobulin light chain amyloidosis. Nat Rev Dis Primers 4(1):38

Nativi-Nicolau J, Maurer MS (2018) Amyloidosis cardiomyopathy: update in the diagnosis and treatment of the most common types. Curr Opin Cardiol 33(5):571–579

Palladini G, Dispenzieri A (2012) New criteria for response to treatment in immunoglobulin light chain amyloidosis based on free light chain measurement and cardiac biomarkers: impact on survival outcomes. J Clin Oncol 30(36):4541–4549

Palladini G, Hegenbart U (2014) A staging system for renal outcome and early markers of renal response to chemotherapy in AL amyloidosis. Blood 124(15):2325–2332

Schönland SO, Hegenbart U (2012) Immunohistochemistry in the classification of systemic forms of amyloidosis: a systematic investigation of 117 patients. Blood 119(2):488–493

Sipe JD, Benson MD (2016) Amyloid fibril proteins and amyloidosis: chemical identification and clinical classification International Society of Amyloidosis 2016 Nomenclature Guidelines. Amyloid 23(4):209–213

Monoklonale Gammopathie renaler Signifikanz (MGRS)

9

Ute Hegenbart und Britta Walter

Inhaltsverzeichnis

U. Hegenbart (✉)
Medizinische Klinik, Universitätsklinikum Heidelberg, Heidelberg, Deutschland
E-Mail: ute.hegenbart@med.uni-heidelberg.de

B. Walter
Dr. Schenckenbergisches Institut für Pathologie, Universitätsklinikum Frankfurt, Frankfurt, Deutschland

D. Jäger und M. Zeier (Hrsg.), *Onko-Nephrologie*,
https://doi.org/10.1007/978-3-662-59911-2_9

9.1 Einleitung

Die MGRS ist eine heterogene Gruppe von Erkrankungen, die sich an verschiedenen anatomischen Strukturen der Niere bei Vorliegen einer monoklonalen Gammopathie (MG) manifestieren kann. Diese Erkrankung führt dann zur Behandlung der zugrunde liegenden Knochenmarkerkrankung, um eine weitere Nierenschädigung zu verhindern, auch wenn die MG per se sonst nicht therapiepflichtig wäre.

Die korrekte pathologische Diagnose der MGRS-Form ist essenziell, um den Zusammenhang mit der MG darzustellen und die Therapieindikation rechtzeitig zu stellen. Hierdurch kann das Fortschreiten der Niereninsuffizienz verzögert oder verhindert werden.

9.2 Definition

Die Diagnose „MGRS" wurde kürzlich als Erkrankung neu definiert, bei der eine oder mehrere Nierenläsionen (Fermand et al. 2013), durch die Produktion eines monoklonalen Immunglobulins verursacht wird/werden. Hierbei verursacht die B- oder Plasmazell-Erkrankung keine tumorbedingten Komplikationen und weist keine hämatologischen Kriterien für eine spezifische Therapie auf (Leung et al. 2018).

9.3 Diagnose

▶ **Für die Diagnose ist eine Nierenbiopsie erforderlich, um histologisch zu sichern, inwiefern sich die MGRS in der Niere manifestiert und um eine adäquate klinische Therapie einzuleiten (Colvin und Chang 2016).**

Die Diagnostik der monoklonalen Gammopathie umfasst die Serum-Elektrophorese (Quantifizierung des M-Gradienten), Immunfixation in Serum/Urin, Bestimmung der freien Leichtketten im Serum und die quantitative Leichtkettenausscheidung im Urin. Eine umfangreiche Knochenmarkdiagnostik (Zytologie, Histologie und Immunphänotypisierung, genetische Analysen) ist notwendig, um die B-Zell-Erkrankung zu charakterisieren und den Anteil an klonalen kappa- oder lambda-positiven Zellen zu bestimmen. Um ein symptomatisches Multiples Myelom auszuschließen, wird eine Bildgebung des Skeletts mit der Frage nach Osteolysen (low-dose-Ganzkörper-Computertomografie) oder Knochenmarkläsionen (Ganzkörper-MRT) durchgeführt.

9.3.1 Prognose

Die Prognose der Nierenerkrankung ist von der frühzeitigen Diagnose abhängig, wenn noch eine geringe Nierenschädigung besteht. Daher sollte bei jedem Patienten mit bekannter MG oder Symptomen einer Nierenerkrankung die Indikation für eine Nierenbiopsie geprüft werden.

9.3.2 Klassifikation

Die Einteilung der MGRS kann nach Art der Ablagerung erfolgen (Bridoux et al. 2015):
Organisierte Ablagerungen oder Einschlüsse

- Fibrillen: AL- oder AH-Amyloidose, fibrilläre Glomerulonephritis
- Mikrotubuli: immunotaktoide GN, Typ 1 kryoglobulinämische GN
- Kristalle oder Einschlüsse: Leichtketten-proximale Tubolopathie mit und ohne Fanconi-Syndrom

Nicht-Organisierte Ablagerungen oder Einschlüsse

- Leicht- oder Schwerketten-Ablagerungserkrankung (LCDD, HCDD)
- Proliferative GN mit monoklonalen Immunglobulin-Ablagerungen (PGNMID)
- C3-Glomerulopathie, die mit MG assoziiert ist

9.4 AL-Amyloidose und AH-Amyloidose

Die AL-Amyloidose ist die häufigste Amyloidose in Deutschland (Inzidenz ca. 10 Neudiagnosen pro eine Million Einwohner/Jahr). 70–80 % der Patienten haben eine Nierenbeteiligung (Therapie: s. Kap. 8).

Die systemische Schwerketten-(AH-)Amyloidose ist wesentlich seltener und beschränkt sich meist auf eine Nierenerkrankung. Das Amyloid wird hier durch die schwere Kette des Immunglobulins gebildet. Die Behandlung der AH-Amyloidose unterscheidet sich nicht von der der AL-Amyloidose.

9.4.1 Pathologie

Bei einer Amyloidose kommt es in verschiedenen Organen zu einer extrazellulären Ablagerung von fehlgefalteten Proteinen in einer unlöslichen ß-Faltblattstruktur. Durch die unterschiedlichen Vorläuferproteine können verschiedene Arten der Amyloidosen unterschieden werden. Immunglobulinleichtketten (Ig) sind die Vorläuferproteine der

Ig-Leichtkettenamyloidose (AL), welche auch am häufigsten auftritt. Neben einer AL-Amyloidose gibt es auch eine Schwerketten-(AH) sowie eine kombinierte Schwer- und Leichtkettenamyloidose (AHL). Bestimmte Leichtketten sollen aufgrund einer abnormalen Aminosäuresequenz zur Amyloidbildung prädisponiert sein. Neuere Untersuchungen weisen auch darauf hin, dass für eine renale Amyloidbildung die Aufnahme von Leichtketten durch Mesangiumzellen eine Rolle spielen könnte (Sirac 2014). Lichtmikroskopisch zeigt sich Amyloid als PAS-negative, amorphe Ablagerung in absteigender Häufigkeit in den unterschiedlichen renalen Kompartimenten: glomerulär, vaskulär und tubulointerstitiell. Weiterhin zeigt sich eine variable tubuläre Atrophie und interstitielle Fibrose in der Niere. Die Schwere der Proteinurie korreliert nur bedingt mit dem Ausmaß der glomerulären Amyloidablagerungen; schon geringe glomeruläre Ablagerungen können mit einer deutlichen Proteinurie einhergehen.

Amyloidablagerungen werden konventionell-lichtmikroskopisch mit einer Kongorotfärbung (Abb. 9.1a) und typischer flaschengrüner Doppelbrechung im polarisierten Licht diagnostiziert. (Gold-Standard). Diese Untersuchung ist beweisend für eine renale Amyloidose, da andere Paraprotein-assoziierte Erkrankungen (z. B. fibrilläre Glomerulonephritis, immunotaktoide Glomerulonephritis und kryoglobulinämische Glomerulonephritis) eine negative Kongorotfärbung aufweisen.

In der Immunfluoreszenz/Immunhistochemie zeigen die Ablagerungen eine klonale Positivität für λ- oder κ-Leichtketten (Abb. 9.1b). In der Elektronenmikroskopie haben die ungeordnet akkumulierten Fibrillen einen Durchmesser zwischen 8 und 10 nm (Abb. 9.1c). Die glomerulären Ablagerungen finden sich im Mesangium und zum Teil auch spike-artig entlang der glomerulären Basalmembranen.

9.5 MIDD (LCDD/HCDD)

Bei MIDD (monoclonal immunoglobulin deposition disease) lagern sich entweder Leichtketten (LCDD) oder Schwerketten (HCDD) direkt ab. Der zugrunde liegende Klon ist meist vom Typ kappa und über 10 % der Patienten sind an einem symptomatischen Myelom erkrankt. Es liegt immer eine Nierenbeteiligung vor, die sich in nephrotischem Syndrom, Hämaturie, Hypertonie und Niereninsuffizienz äußert. Extrarenale Manifestationen (Leber, Herz) kommen vor, stehen aber nicht im Vordergrund.

Die Leichtketten-Speicherkankheit („light chain deposition disease“, LCDD) ist eine Plasmazelldyskrasie, bei der monoklonale leichte Immunglobulinketten in Organen, hauptsächlich den Nieren, abgelagert werden. In der Niere ist am häufigsten die LCDD, welche im Rahmen eines multiplen Myeloms auftritt, wohingegen die Schwerketten-Speicherkrankheit („heavy chain deposition disease“, HCDD) und die Kombination aus beiden (LHCDD) sehr viel seltener sind. Allen Formen dieser Erkrankung ist gemeinsam, dass es entlang der glomerulären und tubulären Basalmembranen sowie im Mesangium zu nicht organisierten (nicht-fibrillären) granulären elektronendichten Ablagerungen von Leichtketten, Schwerketten oder beiden kommt.

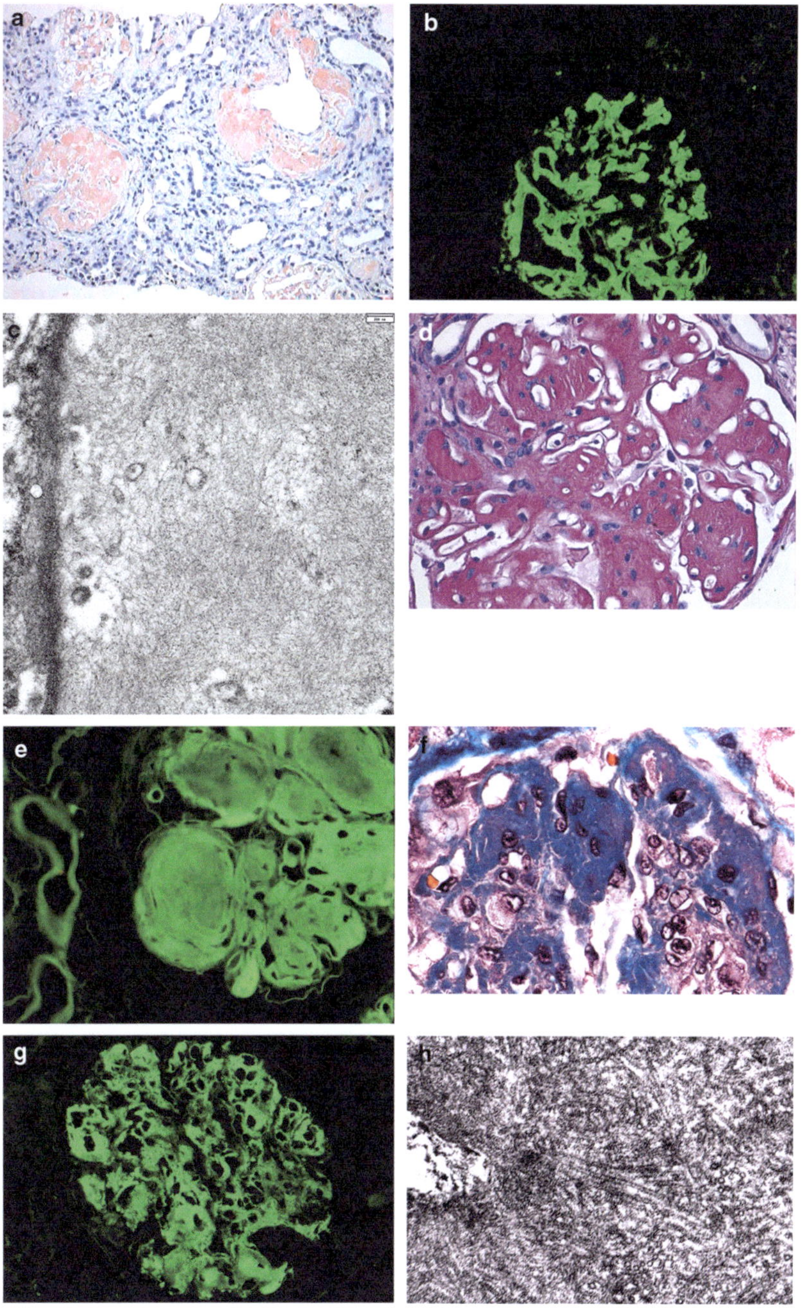

Abb. 9.1 a–h **a** Amyloidose mit positiver Kongorotfärbung. **b** Monotypische lambda-Ablagerungen. **c** Elektronenmikroskopisch typische ungeordnete Amyloidfibrillen. **d** LCDD mit nodulärer Glomerulopathie (PAS-Färbung) und **e** monoklonalen nicht-amyloidotischen kappa-Ablagerungen im Glomerulus sowie fokal auch entlang tubulärer Basalmembranen. **f** Immunotaktoide GN mit lichtmikroskopisch massiven Depots (Trichromfärbung), **g** IgG/Kappa-Ablagerungen und **h** elektronenmikroskopisch mikrotubulären Strukturen

Das führende klinische Leitsymptom der betroffenen Patienten ist ein nephrotisches Syndrom. Die LCDD geht mit einer ϰ-Leichtketten-Restriktion einher (Abb. 9.1e). Die Ablagerungen bei einer HCDD bestehen typischerweise aus y-Schwerketten-Fragmenten und können auch glomeruläre C3-Ablagerungen aufweisen. Bei der monoklonalen „Ig deposition disease“ zeigt sich histologisch (Abb. 9.1d) typischerweise eine noduläre Glomerulosklerose (Differenzialdiagnose: noduläre diabetische Glomerulosklerose). Die nicht-fibrillären Ablagerungen sind im Gegensatz zu den Amyloidablagerungen PAS-positiv und Kongorot-negativ.

9.5.1 Therapie

Da MIDD sehr selten ist, gibt es keine kontrollierten Therapiestudien; die Behandlung erfolgt nach Expertenmeinung. Das Erreichen der hämatologischen Remission (komplette oder sehr gute partielle Remission) scheint für MIDD genauso wichtig wie für die AL zu sein. Sie kann zu einer Rückbildung der Ablagerungen führen. Einige kleine Studien zeigen, dass die Hochdosismelphalan-Therapie (HDM) mit autologer Stammzell-Transplantation (ASCT) eine gute Therapieoption für diese Patienten ist, da hierdurch eine hohe Rate kompletter Remissionen erzielt werden kann. (Tovar et al. 2012) Die Mortalität ist niedrig, da die Patienten im Vergleich zur AL außerhalb der Niere keine MIDD-bedingten Organdysfunktionen haben. Neuere Daten zeigen, dass durch eine Bortezomib-Therapie ähnlich gute Remissionsraten erzielt werden können.

Die Chemotherapie richtet sich nach dem Therapieziel und dem Grad der Niereninsuffizienz

- KDIGO Stadium 1–3: Ziel ist der Erhalt der Nierenfunktion: Bortezomib-haltige Regime.
- KDIGO Stadium 4–5: Verbesserung der Nierenfunktion nicht möglich. Falls nach Eintritt der Dialysepflichtigkeit eine Nierentransplantation gewünscht wird, ist eine HDM-Therapie mit ASCT zu erwägen.

9.6 Typ-I-Kryoglobulinämie

Eine Kryoglobulinämie ist als Präzipitation monoklonaler Immunglobuline (MIg) bei Kälteexposition definiert. Typ-I-Kryoglobuline sind aus dem gleichen MIg zusammengesetzt (Guo und Fogo 2017). Die Patienten können ein Raynaud-Syndrom oder Gelenkprobleme aufweisen. Eine Nierenbeteiligung ist häufig (meist durch IgG, selten IgM). Die typischen renalen Symptome sind Glomerulonephritis bzw. ein nephrotisches Syndrom, akutes Nierenversagen und eine Hypertonie. Kryoglobulinämische Glomerulonephritiden sind selten.

Konventionell-lichtmikroskopisch zeigt sich in der Nierenbiopsie häufig eine proliferative Glomerulonephritis, insbesondere ein membranoproliferatives oder endokapillär-proliferatives Muster mit intrakapillären, PAS-positiven Pseudothromben (sogenannte hyaline Thromben). Zusätzlich kann eine Vaskulitis der Interlobulararterien auftreten. Die Kongorotfärbung ist bei den kryoglobulinämischen Glomerulonephritiden negativ. Elektronenmikroskopisch zeigen sich intrakapilläre, subendotheliale, mesangiale und/oder subepitheliale Ablagerungen mit fibrillärer oder mikrotubulärer Substrukur (sog. „finger print"-Depots).

In der Immunhistochemie/Immunfluoreszenz zeigen sich Ablagerungen von Leichtketten (insbesondere kappa-Leichtketten) und Schwerketten (am häufigsten IgG) sowie der Komplementfaktoren C1q und C3. Die Erkrankung kann bei Patienten mit einer klonalen B-Zell-Erkrankung (MG, MM, M. Waldenström, andere B-Zell-Lymphome) auftreten, bei denen ein komplettes Immunglobulin sezerniert wird. Diese Patienten sollten eine Kälteexposition vermeiden.

9.6.1 Therapie

Bei geringen Symptomen sind nur Beobachtung und Verlaufskontrolle der Nierenparameter erforderlich, bei deutlichen Symptomen eine Therapie der zugrunde liegenden Knochenmarkserkrankung (Anti-Plasmazell- oder entsprechende Lymphomtherapie, Rituximab-basiert oder CLL-Schemata).

Eine wichtige Differenzialdiagnose einer kryoglobulinämischen Glomerulonephritis ist die seltene Waldenström Makroglobulinämie. In der WHO ist der Morbus Waldenström als lymphoplasmozytisches B-Zell-Lymphom mit obligater Infiltration des Knochenmarks und monoklonaler IgM-Gammopathie definiert. Es kommt zu einer Verdrängung der normalen Hämatopoese und zu einer Hypersekretion von monoklonalem Immunglobulin M (DGHO Leitlinie 2017). Durch die gesteigerte IgM-Sekretion kann es in der Niere zu verschiedenen Erkrankungen kommen. In manchen Patienten verhält sich das monoklonale IgM wie ein Kryoglobulin (Typ I) und es kommt zu einer kryoglobulinämischen Glomerulonephritis. Seltenere Manifestationen sind eine Amyloidose, eine MIDD oder eine hypokomplementämische membranoproliferative GN. Eine glomeruläre kryoglobulinämische Komponente im Rahmen einer Waldenström-Makroglobulinämie kann differenzialdiagnostisch von einer kryoglobulinämischen Glomerulonephritis durch eine Knochenmarksbiopsie unterschieden werden.

9.7 Typ-II-Kryoglobulinämie

Hier sind gemischte MIg's nachweisbar, z. B. IgM kappa mit Rheumafaktor in Assoziation mit polyklonalen Immunglobulinen. Ein Rheumafaktor ist immer nachweisbar und das Serum-Komplement ist erniedrigt. Wenn Symptome auftreten, kommt es zu einer vaskulären Purpura. Weitere Symptome sind Arthralgien und eine periphere Polyneuropathie.

Konventionell-lichtmikroskopisch zeigt sich glomerulär ebenfalls ein sogenanntes membranoproliferatives Muster mit PAS-negativen Pseudothromben, mesangialer Proliferation und Duplikationen der Basalmembranen. Weiterhin ist eine diffuse intrakapilläre Zellvermehrung, typischerweise von CD68-positiven Monozyten, nachweisbar. Immunhistologisch finden sich granuläre Ablagerungen von IgG, IgM, C1q, C4 und C3 entlang der glomerulären Kapillarmembranen und im Mesangium. Elektronenmikroskopisch weisen die Ablagerungen eine charakteristische Substruktur auf: gebogene längliche sowie ringförmige Mikrotubuli.

Die meisten Fälle sind mit einer Hepatitis-C-Infektion assoziiert. Andere Ursachen sind eine Hepatitis-B-Infektion oder ein Sjögren-Syndrom. Der zugrunde liegende B-Zell-Klon ist meistens sehr klein.

9.7.1 Therapie

Entscheidend ist, ob eine Hepatitis-C-Infektion vorliegt oder nicht. Daher sollte zunächst die HCV-RNA untersucht werden und die Genotypisierung angeschlossen werden.

- Antivirale Therapie der Hepatitis-Infektion, bei gleichzeitigem Vorliegen einer Vaskulitis Addition von Rituximab
- Bei rasch progredienter Erkrankung Plasmaaustausch
- Bei Vaskulitis sind Hochdosissteroide sehr effektiv (aber keine Langzeittherapie)
- Bei milden Vaskulitisschüben (ohne HCV-Infektion) ist eine Überwachung ausreichend
- Bei Rezidiven oder Nierenerkrankung ist Rituximab Therapie der Wahl
- Bei Patienten mit M. Waldenström oder anderen B-Zell-Lymphomen und signifikanten Symptomen ist eine Chemotherapie unabhängig vom HCV-Status indiziert
- Rituximab-Bendamustin kann in allen Stadien der Nierenschädigung eingesetzt werden.

9.8 Fibrilläre Glomerulonephritis

Die fibrilläre Glomerulonephritis ist eine seltene Erkrankung und durch ungeordnete, Kongorot-negative fibrilläre Ablagerungen in der Elektronenmikroskopie gekennzeichnet. Der Durchmesser der Fibrillen beträgt zwischen 16 und 24 nm, sie sind damit dicker als typische Amyloidfibrillen. Die Ablagerungen finden sich im Mesangium sowie entlang der peripheren glomerulären Basalmembranen. Lichtmikroskopisch imponiert ein mesangial-proliferatives, sklerosierendes oder ein membranoproliferatives Muster. In der Literatur ist eine Assoziation mit neoplastischen Erkrankungen beschrieben. Sie kann zum Beispiel mit einem multiplen Myelom, einer Leukämie, einer Autoimmunerkrankung oder Hepatitis C assoziiert sein. Führend ist als klinisches Syndrom eine Proteinurie. In der Immunhistologie bestehen die Ablagerungen aus polyklonalem Immunglobulin G (IgG, überwiegend IgG4) und C3-Komplement.

Jüngste Forschungsergebnisse zeigen, dass die immunhistochemische Färbung mit dem Antikörper „DNAJhomolg subfamily B member 9“ (DNA JB9) ein spezifischer Marker für die fibrilläre Glomerulonephritis ist (Dasari et al. 2018).

9.9 Immunotactoide Glomerulonephritis (ITG, Glomerulonephritis mit organisierten mikrotubulären monoklonalen Immunglobulinablagerungen)

Hierbei handelt es sich um eine seltene glomeruläre Erkrankung, einhergehend mit einer Proteinurie (häufig nephrotisches Syndrom), Hämaturie und Hypertonie. Bei mehr als 50 % liegt als Grunderkrankung eine CLL oder ein B-lymphozytisches Lymphom zugrunde; daher sollte bei der Abklärung sorgfältig nach einem Lymphom gesucht und entsprechend therapiert werden.

Konventionell-lichtmikroskopisch zeigt sich in den Glomeruli eine mesangiale Expansion durch PAS-positives, Kongorot-negatives Material. Es kann aber auch ein membranöses oder ein membranoproliferatives Muster vorliegen (Abb. 9.1f). Die Ablagerungen sind in der Immunhistologie positiv für IgG und C3 und weisen häufig eine Leichtkettenrestriktion (insbesondere kappa) auf (Abb. 9.1g). In der Elektronenmikroskopie zeigen sich elektronendichte Ablagerungen bestehend aus kurzen, dicken und organisierten mikrotubulären Strukturen (Abb. 9.1h). Die Dicke der Mikrotubuli beträgt circa 30 nm.

9.10 Proliferative Glomerulonephritis mit monoklonalen IgG-Depots (PGNMID)

Die Erkrankung tritt gelegentlich in Zusammenhang mit einem Multiplen Myelom auf. Ursache sind nicht-fibrilläre glomeruläre Ablagerungen nicht-organisierter MIg's. Im Unterschied zu MIDD bestehen die Ablagerungen aus dem ganzen Immunglobulin (meistens IgG3/kappa).

Konventionell-lichtmikroskopisch zeigt sich eine membranoproliferative, endokapillärproliferative oder membranöse Glomerulonephritis. Elektronenmikroskopisch zeigen sich überwiegend nicht-organisierte, mesangiale, subendotheliale und seltener auch subepitheliale Ablagerungen.

Die Erkrankung zeigt nur eine renale Manifestation (wie eine Immunkomplex-GN). Bei ca. einem Drittel der Patienten wird eine monoklonale Gammopathie diagnostiziert.

9.10.1 Therapie

- Bei Patienten mit guter Nierenfunktion und Proteinurie <1 g/d kann die Erkrankung beobachtet werden, Spontanremissionen sind möglich.
- Bei Patienten mit Proteinurie >1 g/d und Niereninsuffizienz >Stadium 2 soll eine Chemotherapie durchgeführt werden.
- Wenn ein CD20+- B-Zell-Klon nachgewiesen werden kann, soll Rituximab eingesetzt werden.

9.11 Erworbenes Fanconi-Syndrom (FS)

Diese Erkrankung ist durch eine proximale tubuläre Dysfunktion (Tubulusschaden) charakterisiert, welche sekundär durch eine Akkumulation von kappa-positiven, teilweise kristallinen Einschlüssen im endolysosomalem Kompartment der proximalen Tubuluszellen auftritt. Vergleichbare Leichtketten-Einschlüsse können im Zytoplasma der klonalen Plasmazellen vorgefunden werden. Das FS ist meist eine Komplikation einer kappa-positiven Myelomerkrankung.

Die Patienten präsentieren sich mit einer moderaten Nierenfunktionsstörung. Zusätzlich können Hypophosphatämie und Hypourikämie, eine Osteomalazie und hierdurch bedingte Knochenschmerzen auftreten. Andere extrarenale Manifestationen sind nicht zu erwarten.

Die Therapieindikation richtet sich nach dem Grad der Nierenschädigung. Im Stadium I–III können Cyclophosphamid, Bortezomib oder Bendamustin eingesetzt werden.

9.12 C3-Glomerulopathie

C3-Glomerulopathien sind charakterisiert durch prädominierende glomeruläre Ablagerungen von C3-Komplement bei fehlenden oder nur gerinfügigen Immunglobulindepots. Klinisch imponiert ein nephritisches Syndrom. Die Patienten weisen häufig erniedrigte C3-Komplementwerte im Plasma auf. Lichtmikroskopisch zeigt sich im Allgemeinen das Bild einer membranoproliferativen oder einer mesangial-proliferativen GN. Elektronenmikroskopisch sind mesangiale und basalmembranständige Ablagerungen, teilweise von Hump-ähnlichem Charakter, nachweisbar. In einer neueren Fallserie konnte bei mehr als der Hälfte der Fälle, insbesondere bei älteren Patienten, eine MGRS, ein Multiples Myelom oder ein B-Zell-Lymphom nachgewiesen werden (Ravindran et al. 2018).

Pathogenetisch wird diskutiert, dass das abnorm gebildete monoklonale Immunglobulin eine Auto-Antikörper-Funktion gegen die C3-Konvertase oder andere Komplement-regulierende Proteine hat. Eine therapeutische Intervention orientiert sich an der monoklonalen Gammopathie.

9.13 „Übersicht"

Die aktuelle Behandlung von MGRS-Patienten basiert auf der Therapie des zugrundeliegenden B-Zell-Klons. Die Therapieempfehlung hängt vom Risiko der Nierenfunktionsverschlechterung, extrarenalen Manifestationen und den potenziellen Nebenwirkungen der Chemotherapie ab. Die rechtzeitige Diagnose, wenn die Nierenfunktion noch erhalten ist, und konsekutiv eine früh begonnene und effektive Chemotherapie verbessern die Langzeitergebnisse. Eine gute Zusammenarbeit von Nephrologen, Pathologen und Hämatologen ist essenziell.

Literatur

Bridoux F, Leung N, Hutchison CA (2015) Diagnosis of monoclonal gammopathy of renal significance. Kidney Int 87(4):698–711

Fermand JP, Bridoux F, Kyle RA (2013) How I treat monoclonal gammopathy of renal significance (MGRS). Blood 122(22):3583–3590

Leung N, Bridoux F, Batuman V (2018) The evaluation of monoclonal gammopathy of renal significance: a consensus report of the International Kidney and Monoclonal Gammopathy Research Group. Am J Kidney Dis 72:325

Tovar N, Cibeira MT, Rosiñol L (2012) Bortezomib/dexamethasone followed by autologous stem cell transplantation as front line treatment for light-chain deposition disease. Eur J Haematol 89(4):340–344

Literatur Pathologie

Sirac C, Bridoux F (2014) Mesangial cells as amyloid factory: a unique contribution of animal models. Kidney Int 86(4):669–671

Guo S, Fogo AB (2017) Cryoglobulinemic glomerulonehpritis, type 1. Springer Verlag, Glomerulonephritis

Deutsche Gesellschaft für Hämatologie und medizinische Onkologie e. V. (2017) Morbus Waldenström (Lymphoplasmozytisches Lymphom). Onkopedia Leitlinie: https://www.onkopedia.com/de/onkopedia/guidelines/morbus-waldenstroem-lymphoplasmozytisches-lymphom/@@guideline/html/index.html

Colvin RB, Chang A (2016) Diagnostic pathology: kidney disease, 2. Aufl. Elsevier, Amsterdam

Dasari S, Alexander MP, Vrana JA, Theis JD, Mills JR, Negron V, Sethi S, Dispenzieri A, Highsmith WE Jr, Nasr SH et al (2018) DNAJHeat Shock Protein Family B Member 9 is a novel biomarker for fibrillary glomerulonephritis. J Am Soc Nephrol 29:51–56

Ravindran A, Fervenza FC, Smith RJH, Sehti S (2018) C3 glomerulopathy associated with monoclonal Ig is a distinct subtype. Kidney Int. 94:178–186

Nephrologische Komplikationen nach allogener SCT

10

Markus Zeisbrich und Thomas Luft

Inhaltsverzeichnis

Die allogene Stammzelltransplantation ist die einzige Heilungschance für eine Vielzahl hämatologischer Erkrankungen. Von nephrologischer Relevanz sind die renale Toxizität der Konditionierungstherapie (Chemotherapie, Bestrahlung) und der nachfolgenden Immunsuppression (Calcineurin-Inhibitoren, Methotrexat, Anti-Thymozytenglobulin, Mycofenolat-Mofetil) sowie spezifische Komplikationen wie die Transplantations-assoziierte thrombotische Mikroangiopathie (TAM).

10.1 Akutes Nierenversagen

Ein akutes Nierenversagens (ANV) ist eine sehr häufige Komplikation nach allogener Stammzelltransplantation und tritt besonders in den ersten 100 Tagen nach Transplantation auf. Abhängig von den Definitionskriterien des ANV (siehe unten) wird eine

M. Zeisbrich
Stanford University, Rheumatology & Immunology, Stanford, USA

T. Luft (✉)
Medizinische Klinik, Universitätsklinikum Heidelberg, Heidelberg, Deutschland
E-Mail: thomas.luft@med.uni-heidelberg.de

D. Jäger und M. Zeier (Hrsg.), *Onko-Nephrologie*,
https://doi.org/10.1007/978-3-662-59911-2_10

Inzidenz von 30–70 % angegeben. Myeloablative Regimes weisen dabei höhere Raten renaler Komplikationen auf als nicht-myeloablative Verfahren, obwohl Patienten mit einem myeloablativen Regime in der Regel jünger sind und weniger Komorbiditäten aufweisen. Das Auftreten eines ANV nach allogener Stammzelltransplantation ist mit einem verringertem Kurz- und Langzeitüberleben assoziiert: Betroffene Patienten besitzen eine erhöhte Mortalität sowohl in den ersten sechs Monaten nach Transplantation als auch ein um 20 % reduziertes 1- und 5-Jahresüberleben (Kemmner et al. 2017).

Aufgrund der hohen Inzidenz und der prognostischen Bedeutung eines ANV ist ein engmaschiges Monitoring der Nierenfunktion bei allen Patienten nach Transplantation erforderlich. Zur Diagnose und Schweregradeinteilung eines ANV nach Stammzelltransplantation gibt es bisher kein einheitliches Klassifikationssystem. Grundsätzlich zeigt ein Anstieg des Serum-Kreatinins oder der Abfall der glomerulären Filtrationsrate (GFR) eine Nierenfunktionseinschränkung an. Insbesondere das Serum-Kreatinin ist dabei individuell abhängig vom Alter, der Muskelmasse und dem Hydratationsstatus des Patienten; ein Umstand, der bei stammzelltransplantierten Patienten sehr relevant sein kann. Beginnende Nierenfunktionseinschränkung werden zudem nur zeitlich verzögert durch einen Anstieg des Serum-Kreatinins detektiert. Formeln zur Berechnung der GFR können hier einen Vorteil bieten.

Die möglichen Ursachen eines ANV nach allogener Stammzelltransplantation sind vielfältig (Tab. 10.1) – die tatsächliche Pathogenese ist oft multifaktoriell bedingt. Allgemein sind stammzelltransplantierte Patienten anfällig für Flüssigkeitsverluste über den Gastrointestinaltrakt bei gleichzeitig oft verringerter oraler Flüssigkeitsaufnahme, was zur Volumendepletion führen und ein prärenales Nierenversagen begünstigen kann. Hinzu kommt der Einsatz von Medikamenten mit nephrotoxischer Potenz, nach allogener Transplantation insbesondere Immunsuppressiva wie die Calcineurininhibitoren Ciclosporin und Tacrolimus, die ein ungünstiges nephrotoxisches Nebenwirkungsprofil aufweisen. Aufgrund der Immunsuppression treten Infektionen bis hin zur Sepsis häufiger auf, was einerseits den Einsatz weiterer nephrotoxischer Substanzen (Pilzmittel wie Amphotericin B, Virostatika wie Aciclovir und Antibiotika wie Aminoglykoside) fördert und andererseits selbst durch die inflammatorisch vermittelte Vasodilatation und die ausgeschütteten Zytokine die Nieren schädigen kann. Unter Immunsuppression kann es außerdem vorkommen, dass virale Infektionen, z. B. mit dem BK-Virus oder Adeno-

Tab. 10.1 Mögliche Ursachen eines ANV nach allogener Stammzelltransplantation

Nephrotoxische Medikamente, v. a. Calcineurin-Inhibitoren (Tacrolimus, Ciclosporin A)
Bakterielle Infektionen und Sepsis
Virale Nephropathien (BK-Virus, Adenovirus)
Venöse okklusive Leberkrankheit (VOD)
Transplantations-assoziierte thrombotische Mikroangiopathie (TAM)
Tumorlyse-Syndrom

virus, die Nieren als Zielorgan infizieren und zu Schäden führen (Krishnappa et al. 2016).

Daneben existieren spezifische Transplantations-assoziierte Krankheitsbilder, die zu einem ANV führen können. Dazu gehört die Lebervenenverschlusskrankheit oder auch venöse okklusive Leberkrankheit (VOD), bei der durch Radiochemotherapie die Lebervenen geschädigt werden und ähnlich einem hepatorenalen Syndrom mit portaler Hypertension ein prärenales Nierenversagen hervorgerufen werden kann. Seltener hingegen und nur bei großer Tumorlast kann es zu einer Nierenschädigung durch ein Tumorlyse-Syndrom kommen, bei dem freigesetzte Harnsäure und Phosphate in den Nierentubuli präzipitieren können. Ein weiteres, sehr schweres Krankheitsbild, das oft renale Schäden verursacht, ist die Transplantations-assoziierte thrombotische Mikroangiopathie (TAM). Sie wird in einem eigenen Kapitel behandelt (siehe unten).

Das Hauptziel bei der Therapie eines ANV nach allogener Stammzelltransplantation ist die Verminderung oder, wenn möglich, Vermeidung der auslösenden Ursache oder der potenziell verantwortlichen Risikofaktoren. Neben der Bilanzierung des Flüssigkeitshaushaltes ist ein genaues Monitoring nephrotoxischer Medikation durchzuführen bzw. eine Substitution gegen weniger schädliche Substanzen zu erwägen. Von einer frühen Identifikation und Behandlung septischer Komplikationen und von Krankheitsbildern wie der VOD und der TAM profitiert der Patient erheblich.

10.2 Chronisches Nierenversagen

Das Risiko für ein chronisches Nierenversagen (CNV) bei Patienten nach allogener Stammzelltransplantation ist im Vergleich zur Normalbevölkerung erhöht. Die gebräuchlichste Definition eines CNV ist eine GFR <60 ml/min pro 1,73 m^2 über einen Zeitraum von mindestens drei Monaten. Eine CNV tritt in der Regel schon 6 bis 12 Monate nach Transplantation auf, ihre kumulative Inzidenz erhöht sich im weiteren Verlauf. Eine bereits vor der Transplantation bestehende CNV ist keine generelle Kontraindikation zur Transplantation.

Risikofaktoren für eine CNV nach allogener Stammzelltransplantation sind ein zuvor aufgetretenes ANV, akute oder chronische GVHD, eine TAM, hohes Alter, Hypertension, Ganzkörperbestrahlung und die chronische Einnahme eines Calcineurin-Inhibitors. Ähnlich dem ANV gilt auch beim CNV, dass die meisten Fälle aus einer Kombination von Ursachen heraus entstehen können. Die exakte Ätiologie eines CNV wird bei vielen Patienten nach Stammzelltransplantation nicht identifiziert.

Die Nierenbiopsie kann ein hilfreiches Diagnosewerkzeug sein, da die Präparate in der Regel ein sehr weites Spektrum an histopathologischen Veränderungen aufweisen, die jeweils unterschiedliche therapeutische Strategien nach sich ziehen. So kann z. B. eine chronische Calcineurin-Inhibitor-Toxizität, dic eine Reduktion/Umstellung der Immunsuppressiva erfordern würde, von anderen Ursachen, bei denen gegebenenfalls die immunsuppressive Therapie gesteigert werden muss, abgegrenzt werden.

Unabhängig von der zugrunde liegenden Ursache führt ein CNV bei stammzelltransplantierten Patienten häufiger zur Dialysepflichtigkeit als bei nicht-transplantierten CNV-Patienten. Das Überleben von stammzelltransplantierten Patienten an der Dialyse ist deutlich schlechter als bei anderen Dialysepatienten.

10.3 Membranöse Glomerulonephritis

Die membranöse Glomerulonephritis (GN) entwickelt sich bei etwa 3 % aller mit allogenen Stammzellen transplantierten Patienten nach Ausschleichen aus der Immunsuppression. Leitsymptom ist eine Proteinurie/nephrotisches Syndrom mit allmählicher hydropischer Dekompensation des Patienten. Eine Nierenbiopsie zur Sicherung der Diagnose ist erforderlich, die Erkrankung spricht rasch auf Steroidgaben an. Trotz der immunologischen Genese und Auftreten nach Ausschleichen aus der Immunsuppression analog zur chronischen GVHD wird diese Komplikation nicht als GVHD klassifiziert, da alloreaktive T-Zellen des Spenders als Verursacher der GN nicht nachgewiesen wurden. Zudem weisen auch autologe Stammzelltransplantationen ein erhöhtes Risiko membranöser GNs auf.

10.4 Transplantations-assoziierte thrombotische Mikroangiopathie

Eine Transplantations-assoziierte thrombotische Mikroangiopathie (TAM) ist eine schwerwiegende Multiorgan-Systemerkrankung nach Stammzelltransplantation auf dem Boden einer Endothelzellschädigung, bei der meistens auch die Nieren betroffen sind und die mit einer sehr hohen Mortalität (50–90 %) einhergeht (Abb. 10.1). Eine

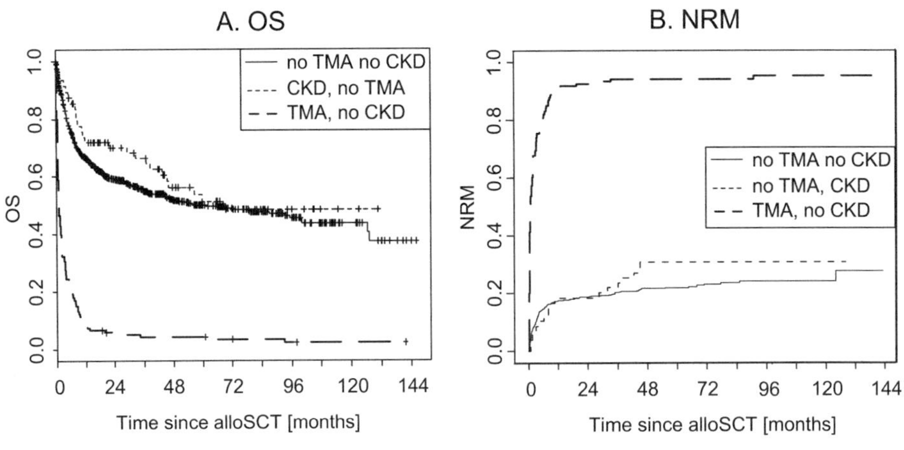

Abb. 10.1 Gesamtüberleben (engl. OS) und nicht-Rezidiv-assoziierte Mortalität (engl. NRM) nach allogener Stammzelltransplantation in Abhängigkeit von chronischem Nierenversagen (engl. CKD) und Transplantations-assoziierter thrombotischer Mikroangiopathie (engl. TAM) (Aus: Zeisbrich et al., BMT 2017)

TAM tritt in der Regel in den ersten 100 Tagen nach Transplantation auf, kann sich aber auch erst nach Jahren ereignen. Die Inzidenz einer TAM wird in der Literatur mit 2,3 % bis 39 % angegeben (Wanchoo et al. 2018). Die Spannbreite dieser Angaben ist hauptsächlich damit zu erklären, dass es keine einheitlichen Diagnosekriterien gibt. Verschiedene Arbeitsgruppen haben Konsensus-Diagnosekriterien erarbeitet (Ho und Cutler 2008; Ruutu et al. 2007), die in Tab. 10.2 dargestellt werden. TAM-Patienten weisen eine hämolytische Anämie, eine ausgeprägte Thrombozytopenie, ansteigendes Serum-LDH und erhöhte Raten von Fragmentozyten im Blut auf. Es handelt sich also um diagnostische Parameter, die bei den meisten Patienten in der frühen Post-Transplantationsperiode ebenfalls verändert sind. Die Nieren sind das am häufigsten betroffene Organsystem, klinisch gekennzeichnet durch eine reduzierte GFR bzw. erhöhtes Serum-Kreatinin, Proteinurie und Hypertension. Weitere Organsysteme, die von der TAM betroffen sein können, sind ZNS, Lunge, Herz und Gastrointestinaltrakt.

Eine Nierenbiopsie kann in vielen Fällen aufgrund der deutlich erhöhten Blutungsneigung bei ausgeprägter Thrombozytopenie nicht durchgeführt werden. Sollte dennoch die Probengewinnung möglich sein, sind charakteristische histopathologische Veränderungen wie Gefäßwandverdickung, Endothelzellschwellung und obliterierende Mikrothromben zu erwarten.

Es wurden verschiedene Risikofaktoren für das Auftreten einer TAM identifiziert. Insbesondere das Auftreten einer GVHD, ein HLA-Mismatch und die Einnahme von Calcineurin-Inhibitoren erhöhen das TAM-Risiko. Generell tritt eine TAM häufiger nach allogener als nach autologer Stammzelltransplantation auf – hinweisend auf eine Immunpathogenese durch alloreaktive T-Zellen.

Die Erkenntnisse der letzten Jahre deuten einerseits auf eine der TAM zugrunde liegende Endothelzellschädigung und andererseits auf einen Zusammenhang mit der akuten GVHD hin. Die Höhe bestimmter endothelialer Markerproteine (Nitrate und insbesondere das Protein Suppressor of Tumorigenicity [ST]-2) vor Transplantation geben bereits Auskunft über das spätere TAM-Risiko. Auch genetische Risiken in der

Tab. 10.2 Diagnostische Kriterien einer TAM

Blood and Marrow Transplant Clinical Trials Network consensus:
1. Erythrozytenfragmentierung und zwei Fragmentozyten pro Gesichtsfeld im Blutabstrich
2. Erhöhter Serum-LDH-Wert
3. Zweifacher Kreatinin-Anstieg und/oder neurologische Symptome
4. Direkter und indirekter Coombs-Test – negativ
International Working Group of the EBMT:
1. Fragmentozytenanstieg im peripheren Blut > 4 %
2. Thrombopenie < 50×10^9/L oder Abfall der Thrombozyten > 50 %
3. Plötzlicher und bedeutender LDH-Anstieg
4. Hb-Abfall oder steigende Bluttransfusionsfrequenz
5. Niedriger Haptoglobinwert im Serum

Empfänger-DNA wurden identifiziert, wie Einzelnukleotid-Polymorphismen in den Genen Thrombomodulin und CD40-Ligand (Rachakonda et al. 2018; Rotz et al. 2017; Zeisbrich et al. 2017).

Die TAM ist übermäßig oft mit einer akuten GVHD und deren therapierefraktären Verlaufsform assoziiert, wobei Endothel-assoziierte genetische Marker und die Endothel-assoziierten Serum-Marker Angiopoietin-2 und ST-2 ebenfalls mit der refraktären akuten GVHD assoziiert sind. All dies deutet auf einen pathogenetischen Mechanismus hin, bei dem eine schwere Immunreaktion (akute GVHD) eine Endothelzellschädigung verursacht. Die Beobachtung erhöhter Endothelmarker bereits vor Beginn der Konditionierungstherapie einer allogenen Stammzelltransplantation bei Patienten mit späteren schweren, refraktären GVHD-Verläufen führte zum Begriff der „endothelialen Vulnerabilität". Marker der endothelialen Vulnerabilität zeigen erst im Kontext einer immunologischen Reaktion wie der akuten GVHD relevanten Einfluss auf die Mortalität („second hit" oder „multiple hits"). Dabei scheint ein T-Zell-Angriff bei der schweren akuten GVHD eine Mikroangiopathie – auf der Grundlage einer bereits vorhandenen endothelialen Vulnerabilität – herbeizuführen.

Trotz der häufigen Assoziation mit der schweren akuten GVHD ist die Intensivierung der Immunsuppression bei TAM kein wirksamer therapeutischer Ansatz, siehe Abb. 10.2, zum pathophysiologischen Kontext. Japanische Studien konnten sogar zeigen, dass die TAM des Darms GVHD-ähnliche Symptome ohne begleitende Immunreaktion verursachen kann, die nach Absetzen der Immunsuppression vollständig ausheilen. Nach unseren Erfahrungen ist ein Angriff alloreaktiver T-Zellen jedoch niemals zu vernachlässigen und ein Absetzen der Immunsuppression riskant.

Für die Therapie einer TAM nach Stammzelltransplantation gibt es keine etablierten Verfahren, vielmehr kommen unter Abwägung des individuellen Krankheitsbildes verschiedene Optionen infrage. In Anbetracht der Tatsache, dass die Einnahme von

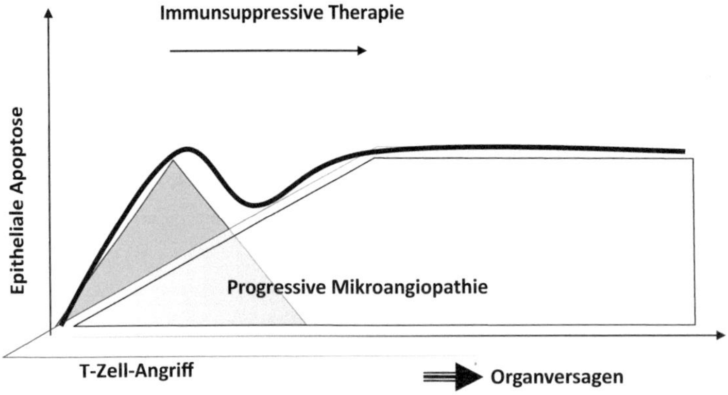

Abb. 10.2 Zusammenhang zwischen endothelialem Zelltod und T-Zell-Angriff im Rahmen einer TAM bei Eskalation der immunsuppressiven Therapie (Aus: Luft et al. Blood 2011)

Calcineurin-Inhibitoren mit dem TAM-Risiko einhergeht, sollte erwogen werden, die immunsuppressive Therapie umzustellen, z. B. auf niedrigdosiertes Tacrolimus (Zielspiegel 3–4 µg/ml) und Mycophenolat Mofetil. Richtungsweisende Daten aus klinischen Studien liegen hierzu bisher allerdings nicht vor.

Eine therapeutische Plasmapherese-Behandlung zeigt nur bei etwa einem Drittel der Patienten Erfolge; bei pädiatrischen Patienten scheint diese Therapieform erfolgreicher zu sein. Mehrere Einzelreporte weisen auf ein gutes Therapieansprechen mit dem CD20-Antikörper Rituximab hin, in diesen Fällen wurden nicht mehr als vier wöchentliche Dosen à 375 mg/m^2 verabreicht. Der anti-C5-Antikörper Eculizumab zeigt hinsichtlich der TAM gute Ansprechraten, retrospektive Analysen zeigten jedoch, dass die Überlebensrate durch eine hohe Infektionsmortalität bisher nicht verbessert werden konnte.

Weitere supportive Maßnahmen bei TAM-Patienten sind Transfusionen von Thrombozyten- und Erythrozytenkonzentraten, eine antihypertensive Therapie und zuletzt Nierenersatzverfahren wie die Dialyse.

Literatur

Ho VT, Cutler C (2008) Current and novel therapies in acute GVHD. Best Pract Res Clin Haematol 21:223–237

Kemmner S, Verbeek M, Heemann U (2017) Renal dysfunction following bone marrow transplantation. J Nephrol 30:201–209

Krishnappa V, Gupta M, Manu G, Kwatra S, Owusu OT, Raina R (2016) Acute kidney injury in hematopoietic stem cell transplantation: a review. Int J Nephrol 2016:5163789

Luft T, Dietrich S, Falk C, Conzelmann M, Hess M, Benner A, Neumann F, Isermann B, Hegenbart U, Ho AD, Dreger P. Blood. 2011 Aug 11;118(6):1685–92. doi: https://doi.org/10.1182/blood-2011-02-334821.

Rachakonda SP, Dai H, Penack O, Blau O, Blau IW, Radujkovic A, Muller-Tidow C, Kumar R, Dreger P, Luft T (2018) Single nucleotide polymorphisms in CD40L predict endothelial complications and mortality after allogeneic stem-cell transplantation. J Clin Oncol 36:789–800

Rotz SJ, Dandoy CE, Davies SM (2017) ST2 and endothelial injury as a link between GVHD and microangiopathy. N Engl J Med 376:1189–1190

Ruutu T, Barosi G, Benjamin RJ, Clark RE, George JN, Gratwohl A, Holler E, Iacobelli M, Kentouche K, Lammle B, Moake JL, Richardson P, Socie G, Zeigler Z, Niederwieser D, Barbui T, European Group for B, Marrow T, European L (2006) Diagnostic criteria for hematopoietic stem cell transplant-associated microangiopathy: results of a consensus process by an International Working Group. Haematologica 92:95–100

Wanchoo R, Bayer RL, Bassil C, Jhaveri KD (2018) Emerging concepts in hematopoietic stem cell transplantation-associated renal thrombotic microangiopathy and prospects for new treatments. Am J Kidney Dis 72:857–865

Zeisbrich M, Becker N, Benner A, Radujkovic A, Schmitt K, Beimler J, Ho AD, Zeier M, Dreger P, Luft T (2017) Transplant-associated thrombotic microangiopathy is an endothelial complication associated with refractoriness of acute GvHD. Bone Marrow Transplant 52(10):1399–1405

Thrombotische Mikroangiopathie bei onkologischen Patienten 11

Jörg Beimler

Inhaltsverzeichnis

Der Begriff thrombotische Mikroangiopathie (TMA) umfasst eine sehr heterogene Gruppe von Erkrankungen unterschiedlichster Ätiologie, denen ein typisches klinisches Bild gemeinsam ist. Auf Basis einer Endothelschädigung kommt es zu einer Mikroangiopathie mit Verschluss kleiner und kleinster Gefäße mit kritischen Ischämien im Endstromgebiet der Kapillaren. In weiterer Folge führt dies zu einem sekundären Verbrauch von Thrombozyten sowie einer mechanischen Hämolyse. Das klassische klinische Bild der TMA wird charakterisiert durch eine Coombs-negative hämolytische Anämie, eine Thrombozytopenie sowie ischämische Schädigung verschiedener Organsysteme. Differenzialdiagnostisch unterscheidet man die thrombotisch thrombozytopenische Purpura (TTP) vom typischen (EHEC-HUS) bzw. atypischen hämolytisch-urämischen Syndrom (aHUS) (Abb. 11.1).

J. Beimler (✉)
Nephrologie, Universitätsklinikum Heidelberg, Heidelberg, Deutschland
E-Mail: joerg.beimler@med.uni-heidelberg.de

D. Jäger und M. Zeier (Hrsg.), *Onko-Nephrologie*,
https://doi.org/10.1007/978-3-662-59911-2_11

TMA assoziiert mit Defekt der Komplementregulation – atypisches HUS (aHUS)

- Hereditär
- Erworben (autoimmun)

TMA assoziiert mit ADAMTS13-Defizienz - thrombozytopenisch thrombozytopathische Purpura (TTP)

- Hereditär
- Erworben (autoimmun)

Infekt-assoziierte TMA

- STEC-HUS (EHEC-Infektion)
- Shigellen (Shigella dysenteriae)
- Streptococcus pneumoniae
- Andere Infektionen: Influenza, Mycoplasmen, HIV, Parvovirus, EBV etc.

Schwangerschafts-assoziierte TMA (Eklampsie, HELLP)

Transplantations-assoziierte TMA

- TMA nach Stammzelltransplantation
- TMA nach Organtransplantation

Medikamenten-induzierte TMA (z.B. Calcineurininhibitoren, Chemotherapeutika)

TMA assoziiert mit maligner Hypertonie

TMA assoziiert mit malignen Erkrankungen

TMA assoziiert mit Autoimmunerkrankungen (z.B. SLE, Antiphospholipidsyndrom)

Andere Formen der TMA

- DGKE-Mutation (Diacylglycerolkinase-ε)
- Cobalamin Defizienz

Abb. 11.1 Differenzialdiagnose der thrombotischen Mikroangiopathie

Die Labordiagnostik beinhaltet neben Veränderungen im Rahmen der hämolytischen Anämie wie LDH-Erhöhung, Haptoglobinverbrauch sowie den Nachweis von Fragmentozyten im Blutausstrich auch eine Thrombopenie. In einem weiteren Schritt ermöglicht der quantitative Nachweis der von-Willebrand-Faktor spaltenden Protease ADAMTS13 die Differenzierung der TTP von anderen Formen einer TMA. ADAMTS-13 spaltet das vWF-Multimer und verhindert dadurch die Akkumulation großer Multimere (UL-vWF). Bei einer verminderten Aktivität der ADAMTS13 kommt es zu hohen UL-vWF-Spiegeln im Blutplasma und damit zu einer spontanen Thrombozytenaktivierung. Gegebenenfalls kann ein ADAMTS13-Antikörper bei erworbenen Formen der TTP nachgewiesen werden. Die Diagnose einer TTP kann erst ab einer

ADAMTS13-Aktivität<10 % gestellt werden. Wenngleich eine Unterscheidung von TTP und verschiedener Formen des hämolytisch-urämischen Syndroms anhand klinischer Merkmale nur schwer möglich ist, ist der Leitbefund des HUS eine TMA mit Nierenversagen, während ein Nierenversagen bei der TTP seltener auftritt (ca. 9 %). Die häufigste Form eines HUS ist das sogenannte EHEC-HUS oder STEC-HUS, welches v. a. im Kindesalter mit blutiger Diarrhoe auftritt und durch eine Infektion mit Shigatoxin-bildenden (enterohämorrhagischen) *Escheria coli* (STEC) hervorgerufen wird. Ein ähnliches klinisches Bild kann im Rahmen einer Infektion mit *Streptococcus pneumoniae* auftreten. Zu unterscheiden von diesen Infekt-assoziierten HUS-Formen ist das Komplement-vermittelte atypische HUS (aHUS). Hier liegen dem HUS angeborene oder erworbene Defekte des Komplementsystems zugrunde. Das atypische HUS wird daher auch als Komplement-vermitteltes HUS bezeichnet. Um die Diagnose eines aHUS stellen zu können, müssen zunächst ein STEC-HUS sowie eine TTP ausgeschlossen werden (Abb. 11.2).

Bei allen Formen des HUS stellt eine Komplement-vermittelte Endothelzellschädigung den gemeinsamen pathophysiologischen Mechanismus dar, insbesondere das Kapillarstromgebiet der Niere scheint hier betroffen zu sein. Häufig führen erst spezifische Trigger, die im weitesten Sinne eine Endothelschädigung bewirken können (Infektion, Operation, Medikament, Schwangerschaft), zum Vollbild einer TMA.

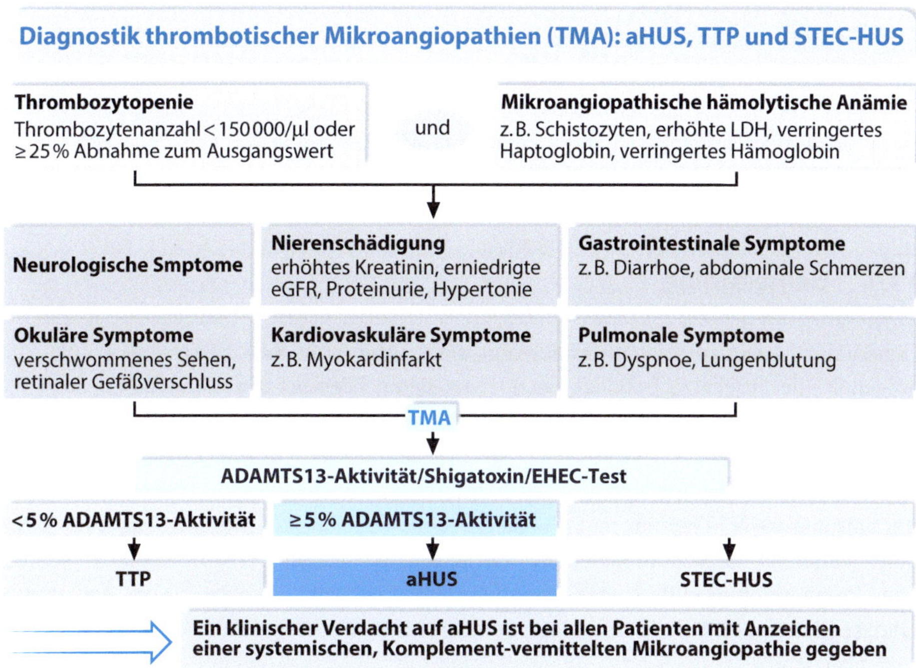

Abb. 11.2 Diagnostik der thrombotischen Mikroangiopathie

Zu diesen potenziellen Auslösern zählen auch Malignome, Chemotherapeutika und Stammzelltransplantationen. Insbesondere bei Vorliegen einer Genmutation, die zu einem Defekt der Komplementregulation führt (am häufigsten finden sich hier Faktor-H-Mutationen), können Trigger wie eine Schwangerschaft oder ein Malignom den alternativen Komplementweg aktivieren. Alternativ können auch erworbene Formen eines aHUS auftreten, beispielsweise bei Nachweis eines Autoantikörpers gegen Faktor H. In sehr seltenen Fällen, dann v. a. im Kindesalter, liegen einem HUS auch Stoffwechseldefekte bzw. Anomalien des Gerinnungssystems zugrunde.

Neben STEC-HUS, aHUS und TTP gibt es eine Reihe von Krankheitsbildern, die mit dem klassischen Bild einer thrombotischen Mikroangiopathie einhergehen und unter dem Begriff der sekundären TMA bzw. des sekundären HUS zusammengefasst werden. All diesen Krankheitsbildern ist pathophysiologisch eine Endothelzellschädigung mit Komplementaktivierung gemeinsam. Neuere Daten zeigen, dass möglicherweise ein Teil dieser Patienten einen zuvor asymptomatischen genetischen Komplementdefekt besitzt und erst ein spezieller Trigger im Sinne eines „second hit" die TMA auslöst.

▶ Im onkologischen Fachgebiet sind hier als mögliche auslösende Faktoren bzw. Trigger einer TMA verschiedene Tumormedikamente, eine Stammzelltransplantation oder auch eine fortgeschrittene Tumorerkrankung zu nennen. Medikamente wie z. B. Gemcitabine, Mitomycin C, Interferon oder Bevacizumab können wie auch Ciclosporin oder Tacrolimus dosisabhängig zu einer direkten Endothelzellschädigung führen. Unter Oxaliplatin- bzw. Gemcitabintherapie ist auch eine dosisunabhängige Bildung von Antikörpern gegen Thrombozyten beschrieben. Tritt eine TMA nach Stammzelltransplantation (HSCT) auf, spricht man von einer Transplantations-assoziierten TMA (HSCT-TMA). Liegt bereits eine fortgeschrittene Tumorerkrankung mit Metastasierung vor, kann eine TMA auch ohne die zuvor genannten Trigger auftreten.

11.1 Gemcitabine

Gemcitabine kann in seltenen Fällen mit einer thrombotischen Mikroangiopathie einhergehen, die geschätze Inzidenz einer TMA unter Therapie mit Gemcitabine liegt bei 0,015 %. Typischerweise treten die Symptome einer TMA innerhalb von 1–2 Monaten nach der letzten Gemcitabine-Dosis auf. Mortalitätsraten liegen zwischen 10–70 %. Verschiedenste Therapieansätze (Frischplasma, Plasmapherese, Immunadsorption, immunsuppressive Therapie etc.) konnten keine Effektivität zeigen. Tritt eine TMA unter laufender Gemcitabinetherapie auf, muss die Therapie sofort beendet werden. Die Prognose hinsichtlich der Nierenfunktion ist sehr variabel, von dauerhafter Dialysepflichtigkeit bis hin zur kompletten Erholung der Nierenfunktion.

11.2 Tyrosinkinase-Inhibitoren

Eine weitere Substanzklasse, die eine TMA verursachen kann, sind Tyrosinkinase-Inhibitoren (TKIs). Substanzen, wie z. B. Sunitinib oder Sorafenib, die den VEGF-Rezeptor blockieren, führen typischerweise zunächst zu einer Proteinurie, können jedoch auch durch eine Endothelschädigung das Vollbild einer TMA bewirken. Das klinische Bild ist typischerweise charakterisiert durch Bluthockdruck, mikroangiopathische Hämolyse, Nierenversagen, subnephrotische Proteinurie und Mikrohämaturie. Im Gegensatz z. B. zum klassischen aHUS finden sich meist normale Komplementlevel, häufig liegt lediglich eine renal begrenzte TMA vor. Beispielsweise lag die Inzidenz einer neu aufgetretenen Proteinurie unter Bevacizumab bei 5–10 % (Zhu et al. 2007). Inwieweit in diesen Fällen eine renale TMA vorlag, bleibt offen, da oft keine Nierenbiopsie erfolgte. Erfolgt jedoch bei neu aufgetretener Proteinurie eine Nierenbiopsie, zeigt sich häufig das histologische Bild einer renalen TMA. Der Pathomechanismus dieser renalen Veränderungen involviert auf Podozyten exprimiertes VEGF und impliziert einen Crosstalk zwischen Podozyten und Endothelzellen. Verschiedene Studien konnten zeigen, dass renale TMA-Läsionen das häufigste histologische Muster glomerulärer Schädigung unter anti-angiogener Therapie darstellen (Eremina et al. 2008; Frangie et al. 2007). Auch unter TKIs der 2. Generation wie z. B. Dasatinib, die in der Therapie der chronisch myeloischen Leukämie (CML) eingesetzt werden, wurden bereits renale Toxizitäten berichtet. So wurde beispielsweise in einer Studie mit Dasatinib bei 18 % der Patienten von einer Proteinurie berichtet und bioptisch Veränderungen einer TMA beschrieben (Wallace et al. 2013).

11.3 TMA nach Stammzelltransplantation

Eine thrombotische Mikroangiopathie stellt eine häufige Ursache für ein akutes Nierenversagen nach Stammzelltransplantation (HSCT) dar. In diesem Zusammenhang spricht man im englischen Sprachgebrauch auf von „bone marrow transplant nephropathy“ oder im Deutschen von einer Transplantations-assoziierten TMA (HSCT-TMA). In retrospektiven Studien wurde eine Prävalenzrate von 10–25 % beschrieben (Laskin et al. 2011). Aktuelle Studien berichten eine Inzidenz zwischen 2,3–39 % (Wanchoo et al. 2018; Jodele et al. 2014). Eine HSCT-assoziierte TMA kann sowohl nach allogener als auch nach autologer Stammzelltransplantation auftreten und manifestiert sich typischerweise 20–99 Tage nach Transplantation. Eine Reihe von Risikofaktoren, insbesondere eine akute GvHD sowie der Einsatz von Calcineurin-Inhibitoren, konnten mit dem Auftreten einer HSCT-TMA assoziiert werden (Tab. 11.1). Das Auftreten einer HSCT-TMA erhöht das Risiko für die Entwicklung einer chronischen Niereninsuffizienz, die mit einer HSCT-TMA assoziierte Mortalität ist hoch. Neuere Studien berichten über ein 1-Jahresüberleben zwischen 18–40 %.

Tab. 11.1 Risikofaktoren für die Entwicklung einer HSCT-TMA (Hingorani et al. 2018; Ye et al. 2017)

• Akute GvHD
• Cyclosporin A, Tacrolimus, mTOR-Inhibitoren
• Nicht-verwandter Spender
• HLA-Mismatch
• Konditionierungsregime (Hochdosis Busulfan)
• Höheres Alter
• Frauen
• Nicht-myeloablative Transplantation
• Ganzkörperbestrahlung
• Systemische Infektionen (z. B. CMV, Parvovirus B19)
• Fortgeschrittene Tumorerkrankungen

Der klinische Verlauf kann sich ähnlich einem HUS oder auch einer TTP präsentieren und umfasst klassischerweise eine Anämie, Thrombozytopenie und eine Niereninsuffizienz. Das am häufigsten betroffene Organ ist die Niere, extrarenale Manifestationen an Lunge, Darm, Herz sowie neurologische Symptome sind möglich, aber selten. Die renale Prognose ist sehr variabel, meist zeigt sich ein milder Verlauf mit Proteinurie, Bluthochdruck und langsam progredienter chronischer Niereninsuffizienz. Schwerere Formen der TMA mit rasch progredienter Nierenfunktionsverschlechterung bis hin zur Dialysepflichtigkeit weisen eine hohe Mortalität auf.

▶ Die klinische Diagnose einer TMA ist primär eine laborchemische Diagnose und basiert, unabhängig von einem möglichen Auslöser wie z. B. einer Stammzelltransplantation, auf dem Nachweis einer hämolytischen Anämie, einer Thrombozytopenie sowie einer Organschädigung (z. B. Nierenversagen). Typische Laborparameter wie erhöhte LDH, erniedrigtes Haptoglobin oder der vermehrte Nachweis von Fragmentozyten können durchaus zunächst unspezifisch sein. Die endgültige Diagnose kann oft, insbesondere bei isoliertem renalen Befall, nur mittels Nierenbiopsie gestellt werden. Typische histologische Veränderungen einer renalen TMA sind Endothelzellschwellung, Duplikation der Basalmembran, Mesangiolyse und Verschlüsse kleiner Gefäße (Abb. 11.3). Aufgrund einer erhöhten Blutungsneigung werden jedoch HSCT-Patienten häufig nicht nierenbiopsiert.

Der Ansatz, spezielle klinische Kriterien für die Diagnose einer HSCT-assoziierten thrombotischen Mikroangiopathie zu entwickeln, konnte bislang in der klinischen Praxis noch nicht ausreichend validiert werden (Tab. 11.2). Darüber hinaus konnte in Autopsiestudien gezeigt werden, dass auch bei Patienten, die die oben genannten klinischen Kriterien nicht erfüllen, histologische Veränderungen einer klassischen TMA gefunden werden können (Siami et al. 2008). Im klinischen Alltag gilt es daher, v. a. bei Fehlen einer histologische Diagnose, das neue Auftreten typischer Symptome wie Hypertension und

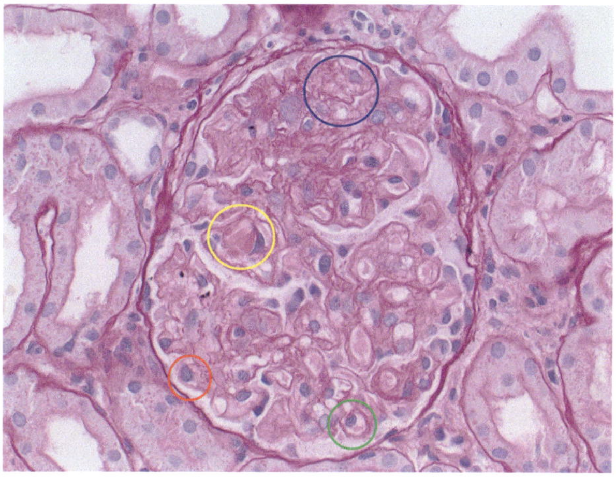

Abb. 11.3 Akute TMA unter Doxurubicintherapie (blauer Kreis: segmentale Mesangiolyse, gelber Kreis: hyaliner Mikrothrombus, roter Kreis: aktivierte Endothelzelle mit partieller Okklusion einer glomerulären Kapillarschlinge grüner Kreis: Doppelkontur der glomerulären Basalmembran)

Tab. 11.2 Klinische Kriterien zur Diagnose einer HSCT-assoziierten TMA

BMT CTN Toxicity Committee consensus definition (Ho et al. 2005)	International Working Group definition (Ruutu et al. 2007)
Fragmentozyten, ≥2 Schistozyten pro HPF im peripheren Blutausstrich	Erhöhter Anteil von Schistozyten (≥4 %) im peripheren Blutausstrich
Anstieg der LDH über Baseline	Thrombozytopenie (de novo, prolongiert oder progredient) $<50 \times 10^9$/L oder ≥50 %iger Abfall
Renale[a] oder neurologische Dysfunktion ohne alternative Erklärung	Plötzlicher und persistierender Anstieg der LDH
Negativer direkter + indirekter Coombs-Test	Hb-Abfall oder erhöhter Transfusionsbedarf
	Haptoglobinabfall

[a]Verdoppelung des Serumkreatinins von Baseline (= Kreatinin vor Hydrierung und Konditionierung) oder 50 %iger Abfall der Kreatininclearance

Proteinurie zu werten. Andere Ursachen einer TMA wie Medikamente, eine ADAMTS13-vermittelte Erkrankung oder ein aHUS müssen immer ausgeschlossen werden.

11.4 Pathomechanismus

Aktuelle Studien, v. a. aus dem pädiatrischen Bereich, stellen zwei zentrale pathophysiologische Mechanismen in den Vordergrund. Zum einen scheint eine Komplementaktivierung mit konsekutiver Endothelschädigung von Bedeutung (Jodele et al. 2013), zum anderen wird eine TMA als endotheliale Variante einer GvHD diskutiert (Changsirikulchai et al. 2009). Möglicherweise sind eine Reihe verschiedener Schädigungsmechanismen als Trigger für das Auftreten einer TMA verantwortlich, hierzu zählen z. B. das

Konditionierungsschema, Bestrahlung, verschiedene Infektionen (z. B. Zytomegalievirus, Parvovirus B19, Humanes Herpes-Virus 6) oder auch verschiedene Medikamente. Calcineurin-Inhibitoren wie Cyclosporin A oder Tacrolimus können eine Endothelzellschädigung und in weiterer Folge eine TMA bewirken. Fügt man einem Calcineurin-Inhibitor-Regime Sirolimus hinzu, erhöht sich das Risiko einer HSCT-assoziierten TMA (Goldberg et al. 2010).

In der Pathogenese der HSCT-assoziierten TMA spielt die renale Endothelzellschädigung eine wichtige Rolle, histologische Befunde der Niere sind nicht von Veränderungen im Rahmen eines aHUS bei Vorliegen einer Komplement-Dysregulation zu unterscheiden. In einer prospektiven Studie (Jodele et al. 2014) konnte gezeigt werden, dass zum Zeitpunkt der Diagnose einer HSCT-TMA Patienten mit Proteinurie und erhöhtem Serumlevel von C5b-9 (terminaler Komplementkomplex) eine 1-Jahresüberlebensrate von < 20 % aufwiesen, während die Überlebensrate nach 1 Jahr bei fehlender Proteinurie und normwertigen C5b-9-Werten bei 100 % lag. Des Weiteren konnten in Analogie zum aHUS bei einzelnen Patienten Antikörper gegen Faktor H sowie heterozygote Deletionen der CFH-assoziierten Proteine CFHR1 und CFHR5 nachgewiesen werden. Möglicherweise stellt die arterioläre immunhistologische Färbung von C4d, als Ausdruck der Komplementaktivierung durch gewebespezifische Antikörper, einen geeigneten Marker in der Diagnose einer HSCT-TMA dar (Laskin et al. 2013).

Das Auftreten einer Graft-versus-Host-Erkrankung (GvHD) ist ebenfalls mit einem erhöhten Risiko für das Auftreten einer TMA assoziiert (Changsirikulchai et al. 2009). Endothelzellen als direktes Ziel zytotoxischer Spender-T-Lymphozyten, die auch eine GvHD vermitteln, werden diskutiert (Biedermann et al. 2002). ST2-Protein, der Toll-like/IL-1-Rezeptorfamilie zugehörig, sowie Angiopoietin 2, ein weiterer Marker endothelialer Vulnerabilität, stellen potenzielle Marker der endothelialen Schädigung im Rahmen einer GVHD dar (Rotz et al. 2017; Luft et al. 2011).

11.5 Therapie der HSCT-assoziierten thrombotischen Mikroangiopathie

Die Therapie der HSCT-assoziierten TMA hat primär einen supportiven Charakter. Bei Patienten mit TMA ist zunächst v. a. eine adäquate Blutdruckeinstellung zu nennen, um eine weitere Endothelschädigung zu reduzieren. Insbesondere der Einsatz von ACE-Hemmern wäre hier zu diskutieren. Häufig werden in einem ersten Schritt Kalzineurininhibitoren pausiert, bei Vorliegen einer signifikanten GvHD kann dies jedoch auch bei Umsetzen auf ein alternatives Präparat zu klinischen Problemen führen. Zum Einsatz spezifischer immunmodulatorischer Medikamente oder Verfahren im Rahmen einer HSCT-TMA liegen nur wenige Daten, überwiegend aus dem pädiatrischen Bereich, vor.

Ähnlich zu anderen Formen einer thrombotischen Mikroangiopathie wurde der therapeutische Plasmaaustausch (TPA) eingesetzt, jedoch mit sehr unterschiedlichem Erfolg. Ein Review verschiedener Studien (Ho et al. 2005) berichtete eine mediane

Ansprechrate von lediglich 36,5 % und eine Mortalitätsrate von fast 80 %. Eine neuere Übersicht, auch unter Einschluss unkontrollierter Studien, zeigte Ansprechraten im Bereich von 27–80 %. Eine kleinere prospektive Studie mit Einschluss von 11 Patienten wies eine Ansprechrate von 64 % nach Pausieren von Cyclosporin A und einer Behandlung mit TPA auf (Worel et al. 2007). Eine generelle Empfehlung zum Einsatz des Plasmaaustauschs in der Therapie der HSCT-assoziierten TMA kann jedoch auf Basis der aktuellen Datenlage nicht gegeben werden.

Aufgrund der pathophysiologischen Gemeinsamkeiten mit dem atypischen HUS lag der Einsatz von Eculizumab, einem Antikörper gegen das Komplementprodukt C5, nahe. In einer kleinen Fallserie von Kindern mit HSCT-TMA konnte unter Eculizumabtherapie in 4/6 Fällen eine Resolution der TMA beobachtet werden (Jodele et al. 2013). Neuere Daten zum Einsatz von Eculizumab bei 18 weiteren Kindern liegen aus derselben Arbeitsgruppe vor (Jodele et al. 2016). Patienten mit Hochrisikokonstellation (Proteinurie, C5b-9 + Multiorganbeteiligung) zeigten ein deutlich verbessertes Gesamtüberleben. Die Rolle von Eculizumab in der Therapie der HSCT bleibt auch aufgrund fehlender Daten aus dem Erwachsenenbereich unklar. Kleinere Fallserien oder Fallberichte weisen auch auf eine potenzielle Wirksamkeit von Rituximab, einem monoklonalen anti-CD20-Antikörper hin. Ähnlich eingesetzt wurden auch Defibrotide, ein Polydeoxyribonukleotid, IL-2-Rezeptorblocker, Pravastatin, Vincristin, Coversin oder rekombinantes Thrombomodulin. Berichte mit variablem Therapieerfolg finden sich für die genannten Substanzen in der Literatur.

11.6 TMA nach Bestrahlung

Die Nieren zählen zu den strahlenempfindlichsten Organen des menschlichen Körpers (Dawson et al. 2010). Auch der radiogenen Nephropathie liegt pathophysiologisch eine Endothelzellschädigung zugrunde. Insbesondere die Endothelzellen des Gefäßsystems der Glomerula sind an der Strahlenreaktion der Niere beteiligt. In Folge einer Bestrahlung kann es beispielsweise zu einer vermehrten Freisetzung des von-Willebrand-Faktors aus Endothelzellen mit konsekutiver Thrombozytenadhäsion und kapillärer Thrombenbildung kommen. Die dabei entstehenden pathologischen Veränderungen der Niere entsprechen dem histologischen Bild einer thrombotischen Mikroangiopathie. Die Strahlentoleranz einer gesunden Niere wird bei konventioneller Bestrahlung mit etwa 15 Gy angenommen, bei 20 % liegt die Inzidenz renaler Funktionsstörungen bei etwa 5 %, bei einer Ganzkörperbestrahlung sind dann dementsprechend höhere Inzidenzen zu beobachten. Darüber hinaus ist die Strahlentoleranz der Niere auch abhängig von der Dosis pro Fraktion. Häufig liegt eine Latenzzeit von mehreren Monaten bis Jahren zwischen der Bestrahlung und dem Auftreten einer radiogenen Nephropathie. Das klinische Bild umfasst typischerweise eine arterielle Hypertonie, Proteinurie, Anämie und eine 6–12 Monate nach Bestrahlung auftretende Nierenfunktionsverschlechterung. Auch die Behandlung der radiogenen Nephropathie beruht in erster Linie auf supportiven

Maßnahmen, hier steht v. a. die Behandlung der Hypertonie im Vordergrund. In den letzten Jahren wurden auch unter einer Peptidrezeptor-Radionuklidtherapie (z. B. Y-DOTATOC) nierentoxische Effekte berichtet.

Literatur

Biedermann BC et al (2002) Endothelial injury mediated by cytotoxic T lymphocytes and loss of microvessels in chronic graft versus host disease. Lancet 359:2078–2083

Changsirikulchai et al (2009) Renal thrombotic microangiopathy after hematopoietic cell transplant: role of GVHD in pathogenesis. Clin J Am Soc Nephrol 4:345–353

Dawson LA et al (2010) Radiation-associated kidney injury. Int J Radiat Oncol Biol Phys 76:108–115

Eremina V et al (2008) VEGF inhibition and renal thrombotic microangiopathy. N Engl J Med 358:1129–1136

Frangie C et al (2007) Renal thrombotic microangiopathy caused by anti-VEGF-antibody treatment for metastatic renal-cell carcinoma. Lancet Oncol 8:177–178

Goldberg RJ et al (2010) The role of endothelial cell injury in thrombotic microangiopathy. Am J Kidney Dis 56:1168–1174

Hingorani S et al (2018) Changes in glomerular filtration rate and impact on long-term survival among adults after hematopoietic cell transplantation. Clin J Am Soc 13:866–873

Ho VT et al (2005) Blood and marrow transplant clinical trials network toxicity committee consensus summary: thrombotic microangiopathy after hematopoietic stem cell transplantation. Biol Blood Marrow Transplant 11:571–575

Jodele S et al (2013a) Abnormalities in the alternative pathway of complement in children with hematopoietic stem cell transplant-associated thrombotic microangiopathy. Blood 122:2003–2007

Jodele S et al (2013b) Eculizumab therapy in children with severe hematopoietic stem cell transplantation–associated thrombotic microangiopathy. Biol Blood Marrow Transplant 20:518–525

Jodele S et al (2014) Diagnostic and risk criteria for HSCT-associated thrombotic microangiopathy: a study in children and young adults. Blood 124:645–653

Jodele S et al (2016) New approaches in the diagnosis, pathophysiology, and treatment of pediatric hematopoietic stem cell transplantation-associated thrombotic microangiopathy. Trans Apher Sci 54:181–190

Laskin BL et al (2011) Small vessels, big trouble in the kidneys and beyond: hematopoietic stem cell transplantation-associated thrombotic microangiopathy. Blood 118:1452–1462

Laskin BL et al (2013) Renal arteriolar C4d deposition: a novel characteristic of hematopoietic stem cell transplantation–associated thrombotic microangiopathy. Transplantation 96:217–223

Luft T et al (2011) Steroid-refractory GVHD: T-cell attack within a vulnerable endothelial system. Blood 118:1685–1692

Rotz S et al (2017) ST2 and endothelial injury as a link between GVHD and microangiopathy. N Engl J Med 376:1189–1190

Ruutu T et al (2007) Diagnostic criteria for hematopoietic stem cell transplant-associated microangiopathy: results of a consensus process by an International Working Group. Haematologica 92:95–100

Siami K et al (2008) Thrombotic microangiopathy after allogeneic hematopoietic stem cell transplantation: an autopsy study. Transplantation 85:22–28

Wallace E et al (2013) Dasatinib-Induced Nephrotic-Range Proteinuria. Am J Kidney Dis 61:1026–1031

Wanchoo R et al (2018) Emerging concepts in hematopoietic stem cell transplantation-associated renal thrombotic microangiopathy and prospects for new treatments. Am J Kidney Dis 72:857–865

Worel N et al (2007) ABO-incompatible allogeneic hematopoietic stem cell transplantation following reduced-intensity conditioning: close association with transplant-associated microangiopathy. Transfus Apher Sci 36:297–304

Ye Y et al (2017) Risk and prognostic factors of transplantation-associated thrombotic microangiopathy in allogeneic haematopoietic stem cell transplantation: a nested case control study. Hematol Oncol 35:821–827

Zhu X et al (2007) Risks of proteinuria and hypertension with bevacizumab, an antibody against vascular endothelial growth factor: systematic review and meta-analysis. Am J Kidney Dis 49:186–193

Nierenzellkarzinom: Abklärung suspekter renaler Raumforderungen

12

Peter Hallscheidt

Inhaltsverzeichnis

12.1 Einleitung

Das Nierenzellkarzinom ist mit 90 % der häufigste solide Tumor der Niere. 75 % sind klarzellige Nierenzellkarzinome, ca. 10 % papilläre Karzinome und ca. 5 % chromophobe Karzinome. Seltene Subtypen sind das Sammelrohrkarzinom, das medulläre, das muzinös-tubuläre und das Spindelzellkarzinom.

Als Bildgebung für die Abklärung renaler Raumforderungen werden heute der Ultraschall, die Computertomographie und die Magnetresonanztomographie angewandt.

Das Ausscheidungsurogramm und die Angiographie zur Beurteilung von Nierentumoren spielen keine Rolle mehr.

Durch die oftmals frühe Diagnose in einem niedrigem Tumorstadium können heute zunehmend Nierentumore organerhaltend operiert werden. Hierfür müssen nicht nur

P. Hallscheidt (✉)
Radiologie Worms, Fachärztezentrum am Klinikum Darmstadt, Darmstadt, Deutschland
E-Mail: hallscheidt@yahoo.de

D. Jäger und M. Zeier (Hrsg.), *Onko-Nephrologie*,
https://doi.org/10.1007/978-3-662-59911-2_12

das Staging, sondern auch die intrarenale Ausdehnung und die Beziehung zu den intrarenalen Strukturen in der Niere erfasst werden.

In der Nachsorge spielt die Bildgebung nach wie vor eine große Rolle, da nicht nur Rezidive erneut reseziert werden können, sondern auch der Erfolg der medikamentösen Therapie von nicht-operierten Tumoren, Rezidiven oder Metastasen erfasst werden muss.

12.2 Ultraschall

Die breite Anwendung von Ultraschalluntersuchungen zur weiteren Abklärung unklarer abdomineller Symptome, z. B. Verdacht auf Gallenstein bei Kolik, und die weitere Abklärung von auffälligen Ultraschalluntersuchungen der Nieren führt zu einer früheren Diagnose von Nierenläsionen mit einer entsprechend besseren Prognose, aber auch zu einer deutlichen Zunahme an weiterführender Schnittbilddiagnostik, da unklare Raumforderungen in den Nieren, die während einer Ultraschalluntersuchung aus anderen Gründen zufällig entdeckt wurden, weiter abgeklärt werden.

In der Hand des Urologen, Radiologen oder Nephrologen wird der Ultraschall häufig zur Beurteilung des Nierenparenchyms oder zur Abklärung eines Harnaufstaus eingesetzt.

Durch die Verbesserung der Bildqualität und die Anwendung von Ultraschallkontrastmittel können auch schon im Ultraschall gute Differenzialdiagnosen gestellt werden und solide perfundierte Läsionen mit moderner Ultraschalltechniken beurteilt werden. Insbesondere bei zystischen Läsionen und der Differenzierung zwischen simpler Zyste (Bosniak 1) und komplizierter Zyste mit soliden perfundierten Anteilen hilft der Ultraschall mit Kontrastmittel bei einer Einordnung der Läsion (Bertolotto et al. 2018) (Tab. 12.1).

In mehreren Studien konnte gezeigt werden, dass der kontrastmittelunterstützte Ultraschall sehr gut zystische renale Läsionen differenzieren kann. Durch die hohe Ortsauflösung moderner Ultraschallgeräte kann die Perfusion der Zystenwand dargestellt und so zystische Läsionen differenzialdiagnostisch eingeordnet werden (Sankineni et al. 2015).

Bei der Detektion, Beurteilung und weiteren Differenzierung von soliden Läsionen kann der Ultraschall nur einen beschränkten Beitrag leisten. Insbesondere kleinere Läsionen mit einem Durchmesser von bis zu 20 mm kann der Ultraschall im Vergleich zur CT in nur ca. 60 % detektieren (Jamis-Dow et al. 1996). Auch der Einsatz von Ultraschallkontrastmittel führt nur zu einer geringen Zunahme der Detektionsrate auf ca 80 % im Vergleich zur Computertomographie.

12.2.1 Computertomographie

Die Computertomographie hat sich als Standardverfahren in der Beurteilung renaler Raumforderungen etabliert und erlaubt durch die hohe Ortsauflösung eine gute Beurteilung. Gleichzeitig ermöglicht sie das komplette Staging bei Primärdiagnose

Tab. 12.1 Bosniak-Klassifikation

Kategorie	Kriterien und Management
I	1. Benigne, simple Zyste 2. Flüssigkeitsgefüllt 3. Unsichtbare oder hauchdünne Zystenwand 4. Keine Septen, keine Kalzifizierung in der Zystenwand, keine festen Anteile, in CT und MRT feste Anteile, in CT und MRT keine KM-Anreicherung
II	1. Benigne, minimal komplizierte Zyste 2. Wenige, dünne Septen 3. Feine Kalzifizierungen in den Septen oder in der Zystenwand 4. Dichte (hyperdense) Läsionen: eingedickter, aber immer noch homogener Inhalt, scharf begrenzte Wand, ohne KM-Aufnahme und ohne Gewebsanteile
IIF	1. Komplizierte Zyste 2. Minimale Verdickung von Zystenwand oder Septen 3. Dicke oder körnige Verkalkungen, noch keine Anteile mit KM-Aufnahme 4. Verlaufskontrolle (Follow-up) empfohlen
III	1. Verdickung der Zystenwand oder der Septen, unregelmäßig oder körnig, ggf. mit KM-Aufnahme in der CT 2. DD infizierte oder eingeblutete Zyste 3. Indikation zur Operation gegeben
IV	1. Eindeutig zystisches Malignom 2. Irreguläre, solide, KM-affine Gewebsanteile als Malignitätskriterium 3. Indikation zur Operation

CT = Computertomographie, *MRT* = Magnetresonanztomographie, *KM* = Kontrastmittel, *DD* = Differenzialdiagnose

oder in der Nachsorge in einem Untersuchungsgang mit Darstellung des kompletten Abdomens und des Thorax.

▶ Die Computertomographie erlaubt in einer Untersuchung die komplette Darstellung des Thorax und des Abdomens, sowohl beim primären Staging als auch in der Nachsorge.

In der Nachsorge wird die Computertomographie standardmäßig angewandt, um einen medikamentösen Therapieverlauf zu beurteilen oder das Operationsergebnis darzustellen. In der Nachsorge kann die Lunge und das Abdomen in einem Untersuchungsgang dargestellt werden.

Durch die breite Verfügbarkeit von Mehrzeilencomputertomographen, die zeitgleich mehrere Schichten aufnehmen, wird eine hohe zeitliche Auflösung in der CT möglich. Bei der Abklärung renaler Raumforderungen wird heute standardmäßig eine native Spirale, eine frühe arterielle Spirale und eine venöse (späte) Spirale durchgeführt.

In der nativen Spirale werden Fettanteile mit negativen Dichtewerten dargestellt, die nach KM-Gabe nicht mehr messbar sind, da das Kontrastmittel den Tumor in seiner

Dichte insgesamt anhebt. So können mittels Dichtemessung in der nativen Spirale Fettanteile in renalen Raumforderungen dargestellt werden, die z. B. Anhalt für ein Angiomyolipom sein können. Nierenzellkarzinome und Wilms-Tumore enhalten nur sehr selten Fettanteile. Die native Spirale wird auch für die native Dichtemessung zystischer renaler Läsionen verwendet, da Zysten kein Kontrastmittel aufnehmen und eine Anreicherung von mehr als 10–12 HU als suspekt für einen soliden, perfundierten, renalen Tumor gilt. Zysten mit einem Dichtewert in der nativen Spirale von weniger als 20 HU sind fast immer benigne (Pooler et al. 2012).

Die arterielle Phase der Computertomographie wird eingesetzt, da zu diesem Zeitpunkt die kortikalen Kapillaren kontrastiert werden, während die Medulla noch nicht kontrastiert ist. In dieser frühen arteriellen Perfusion sind Unregelmäßigkeiten der Nierenrinde sehr gut darzustellen (Abb. 12.1).

Hypervaskularisierte klarzellige Nierenzellkarzinome sind in dieser Phase als arteriell durchblutete Raumforderungen darzustellen, die die sonst regelmäßige Mark-Rinden-Differenzierung unterbrechen.

In der nephrographischen Phase ist das Kontrastmittel gleichmäßig zwischen Nierenrinde und Nierenmark verteilt, sodass das Nierenparenchym homogen erscheint.

Hypervaskularisierte klarzellige Nierenzellkarzinome lassen sich in dieser Phase gut darstellen, da das KM aus den Tumoren wieder abgeflutet ist und so die Tumoren üblicherweise hypodens erscheinen (Kopka et al. 1997; Zeman et al. 1996). In dieser Phase ist die höchste Nachweisrate erfasst worden (Sankineni et al. 2015). Papilläre

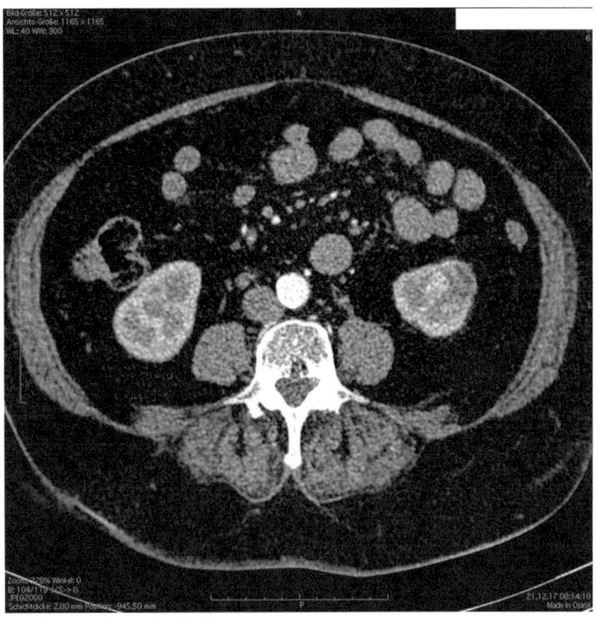

Abb. 12.1 Unterbrechung der Nierenrinde in der arteriellen Phase der Perfusion in der CT am Unterpol der linken Niere: Klarzelliges T1-Nierenzellkarzinom

Nierenzellkarzinome nehmen in der arteriellen Phase üblicherweiser weniger KM auf als klarzellige Karzinome.

Durch die Spirale in der venösen Phase kann das Perfusionsverhalten des Tumors erfasst und mithilfe der nativen Spirale kann die Dichte und die Kontrastmittelaufnahme beurteilt werden. Dies erlaubt z. B. die Differenzierung von nativ dichten eingebluteten Zysten und vaskularisierten soliden Tumoren, wobei nur 25 % aller soliden renalen Läsionen unter 3 cm Durchmesser benigne sind. In einer Ausscheidungsphase, die auch spätvenös durchgeführt werden kann – so kann eine zusätzlich Spirale eingespart werden –, wird nicht nur das Nierenbecken und der Harnleiter kontrastiert dargestellt, sondern auch die Beziehung eines parenchymatösen Tumors zum Nierenbecken und zum Harnleiter, was für die Planung einer organerhaltenden Operation, die heute auch schon bei größeren Tumoren durchgeführt wird, essenziell ist. Für die Planung der organerhaltenden Operation wird die Computertomographie standardmäßig eingesetzt, um die Resektabilität von renalen Läsion besser planen zu können. Hierbei werden unterschiedliche Scoringsysteme eingesetzt (PADUA-Score, RENAL-Score, C-Index), die die Größe des Tumors, die Infiltrationstiefe in das Nierenparenchym und die Infiltration unterschiedlicher Strukturen berücksichtigen (Kutikov und Uzzo 2009).

Die venöse (späte) Phase wird angewandt, um bei unklarer Hämaturie die unterschiedlichen Ursachen wie Nierentumor, einen Stein oder ggf. auch ein Urothelkarzinom auszuschließen. Das Urothel wird in der Ausscheidungsphase dargestellt, um Raumforderungen des Urothels im Nierenbecken oder im Harnleiter zu detektieren.

▶ Durch die Anwendung einer späten und einer nativen Spirale können die Ursachen einer Hämaturie wie Stein oder Urothelkarzinom dargestellt werden.

Durch die Verwendung einer nativen Spirale, einer Spirale in der arteriellen Phase und einer spätvenösen Phase werden heute ca. 2/3 alle Nierentumore richtig eingeordnet (Vargas et al. 2013). Nach wie vor bereiten fettarme Angiomyolipome und Onkozytome differenzialdiagnostische Schwierigkeiten, da die CT auf die Dichtemessung in der nativen, arteriellen und venösen Phase beschränkt ist. Neuere Verfahren, wie die Beurteilung der Textur einer Läsion, erlauben ggf. eine weitere Differenzierung.

Die Dosis kann reduziert werden, wenn man die Split-Bolus-Technik anwendet, bei der durch KM-Gabe vorab das Nierenbecken und der Harnleiter kontrastiert werden und durch einen zweiten Bolus in der arteriellen Phase die entsprechende Spirale akquiriert wird, in der das Nierenbecken und der Harnleiter vorkontrastiert sind (Van Der Molen et al. 2007). Auch bei dieser Technik muss eine native Spirale vorab durchgeführt werden, da sonst die KM-Aufnahme bei einer Nierenläsion nicht beurteilt werden kann.

12.2.2 Magnetresonanztomographie

Die Bildgebung mittels MRT hat ebenfalls durch die Einführung neuer Techniken, wie paralleler Bildgebung und der Zunahme an 3-T-Geräten, die eine verbesserte abdominelle Diagnostik ermöglichen, eine deutliche Qualitätsverbesserung erfahren.

Neben den Routinesequenzen, wie T1- und T2-gewichteten Sequenzen, werden zusätzlich neu entwickelte spezielle Sequenzen wie z. B. der apparent diffusion coefficient (ADC) und chemical-shift-Sequenzen angewandt, die neben der reinen Morphologie Aussagen über die molekularen Strukturen erlauben. Die MRT erlaubt mit hoher zeitlicher Auflösung die Beurteilung der Perfusion eines Tumors durch mehrere Akquisitionen und zwar im Gegensatz zur CT ohne zusätzliche Exposition. Somit kann die MRT mit hoher zeitlicher Auflösung das Perfusionsverhalten des Nierentumors erfassen.

▶ Die MRT kann ohne Dosiseskalation die Durchblutung eines Tumors beurteilen und so den therapeutischen Erfolg einer medikamentösen Therapie unabhängig von dem Größenverlauf abschätzen.

Erst Studien zeigen, dass mittels neuer Techniken eine weitere Differenzierung renaler Läsionen über die Perfusion und Diffusion möglich wird.

Bei der Primärdiagnostik von Nierentumoren wird heute die MRT und die CT gleichwertig eingesetzt, wobei bei höheren Tumorstadien mit Veneninfiltration die MRT aufgrund des intrinsischen Kontrastes bei der Beurteilung von Cavazapfen überlegen ist.

In der MRT sind auch Angiomyolipome durch ihren Fettgehalt gut zu erkennen, da in der MRT fetthaltige Läsionen durch fettsupprimierte Sequenzen oder in der opposed-Phase-Bildgebung gut dargestellt werden können. Schwierigkeiten machen nach wie vor fettarme Angiomyolipome oder auch Onkozytome, da diese solide sind und gut perfundiert.

In mehreren Studien konnte gezeigt werden, dass durch die Anwendung von diffusionsgewichteten Sequenzen eine weitere Differenzierung von renalen Raumforderungen möglich ist und auch ein Grading von Nierenzellkarzinomen möglich erscheint (Reznek 2004). Durch die Bestimmung des ADC-Wertes (apparent diffusion coefficient) wird eine Aussage über die Zellularität des Tumors und die Gewebepermeabilität möglich, was zur weiteren Differenzierung renaler Raumforderungen genutzt werden kann (Notohamiprodjo et al. 2010; Robinson et al. 2017). Auch die Differenzierung zwischen unterschiedlichen histologischen Typen des Nierenzellkarzinoms erscheint mittels diffusionsgewichteten Sequenzen möglich. So konnte in einzelnen Studien gezeigt werden, dass die Differenzierung zwischen papillären und klarzelligen Nierenzellkarzinom möglich ist und so vor der Operation ohne histopathologische Sicherung eine bessere Aussage über den Typ des Nierentumors gemacht werden kann (Cornelis et al. 2014; Taouli et al. 2009).

▶ Die MRT kann durch die Anwendung neuer Techniken wie ADC und Perfusion eine weitere Differenzierung renaler Raumforderungen erlauben.

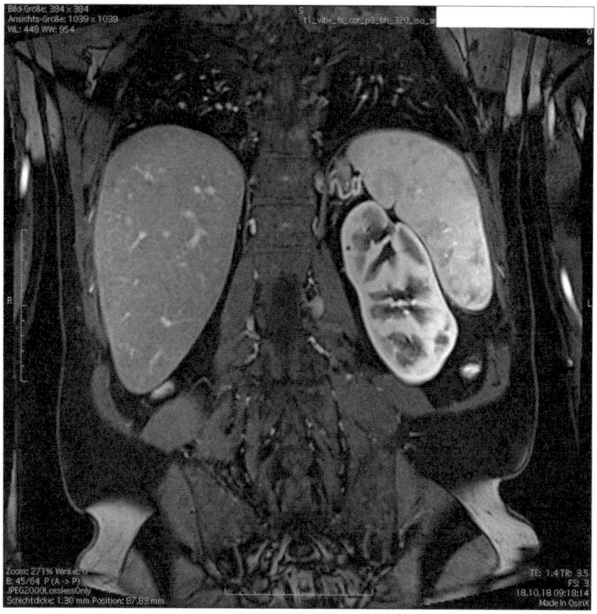

Abb. 12.2 Nachsorge nach Resektion eines T1-Nierenzellkarzinoms am Oberpol lateral an der linken Niere. Der Defekt lässt sich ohne Rezidiv darstellen

Wie in der CT werden native und kontrastmittelunterstützte Sequenzen angewandt, um das Kontrastmittelverhalten des Tumors zu erfassen. Als Untersuchungsprotokoll sollte neben einer nativen axialen Sequenz eine coronare dreidimensionale mehrphasigen Gradientenechosequenzen durchgeführt werden, um die Perfusion eines Nierentumors zu erfassen. Zusätzlich sollte eine axiale T2-gewichtete Sequenz in hoher Ortsauflösung in dem Untersuchungsprotokoll enthalten sein. Eine T1-gewichtete Sequenz post-KM mit Fettsuppression sollte am Ende durchgeführt werden, um den Fettgehalt und dessen KM-Aufnahme beurteilen zu können (S3-Leitlinie NCC). Im Vergleich zu der CT ist das Untersuchungsprotokoll der MRT länger (ca 10 min im Vergleich zu 25 min), jedoch werden mit der MRT mehr Informationen erfasst, die eine weitere Differenzierung erlauben.

In der Nachsorge nach organerhaltender Operation können in der frühen arteriellen Phase Resektionsdefekte sehr gut dargestellt und hypervaskularisierte Rezidivtumore ausgeschlossen werden (Abb. 12.2).

12.3 Präoperative Bildgebung

Bei der präoperativen Planung des Nierenzellkarzinoms wird die Ausdehnung des Tumors abgeklärt. Heute können ca 80 % aller Tumor mit der Schnittbildgebung richtig eingestuft werden (Hallscheidt et al. 2005; Ramamurthy et al. 2014) (Tab. 12.2).

Tab. 12.2 Staging des Nierenzellkarzinoms

	Tx	Primärtumor kann nicht beurteilt werden	
	TO	Kein Anhalt für einen Primärtumor	
		Tumor begrenzt auf die Niere und ≤7 cm in größter Ausdehnung	
	T1	T1a	Tumor 4 cm oder weniger in größter Ausdehnung
		T1b	Tumor mehr als 4 cm, aber höchstens 7 cm in größter Ausdehnung
		Tumor begrenzt auf die Niere und >7 cm in größter Ausdehnung	
T	T2	T2a	Tumor begrenzt auf die Niere und mit mehr als 7 cm, aber höchstens 10 cm in größter Ausdehnung
		T2b	Tumor begrenzt auf die Niere aber >10 cm
		Tumor infiltriert das umliegende Gewebe und die größeren Venen, jedoch nicht die ipsilaterale Nebenniere (Nebenniere der gleichen Seite) und nicht über die Gerota-Faszie hinaus	
	T3	T3a	Tumor infiltriert die Nebenniere, deren größere Äste oder das perirenales Gewebe dringt jedoch nicht über die Gerota-Faszie hinaus
		T3b	Tumor infiltriert die Nierenvene(n) oder die Vena cava inferior bis unterhalb des Zwerchfells
		T3c	Tumor infiltriert die Vena cava inferior oberhalb des Zwerchfells bzw. dringt in die Venenwand ein
	T4	Tumor infiltriert über die Gerota-Faszie hinaus oder/und dringt in die Nebenniere der gleichen Seite ein	
	Nx	Es kann keine Aussage zu regionären Lymphknotenmetastasen getroffen werden	
N	NO	Keine Metastasen in den regionären Lymphknoten	
	N1	Metastasen in den regionären Lymphknoten	

Während bis in die 80-iger Jahre die radikale Nephrektomie als Standardverfahren galt, was sich durch die guten OP-Ergebnisse von Robson erklären ließ, werden heute zunehmend organerhaltend Operationen durchgeführt. Hierbei muss für die Planung der organerhaltenden Operation nicht nur das Staging bekannt sein, sondern auch die intrarenale Ausdehnung des Tumors, ebenso wie die Beziehung des Tumors zum Nierenhilus und zum Nierenbecken. Die genaue Lage des Tumors muss ebenso dargestellt werden, da dies für die Planung der OP essenziell ist. Im Falle einer laparoskopischen Operation ist die gute präoperative Bildgebung noch wichtiger, da der intraoperative Überblick hier naturgemäß reduziert ist.

Während bei kleineren Tumoren das Staging durch MRT und CT als gleichwertig angesehen werden können, scheint bei ausgedehnten Tumoren die MRT der CT überlegen zu sein, da die MRT aufgrund ihres intrinsischen Kontrastes auf den Einstrom von KM aus der Cava inferior bei ausgedehnten Cavazapfen verzichten und trotzdem Zapfen abgrenzen kann.

12.4 Nachsorge

In der Nachsorge nach organerhaltender Operation hat sich die MRT durch die Anwendung von coronaren Mehrphasenangiographien als verlässliches Verfahren etabliert, um den Resektionsdefekt darzustellen und Rezidivtumore in der Nachsorge früh zu erfassen (Choyke et al. 1984; Newhouse et al. 2000).

Bei der Kontrolle des Therapieerfolges unter medikamentöser Therapie kann durch die MRT nicht nur der Größenverlauf einer Läsion beurteilt werden, sondern über die Darstellung der Tumorperfusion auch erfasst werden, ob der Tumor unter der medikamentösen Therapie, z. B. Sunitinib, weniger perfundiert wird, was schon sehr früh für ein Therapieansprechen spricht (Hudson et al. 2018; Rheinheimer S et al. 2012). In der MRT ist dies ohne eine Dosiseskalation möglich.

Literatur

Bertolotto M, Bucci S, Valentino M, Currò F, Sachs C, Cova MA (2018) Contrast-enhanced ultrasound for characterizing renal masses. Eur J Radiol 105:41–48

Choyke PL, Kressel HY, Pollack HM et al (1984) Focal renal masses: magnetic resonance imaging. Radiology 152(2):471–477

Cornelis F, Tricaud E, Lasserre AS et al (2014) Multiparametric magnetic resonance imaging for the differentiation of low and high grade clear cell renal carcinoma. Eur Radiol 24(5):1068–1080

Hallscheidt PJ, Fink C, Haferkamp A et al (2005) Preoperative staging of renal cell carcinoma with inferior vena cava thrombus using multidetector CT and MRI: prospective study with histopathological correlation. J Comput Assist Tomogr 29(1):64–68

Hudson JM, Bailey C, Atri M, Stanisz G, Milot L, Williams R, Kiss A, Burns PN, Bjarnason GA (2018) The prognostic and predictive value of vascular response parameters measured by dynamic contrast-enhanced-CT, -MRI and -US in patients with metastatic renal cell carcinoma receiving sunitinib. Eur Radiol 28(6):2281–2290

Jamis-Dow CA, Choyke PL, Jennings SB et al (1996) Small (< or = 3-cm) renal masses: detection with CT versus US and pathologic correlation. Radiology 198(3):785–788

Kopka L, Fischer U, Zoeller G et al (1997) Dual-phase helical CT of the kidney: value of the corticomedullary and nephrographic phase for evaluation of renal lesions and preoperative staging of renal cell carcinoma. Am J Roentgenol 196(6):1573–1578

Kutikov A, Uzzo RG (2009) The R.E.N.A.L. nephrometry score: a comprehensive standardized system for quantitating renal tumor size, location and depth. J Urol 182(3):844–853

Newhouse JH, Amis ES, Bigongiari LR et al (2000) Follow-up of renal cell carcinoma. American college of radiology. ACR appropriateness criteria. Radiology 6:761–764

Notohamiprodjo M, Sourbron S, Staehler M et al (2010) Measuring perfusion and permeability in renal cell carcinoma with dynamic contrast-enhanced MRI: a pilot study. J Magn Reson Imaging 31(2):490–501

Pooler BD, Pickhardt PJ, O'Connor SD et al (2012) Renal cell carcinoma: attenuation values on unenhanced CT. Am J Roentgenol 198(5):1115–1120

Robinson SP, Boult JKR, Vasudev NS, Reynolds AR (2017) Monitoring the Vascular Response and Resistance to Sunitinib in Renal Cell Carcinoma In Vivo with Susceptibility Contrast MRI. Cancer Res 77(1):4127–4134

Ramamurthy NK, Moosavi B, McIn- nes MD et al (2014) Multiparametric MRI of solid renal masses: pearls and pitfalls. J Urol 194(4):952

Reznek R (2004) CT/MRI in staging renal cell carcinoma. Cancer Imaging 4:S25–S32

Rheinheimer S, Stieltjes B, Schneider F, Simon D, Pahernik S, Kauczor HU, Hallscheidt P (2012) Investigation of renal lesions by diffusion-weighted magnetic resonance imaging applying intravoxel incoherent motion-derived parameters–initial experience. Eur J Radiol 81(3):e310–e316

Sankineni S, Brown A, Cieciera M et al (2015) Imaging of renal cell carcinoma. Urol Oncol 34(3):147–155

Taouli B, Thakur RK, Mannelli L et al (2009) Renal lesions: characterization with diffusion-weighted imaging versus contrast-enhanced MR imaging. Radiology 251(2):398–407

Van Der Molen AJ, Cowan NC, Mueller-Lisse UG, Nolte-Ernsting CC, Takahashi S, Cohan RH (2007) CT urography: definition, indications and techniques. A guideline for clinical practice. Eur Radiol 18(1):4–17

Vargas HA, Chaim J, Lefkowitz RA et al (2013) Renal cortical tumors: Use of multiphasic contrastenhanced MR imaging to differentiate benign and malignant histologic subtypes. J Urol 189(6):2089–2090

Zeman RK, Zeiberg A, Hayes WS et al (1996) Helical CT of renal masses: The value of delayed scans. Am J Roentgenol 167(3):771–776

13 Hereditäres Nierenzellkarzinom und begleitende Syndrome

Maximilian Kippenberger und Stefan Duensing

Inhaltsverzeichnis

Das hereditäre Nierenzellkarzinom (NZK) macht nach heutigem Kenntnisstand mindestens 3–5 % aller NZKs aus (Haas und Nathanson 2014; Agaimy und Hartmann 2016). Charakteristika des hereditären NZK sind ein frühes Erkrankungsalter sowie bilaterale oder multifokale Tumoren. Weiterhin kann es bei bestimmten Syndromen nicht nur zu NZK, sondern auch zu, in einigen Fällen diagnostisch wegweisenden, extrarenalen Manifestationen kommen.

Da die Prognose des metastasierten NZK in der Regel schlecht ist, kommt der Erkennung von Patienten mit erhöhtem hereditären Risiko für ein NZK eine besondere Bedeutung zu. Besondere Früherkennungsprogramme und eine humangenetische Betreuung der betroffenen Familien sind dabei essenziell. Die hereditären NZK waren

M. Kippenberger · S. Duensing (✉)
Urologische Klinik, Sektion Molekulare Uroonkologie, Universitätsklinikum Heidelberg, Heidelberg, Deutschland

D. Jäger und M. Zeier (Hrsg.), *Onko-Nephrologie*,
https://doi.org/10.1007/978-3-662-59911-2_13

instrumentell zur Identifikation der genetischen Grundlagen der weitaus häufigeren sporadischen NZK wichtig. Unter diesem Gesichtspunkt betrachtet sind hereditäre NZK auch wegweisend für die erfolgreiche Entwicklung neuer Therapien beim NZK.

13.1 Von-Hippel-Lindau-(VHL)-Syndrom

Die Inzidenz des VHL-Syndroms, auch als retino-zerebelläre Angiomatose bezeichnet, liegt, regional leicht unterschiedlich, bei etwa 1:30.000–1:40.000 (Chittiboina und Lonser 2015). Das VHL-Syndrom ist für den Großteil der hereditären NZKs verantwortlich. Bemerkenswerterweise war einer der Namensgeber, Eugen von Hippel, ein Ophthalmologe, der 1904 erstmals die charakteristischen Angiome der Netzhaut beschrieb.

Das VHL-Syndrom lässt sich auf eine autosomal-dominant vererbte Keimbahnmutation im gleichnamigen *VHL*-Tumorsuppressorgen auf Chromosom 3p25.3 zurückführen (Findeis-Hosey et al. 2016). Das Protein, welches durch *VHL* codiert wird (pVHL), ist am proteosomalen Abbau der Hypoxie-induzierten Faktoren (HIF)-1-alpha und HIF-2-alpha verantwortlich (Strowitzki et al. 2019). Physiologischerweise werden HIF-1/2-alpha bei Normoxie degradiert während Hypoxie zu einer Akkumulation führt. Es folgt eine transkriptionelle Aktivierung von Genen, die vor allem die Angiogenese, aber auch Zellwachstum und Metabolismus stimulieren, zum Beispiel *VEGF* (Gossage et al. 2014; Chappell et al. 2019).

Im Falle des VHL-Syndroms kommt es durch die *VHL*-Inaktivierung zu einer aberranten Akkumulation von HIFs bei bestehender Normoxie. Dies führt unter anderem zu einer pathologisch gesteigerten Angiogenese (Akhtar et al. 2018).

Die für das VHL-Syndrom typischen klarzelligen NZKs sind stark hypervaskularisiert, häufig bilateral oder multifokal und treten meist zusammen mit Nierenzysten auf. Etwa 70 % der Patienten entwickeln Hämangioblastome des Gehirns und Rückenmarks oder retinale Angiome. Daneben kommt es bei etwa 10 % der Patienten zu neuroendokrinen Tumoren der Bauchspeicheldrüse und in etwa 5–10 % zu endolymphatischen Sacktumoren.

Etwa 20–35 % der Patienten erkranken an einem Phäochromozytom (Maher 2018; Crespigio et al. 2018). Durch die unterschiedlich hohen Risiken eines VHL-Patienten, ein Phäochromozytom zu entwickeln, lässt sich das VHL-Syndrom in weitere Subtypen unterteilen (Chappell et al. 2019):

- VHL-Typ 1 zeichnet sich durch Deletionen oder Stop-Mutationen in *VHL* aus, welche das Risiko für ein NZK stark erhöhen, jedoch nur mit einem niedrigen Risiko für Phäochromozytome assoziiert sind.
- VHL-Typ 2 erhöht durch unterschiedliche Punktmutationen die Wahrscheinlichkeit für Phäochromozytome und andere Paragangliome. Typ-2-VHL-Patienten lassen sich wiederum in drei Gruppen unterteilen (Chappell et al. 2019):
  - A) verringertes Risiko für Hämangioblastome
  - B) erhöhtes Risiko für Hämangioblastome
  - C) isolierte Phäochromozytome

Tab. 13.1 Kriterien für die klinische Diagnose des VHL-Syndroms

Unauffällige Familienanamnese für VHL und ≥2 Symptome	Auffällige Familienanamnese für VHL und mindestens 1 Symptom
Nierenzellkarzinom(e)	Phäochromozytom und andere Paragangliome
Phäochromozytom(e)	Retinale Angiome
Endolymphatische Tumore, papilläre Zystadenome des Nebenhodens/Ligamentum teres uteri oder neuroendokrine pankreatische Tumore	Multiple renale und pankreatische Zysten
≥2 retinale, spinale oder cerebrale Hämangioblastome oder multiple renale/pankreatische Zysten in Verbindung mit einem Hämangioblastom	Spinale und zerebelläre Hämangioblastome

Oft manifestieren sich die Symptome schon in jungen Jahren, weshalb die Diagnose im Durchschnitt mit 26 Jahren gestellt wird.

Multifokale und bilaterale pankreatische und renale Zysten sind ebenfalls ein Merkmal des VHL-Syndroms. Das kann dazu führen, dass die Tumoren Zysten enthalten und histologisch einem klarzellig-papillären NZK ähneln, obwohl für das VHL-Syndrom der klarzellige Typ die Regel ist (Moch 2010).

Die klinische Diagnose kann anhand der in Tab. 13.1 aufgeführten Kriterien gestellt werden (Lindor et al. 2008). Die Möglichkeit einer humangenetischen Testung sollte mit dem Patienten besprochen werden.

Mutationen im *VHL*-Gen sind nicht nur beim VHL-Syndrom ein entscheidendes Ereignis bei der Entstehung eines NZK. In der überwiegenden Zahl sporadischer klarzelliger Nierenzellkarzinome ist eine *VHL*-Mutation vorhanden (Swanton 2015). Eine alleinige Mutation im *VHL*-Gen vermag jedoch keine maligne Entartung zu verursachen. In der Regel involviert die Inaktivierung von *VHL* einen Verlust von Chromosom 3p. Jüngste Untersuchungen deuten darauf hin, dass dieser Verlust nicht nur ein frühes, sondern auch ein ubiqitäres Ereignis während der Kindheit bzw. Adoleszenz darstellt (Mitchell et al. 2018). Eine Inaktivierung des zweiten *VHL*-Allels, welches bei Patienten mit VHL-Syndrom in der Keimbahn alteriert ist, führt dann zur frühen und multifokalen Tumorentstehung.

13.2 Birt-Hogg-Dubé-Syndrom

Das Birt-Hogg-Dubé-Syndrom hat eine Prävalenz von schätzungsweise 1:200.000 und wird durch autosomal-dominant vererbte Mutationen des Follikulin *(FLCN)*-Gens auf Chromosom 17p11.2 verursacht. *FLCN* ist ein Tumorsuppressorgen, welches eine Rolle bei der Regulation intrazellulärer Signaltransduktionswege (mTOR, AMPK) sowie der Zilienentwicklung spielt (Luijten et al. 2013; Preston et al. 2011).

Tab. 13.2 Haupt- und Nebenkriterien für die klinische Diagnose des BHD-Syndroms

Hauptkriterien	Nebenkriterien
Von $\geq$ 5 Fibrofollikulome im Erwachsenenalter mindestens eines histologisch gesichert	Verwandte 1. Grades mit BHD-Syndrom
Nachgewiesene Mutation im *FLCN*-Gen	Bilaterale und/oder multifokale NZK vor dem 50. Lebensjahr
	Mischtumore (onkozytär-chromophob)
	Basale, bilaterale, multiple Lungenzysten

Diagnostisch wegweisend ist die Trias aus Hautläsionen im Gesicht, bilaterale Lungenzysten und benigne oder maligne Nierentumoren. Das Risiko eines BHD-Patienten für ein NZK ist geringer als beim VHL-Syndrom (etwa 30 % der Patienten, häufig bereits vor dem 50. Lebensjahr) (Agaimy und Hartmann 2016; Maher 2018). Typisch ist sowohl die Entwicklung bilateraler, multifokaler chromophober NZKs, von Onkozytomen und hybriden onkozytär/chromophoben Tumoren. Es treten jedoch auch papilläre und klarzellige NZKs auf (Pavlovich et al. 2005). 90 % aller BHD-Erkrankten entwickeln vor dem 40. Lebensjahr bilaterale Lungenzysten. Dies führt zu einem 50-fach erhöhten Risiko für einen Spontanpneumothorax (Zbar et al. 2002). Vor dem 30. Lebensjahr treten zudem ebenfalls in 9 von 10 Fällen Hautveränderungen im Gesichts- und Halsbereich auf, typischerweise Fibrofollikulome (Agaimy und Hartmann 2016). Für die klinische Diagnose lassen sich Haupt- und Nebenkriterien definieren (Tab. 13.2) (Menko et al. 2009).

Bei über 90 % der Patienten kann eine Mutation im *FLCN*-Gen nachgewiesen werden (Lindor et al. 2008). Sofern nicht vom Patienten aus kosmetischen Gründen gewünscht, ist eine Entfernung der in der Regel gutartigen kutanen Veränderungen im Gesichtsbereich nicht zwingend notwendig. Ähnlich wie beim VHL-Syndrom muss die operative Strategie bei den Nierentumoren nicht nur die Multifokalität, sondern auch das hohe Rezidivrisiko berücksichtigen. Es muss daher eine Balance zwischen chirurgischer Radikalität und postoperativer Nierenfunktion gesucht werden. Daher wird eine Operation häufig erst ab einem bestimmten Tumordurchmesser (häufig 3 cm) in Betracht gezogen (Stamatakis et al. 2013).

13.3 Tuberöse-Sklerose-Komplex

Der Tuberöse-Sklerose-Komplex (TSC), auch als Bourneville-Pringle-Syndrom bekannt, ist eine autosomal-dominant vererbte Phakomatose. Sie tritt mit einer Prävalenz von 1:10.000 auf (O'Callaghan 1999).

Ursächlich sind Mutationen in den Genen *TSC1* oder *TSC2*. *TSC1* codiert für Hamartin, welches eine Rolle bei der Zelladhäsion spielt. Das Genprodukt des *TSC2*-Gens ist Tuberin, das an zytoplasmatischen Transportprozessen beteiligt ist.

Tab. 13.3 Major- und Minorkriterien für klinische Diagnose der TSC

Major-Kriterium	Minor-Kriterium
Angiomyolipom der Niere	Mehrere Knochenzysten
Lymphangioleiomyomatose	Nicht-retinales Hamartom
Kardiales Rhabdomyom	Ausgedehnte Zahnschmelzdefekte
Mehrere noduläre Hamartome der Retina	Mehrere bilaterale oder multifokale Nierenzysten
Mehrere subependymale Knötchen oder makrozytäres Astrozytom	Hamartöser Polyp des Rektums
Mehrere Angiofibrome oder fibröse Plaques im Gesicht	Gingivafibrome
Sklerosierender Plaque oder Tumor des Kortex	Mehrere achromische Netzhautflecken
Mehrere sub- und periunguale Fibrome	Mehrere Knochenzysten

Beide Gene werden als Tumorsuppressorgene eingestuft, da sie den mTOR-Komplex 1 inhibieren und somit Wachstum und Proliferation regulieren.

Ein NZK tritt bei etwa 2–4 % der TSC-Patienten auf (Lindor et al. 2008), häufiger bei Frauen als bei Männern (1:2,5), insbesondere bei jüngeren Frauen, und häufig multifokal sowie bilateral. Der Verlauf ist in der Regel indolent (Agaimy und Hartmann 2016). Viel häufiger als NZK sind gutartige Veränderungen der Niere in Form von Angiomyolipomen (über 90 % der Patienten), die mit NZK assoziiert auftreten können.

Bei spontaner Ruptur können lebensbedrohliche retroperitoneale Blutungen auftreten (Wunderlich-Syndrom). Patienten mit TSC zeigen häufig eine Beteiligung des ZNS, wobei drei Charakteristika auffallen: kortikale glioneuronale Hamartome (Tubera), subependymale Noduli (beide bei etwa 90 % der Patienten) sowie subependymale Riesenzellastrozytome (etwa 10 % der Patienten). Wachsen diese Fehlbildungen periventrikulär, kann es zu einem obstruktiven Hydrozephalus kommen (Słowińska et al. 2018; Curatolo et al. 2008). Kutane Veränderungen sind häufig und treten zum Teil schon im ersten Lebensjahr auf. Typisch sind blattförmige Pigmentstörungen am Körper und um die Nasolabialfalten gruppierte papulöse Angiofibrome.

Die Diagnose kann gestellt werden, wenn mindestens zwei Major-Kriterien oder ein Major-Kriterium und zwei Minor-Kriterien festgestellt werden können (Tab. 13.3) (Lindor et al. 2008). Zusätzlich kann eine Genanalyse durchgeführt werden.

13.4 Hereditäres papilläres Nierenzellkarzinom

Das hereditäre papilläre Nierenzellkarzinom (HPNZK) ist eines von wenigen Tumorsyndromen, welches auf eine Gain-of-Function-Mutation zurückzuführen ist (Schmidt et al. 1997). Die Erkrankung ist selten und bisher nur bei einigen wenigen Familien (ca. 30) diagnostiziert worden (Lindor et al. 2008). Ursache für die Erkrankung ist eine autosomal-dominant vererbte Keimbahnmutation im *MET*-Onkogen auf Chromosom 7q31. Das zugehörige Protein ist eine Rezeptortyrosinkinase, die durch Hepatozytenwachstumsfaktor (HGF) aktiviert wird (Comoglio et al. 2008). Downstream kommt es zu einer PI3K- und RAS-Signalkaskadenaktivierung, welche u. a. das Zellüberleben regulieren (Cipriani et al. 2009). In etwa 8 % der sporadischen papillären NZK ist das *MET*-Onkogen ebenfalls durch Mutationen aktiviert (Swanton 2015).

Die Manifestation der Erkrankung besteht im Auftreten von papillären NZK Typ 1, die bilateral, multifokal und bei 2/3 der Erkrankten vor dem 65. Lebensjahr entstehen (Agaimy und Hartmann 2016). Sie unterscheiden sich histologisch kaum von sporadischen papillären NZK. Die Verdachtsdiagnose kann bei mehreren, in der Familie vorkommenden papillären NZK gestellt werden und rechtfertigt eine genetische Testung.

Da es sich um papilläre NZK handelt ist die Prognose relativ gut. Kleinere Tumoren können daher zunächst überwacht werden, von einigen Autoren wird eine engmaschige Beobachtung bis 3 cm Durchmesser empfohlen (Ghavamian und Zincke 2001), um die bei einer chirurgischen Intervention zu erwartende Einschränkung der Nierenfunktion hinauszuzögern. Bei den Patienten werden häufig hunderte mikroskopisch kleiner papillärer Adenome in der Niere gefunden, eine lebenslange Überwachung der Patienten ist daher erforderlich.

13.5 Hereditäres Leiomyomatose-und-Nierenzellkarzinom-Syndrom

Dem hereditären Leiomyomatose- und Nierenzellkarzinom-Syndrom (HLNZK) liegt eine autosomal-dominat vererbte Keimbahnmutation des auf Chromosom 1q42.3-q43 liegenden Gens für die Fumarathydratase *(FH)* zugrunde. Das *FH*-Gen ist ein Tumorsuppressorgen und codiert für ein Enzym, welches Teil des Krebszyklus ist. Es katalysiert die Hydratisierung von Fumarat zu Malat. Die biallelische Mutation und der komplette Funktionsverlust führen durch progressive Enzephalopathie, hypotone Krisen und Übersäuerung durch Fumarat nach wenigen Monaten zum Tod. Bei heterozygoter Mutation erkranken die Patienten an HLNZK (Lindor et al. 2008). Die hohen Fumaratkonzentrationen führen zu einer Stabilisierung von HIFs und Steigerung der Glykolyse, vergleichbar mit den Pathomechanismen des VHL-Syndroms (Lehtonen 2011). Dieser Wechsel von oxidativer Phosphorylierung und mitochondrialer aerober Energiegewinnung zu einem anaeroben glykolytischen Metabolismus in Tumorzellen ist als „Warburg-Effekt" bekannt (Vander Heiden et al. 2009). Die Erkrankung ist relativ selten, es wurden bisher knapp 200 Patienten beschrieben (Smit et al. 2011).

Das HLNZK ist durch Leiomyome der Haut (nahezu 100 % der Patienten), des Uterus (etwa 80 %) und NZK (etwa 20 %) charakterisiert. Diese Erkrankungserscheinungen manifestieren sich in der Regel zwischen dem 30. und 50. Lebensjahr. Bei multiplen kutanen Leiomyomen sollte differentialdiagnostisch an das HLNZK-Syndrom gedacht werden. Weiterhin diagnostisch von Bedeutung sind Leiomyome des Uterus vor dem 40. Lebensjahr, papilläre NZK oder Ductus-Bellini-Karzinome vor dem 40. Lebensjahr sowie das Auftreten solcher bei Familienangehörigen. Eine frühe Diagnosesicherung ist wichtig, da die NZK beim HLNZK durch aggressive Verläufe mit rascher Metastasierung gekennzeichnet sind. Die Tumoren sind häufig solitär und unilateral und sollten daher umgehend operativ entfernt werden. Die NZK dieses Syndroms stellen eine eigenständige Entität in der WHO-Klassifikation dar (Humphrey et al. 2016). Eine genetische Testung bzw. ein Nachweis der reduzierten Fumaraseaktivität sollte bei entsprechender Symptomatik aufgrund der großen Wichtigkeit der Früherkennung aggressiver NZK empfohlen werden (Pithukpakorn et al. 2006).

13.6 Cowden-Syndrom-assoziiertes NZK

Das Cowden-Sydrom (CS) oder auch PTEN-Hamartom-Tumor-Syndrom genannt, ist ein Syndrom, welches zu Neoplasien in Organen aller drei Keimblätter führen kann. Es wird durch eine autosomal-dominant vererbte Keimbahnmutation im *PTEN*-Tumorsuppressorgen auf Chromosom 10q22–23 verursacht. *PTEN* codiert für eine Phospholipid-Phosphatase, welche Zellproliferation, Apoptose und Migration über den PI3K/AKT/mTOR-Signalweg beeinflusst.

Die Manifestationsvielfalt macht die klinische Diagnose schwierig, weshalb die in der Literatur geschätzte Prävalenz von 1:200.000 wohl eher zu gering angesetzt ist (Pilarski 2009). Das CS ist typischerweise mit Mamma-, Endometrium- und follikulären Schilddrüsenkarzinomen assoziiert (Agaimy und Hartmann 2016). Zu den weiteren nichtkutanen Tumoren beim CS gehört das NZK, welches bei etwa 4–16 % der CS-Patienten auftritt. Die Histomorphologie ist divers, es wurden papilläre, klarzellige und chromophobe NZK beschrieben (Mester et al. 2012; Shuch et al. 2013). In manifesten CS-assoziierten NZKs ist der Verlust des zweiten *PTEN*-Allels durch LOH nachweisbar (Agaimy und Hartmann 2016).

In den seltensten Fällen zeigt sich eine positive Familienanamnese für CS-assoziierte NZKs, weshalb zur Diagnosestellung die häufigeren anderen Manifestationen der Erkrankung genutzt werden sollten. 80 % der Patienten mit klinisch diagnostiziertem CS zeigen bei der genetischen Testung eine *PTEN*-Keimbahnmutation. Die restlichen 20 % werden als CS-like bezeichnet (Ni et al. 2008).

13.7 Hereditäres Hyperparathyroidismus-Kiefertumor-Syndrom

Das hereditäre Hyperparathyroidismus-Kiefertumor-Syndrom (HPT-KT) ist eine seltene autosomal-dominant vererbte Erkrankung, die durch heterozygote Keimbahnmutationen im *CDC73*-Gen (auch als *HRPT2* bezeichnet) auf Chromosom 1q25-q32 verursacht wird. Patienten haben ein erhöhtes Risiko an Nebenschilddrüsentumoren, ossifizierenden Fibromen des Kiefers und Nierentumoren zu erkranken (Agaimy und Hartmann 2016). Renale Manifestationen des HPT-KT-Syndroms umfassen Zysten, papilläre NZK sowie Nephroblastome. Das betroffene Gen codiert für das Protein Parafibromin, welches bei der RNA-Prozessierung und Transkriptions- und Elongationsprozessen beteiligt ist.

Obwohl Nebenschilddrüsenkarzinome die häufigste maligne Veränderung bei betroffenen Patienten sind, wurden in 20 % der Patienten renale Anomalien beobachtet. Bemerkenswerterweise konnten Mutationen von *CDC73* in sporadischen klarzelligen NZK, papillären NZK und chromophoben NZK beobachtet werden.

13.8 BAP1-assoziiertes NZK

Das BAP1-assozierte NZK entsteht durch eine Keimbahnmutation im BRCA1-Associated-Protein 1 *(BAP1)*-Gen auf dem Chromosom 3p21.1. Es codiert für eine Histon-deubiquitinase und ist an der Kontrolle genomischer Stabilität beteiligt. Durch die Lokalisation des Gens auf 3p ist es relativ häufig beim sporadischen klarzelligen NZK alteriert (biallelischer Verlust in 10–20 %), wo es mit einem aggressiveren Verlauf der Erkrankung assoziiert ist (Peña-Llopis et al. 2012). Keimbahnmutationen von *BAP1* stellen ein neues Tumorprädispositionssyndrom dar (Goldstein 2011) und sind mit Aderhaut- und kutanen Melanomen, Pleuramesotheliomen, NZK und den sogenannten melanozytischen *BAP1*-mutierten atypischen intradermalen Tumoren (MBAIT) assoziiert (Agaimy und Hartmann 2016). Die Häufigkeit des *BAP1*-Keimbahn-mutierten NZK ist derzeit noch nicht bekannt.

13.9 Succinat-Dehydrogenase-(SDH)-defizientes NZK

Das SDH-defiziente NZK stellt eine eigenständige Tumorentität der Niere dar (Humphrey et al. 2016). SDH ist ein Proteinkomplex aus vier Untereinheiten (SDHA, SDHB, SDHC, SDHD), der eine zentrale Rolle beim mitochondrialen Krebszyklus und damit der aeroben Energiegewinnung der Zelle spielt, wobei er die Umwandlung von Succinat zu Fumarat katalysiert (Rutter et al. 2010). Von den vier Untereinheiten des Komplexes ist bei dieser seltenen Erkrankung am häufigsten die Untereinheit SDHB betroffen. Ähnlich dem HLNZK, bei dem das *FH*-Gen mutiert ist, ist auch hier eine Pseudohypoxie und die Hochregulierung der Glykolyse eine Eigenschaft des Tumors. Diese SDH-abhängigen NZKs machen jedoch weniger als 0,2 % aller NZKs aus (Gill et al. 2014). Patienten, die an diesem Syndrom leiden, haben ein Risiko von 10–15 %, an einem NZK zu erkranken (Maher 2018). Andere Tumoren, die mit dieser Mutation in Verbindung stehen, sind gastrointestinale Stromatumoren (GIST), Phäochromozytome und Paragangliome (Gill et al. 2013). Sollte nach Resektion eines Nierentumors ein Verdacht auf ein SDH-defizientes NZK bestehen, ist eine genetische Testung zu empfehlen.

Zusammenfassend lässt sich festhalten, dass hereditäre NZKs insgesamt zwar relativ selten sind, differenzialdiagnostisch jedoch vor allem bei jüngeren Patienten, multifokalen und bilateralen Nierentumoren berücksichtigt werden sollten (Tab. 13.4). Aufgrund der molekularen Charakterisierung kann dem Patienten eine genetische Testung empfohlen werden, was sowohl für die Früherkennung bei weiteren betroffenen Familienmitgliedern, als auch für die individuelle Therapieplanung essenziell sein kann.

Tab. 13.4 Hereditäre Nierentumorsyndrome

Syndrome	Gen	Auftreten von NZK	Histologische Typen	Prävalenz des Syndroms
Von-Hippel-Lindau-Syndrom	*VHL* (3p25.3)	70 %	• Klarzellige Nierenzellkarzinome	1:50.000
Birt-Hogg-Dubé-Sydrom	*FLCN* (17p11.2)	16–25 %	• Hybride Mischtumoren (chromophob-onkozytisch) • Onkozytome • Klarzellige, papilläre Nierenzellkarzinome	1:200.000
Tuberöse-Sklerose-Komplex	*TSC1* (9q34) *TSC2* (16p13)	2–4 %	• Papilläre, klarzellige Nierenzellkarzinome • Onkozytome	1:10.000
Hereditäres papilläres NZK	*MET* (7q31)	Unbekannt	• Papilläre Nierenzellkarzinome Typ 1	Unbekannt
Hereditäres Leiomyomatose-NZK-Syndrom	*FH* (1q42–43)	15 %	• Papilläre Nierenzellkarzinome Typ 2 • Diverse andere Typen	Unbekannt
Cowden-Sydrom	*PTEN* (10q22–23)	4–16 %	• Papilläre, chromophobe Nierenzellkarzinome	1:200.000
Hereditäres Hyperparathyroidismus-Kiefertumor-Syndrom	*HRPT* (1q21–32)	Unbekannt	• Klarzellige, papilläre, chromophobe, Nierenzellkarzinome • Nephroblastome	Unbekannt
BAP1-assoziiertes NZK	*BAP1* (3p21)	10 %	• Klarzellige Nierenzellkarzinome	Unbekannt
Succinat-Dehydrogenase-assoziiertes NZK	*SDHA* (5p15.33) *SDHB* (1p36.13) *SDHC* (1q23.3) *SDHD* (11q23.1)	10–15 %	• SDH-defiziente-Nierenzellkarzinome	Unbekannt

Trotz der relativen Seltenheit stellen hereditäre NZKs eine hervorragende Möglichkeit dar, die Biologie der häufigeren sporadischen NZKs besser zu verstehen, was letztlich auch zur Entwicklung neuer Therapieformen geführt hat. Hervorzuheben ist die besondere Bedeutung der metabolischen Fehlregulation bei hereditären NZKs (Rathmell et al. 2018), was zukünftig auch für neue Therapieansätze genutzt werden könnte.

Literatur

Agaimy A, Hartmann A (2016) Hereditäre Nierentumoren. Der Pathologe 37(2):134–143

Akhtar M, Al-Bozom IA, Al Hussain T (2018) Molecular and metabolic basis of clear cell carcinoma of the kidney. Adv Anat Pathol 25(3):189–196

Chappell JC, Payne LB, Rathmell WK (2019) Hypoxia, angiogenesis, and metabolism in the hereditary kidney cancers. J Clin Investig 129(2):442–451

Chittiboina P, Lonser RR (2015) Chapter 10 – Von Hippel–Lindau disease. In: Islam MP, Roach ES (Hsrg) Handbook of Clinical Neurology, Bd 132. Elsevier, Oxford, 139–156

Cipriani NA, Abidoye OO, Vokes E, Salgia R (2009) MET as a target for treatment of chest tumors. Lung Cancer 63(2):169–179

Comoglio PM, Giordano S, Trusolino L (2008) Drug development of MET inhibitors: targeting oncogene addiction and expedience. Nat Rev Drug Discovery 7:504

Crespigio J, Berbel LCL, Dias MA, Berbel RF, Pereira SS, Pignatelli D et al (2018) Von Hippel-Lindau disease: a single gene, several hereditary tumors. J Endocrinol Invest 41(1):21–31

Curatolo P, Bombardieri R, Jozwiak S (2008) Tuberous sclerosis. Lancet 372(9639):657–668

Findeis-Hosey JJ, McMahon KQ, Findeis SK (2016) Von Hippel-Lindau Disease. J Pediatr Genet. 5(2):116–123

Ghavamian R, Zincke H (2001) Nephron-sparing surgery. Curr Urol Rep 2(1):34–39

Gill AJ, Lipton L, Taylor J, Benn DE, Richardson AL, Frydenberg M et al (2013) Germline SDHC mutation presenting as recurrent SDH deficient GIST and renal carcinoma. Pathology 45(7):689–691

Gill AJ, Hes O, Papathomas T, Šedivcová M, Tan PH, Agaimy A et al (2014) Succinate dehydrogenase (SDH)-deficient renal carcinoma: a morphologically distinct entity: a clinicopathologic series of 36 tumors from 27 patients. Am J Surg Pathol 38(12):1588–1602

Goldstein AM (2011) Germline BAP1 mutations and tumor susceptibility. Nat Genet 43:925

Gossage L, Eisen T, Maher ER (2014) VHL, the story of a tumour suppressor gene. Nat Rev Cancer 15:55

Haas NB, Nathanson KL (2014) Hereditary kidney cancer syndromes. Adv Chronic Kidney Dis. 21(1):81–90

Humphrey PA, Moch H, Cubilla AL, Ulbright TM, Reuter VE (2016) The 2016 WHO classification of tumours of the urinary system and male genital organs – Part B: prostate and bladder tumours. Eur Urol 70(1):106–119

Lehtonen HJ (2011) Hereditary leiomyomatosis and renal cell cancer: update on clinical and molecular characteristics. Fam Cancer 10(2):397–411

Lindor NM, McMaster ML, Lindor CJ, Greene MH (2008) Concise handbook of familial cancer susceptibility syndromes – second edition. JNCI Monographs 2008(38):3–93

Luijten MNH, Basten SG, Claessens T, Vernooij M, Scott CL, Janssen R et al (2013) Birt-Hogg-Dube syndrome is a novel ciliopathy. Hum Mol Genet 22(21):4383–4397

Maher ER (2018) Hereditary renal cell carcinoma syndromes: diagnosis, surveillance and management. World J Urol 36(12):1891–1898

Menko FH, van Steensel MAM, Giraud S, Friis-Hansen L, Richard S, Ungari S et al (2009) Birt-Hogg-Dubé syndrome: diagnosis and management. Lancet Oncol 10(12):1199–1206

Mester JL, Zhou M, Prescott N, Eng C (2012) Papillary renal cell carcinoma is associated with PTEN hamartoma tumor syndrome. Urology 79(5):1187.e1–e11877

Mitchell TJ, Turajlic S, Rowan A, Nicol D, Farmery JHR, O'Brien T et al (2018) Timing the landmark events in the evolution of clear cell renal cell cancer: TRACERx renal. Cell 173(3):611–23.e17

Moch H (2010) Cystic Renal Tumors: New Entities and Novel Concepts. Adv Anat Pathol 17(3):209–214

Ni Y, Zbuk KM, Sadler T, Patocs A, Lobo G, Edelman E et al (2008) Germline mutations and variants in the succinate dehydrogenase genes in Cowden and Cowden-like syndromes. Am J Hum Genet 83(2):261–268

O'Callaghan FJ (1999) Tuberous sclerosis. BMJ 318(7190):1019–1020

Pavlovich CP, Grubb RL, Hurley K, Glenn GM, Toro J, Schmidt LS et al (2005) Evaluation and management of renal tumors in the Birt-Hogg-Dubé SYNDROME. J Urol 173(5):1482–1486

Peña-Llopis S, Vega-Rubín-de-Celis S, Liao A, Leng N, Pavía-Jiménez A, Wang S et al (2012) BAP1 loss defines a new class of renal cell carcinoma. Nat Genet 44(7):751–759

Pilarski R (2009) Cowden syndrome: a critical review of the clinical literature. J Genet Couns 18(1):13–27

Pithukpakorn M, Wei MH, Toure O, Steinbach PJ, Glenn GM, Zbar B et al (2006) Fumarate hydratase enzyme activity in lymphoblastoid cells and fibroblasts of individuals in families with hereditary leiomyomatosis and renal cell cancer. J Med Genet 43(9):755–762

Preston RS, Philp A, Claessens T, Gijezen L, Dydensborg AB, Dunlop EA et al (2011) Absence of the Birt-Hogg-Dubé gene product is associated with increased hypoxia-inducible factor transcriptional activity and a loss of metabolic flexibility. Oncogene 30(10):1159–1173

Rathmell WK, Rathmell JC, Linehan WM (2018) Metabolic pathways in kidney cancer: current therapies and future directions. J Clin Oncol 36(36):3540–3546

Rutter J, Winge DR, Schiffman JD (2010) Succinate dehydrogenase – assembly, regulation and role in human disease. Mitochondrion 10(4):393–401

Schmidt L, Duh F-M, Chen F, Kishida T, Glenn G, Choyke P et al (1997) Germline and somatic mutations in the tyrosine kinase domain of the MET proto-oncogene in papillary renal carcinomas. Nat Genet 16(1):68–73

Shuch B, Ricketts CJ, Vocke CD, Komiya T, Middelton LA, Kauffman EC et al (2013) Germline PTEN mutation Cowden syndrome: an underappreciated form of hereditary kidney cancer. J Urol 190(6):1990–1998

Słowińska M, Jóźwiak S, Peron A, Borkowska J, Chmielewski D, Sadowski K et al (2018) Early diagnosis of tuberous sclerosis complex: a race against time How to make the diagnosis before seizures? Orphanet J Rare Dis 13(1):25

Smit DL, Mensenkamp AR, Badeloe S, Breuning MH, Simon MEH, Van Spaendonck KY et al (2011) Hereditary leiomyomatosis and renal cell cancer in families referred for fumarate hydratase germline mutation analysis. Clin Genet 79(1):49–59

Stamatakis L, Metwalli AR, Middelton LA, Marston Linehan W (2013) Diagnosis and management of BHD-associated kidney cancer. Fam Cancer 12(3):397–402

Strowitzki MJ, Cummins EP, Taylor CT (2019) Protein Hydroxylation by Hypoxia-Inducible Factor (HIF) hydroxylases: unique or ubiquitous? Cells 8(5):384

Turajlic S, Larkin J, Swanton C (2015) SnapShot: renal cell carcinoma. Cell 163(6):1556–e1

Vander Heiden MG, Cantley LC, Thompson CB (2009) Understanding the Warburg effect: the metabolic requirements of cell proliferation. Science 324(5930):1029–1033

Zbar B, Alvord WG, Glenn G, Turner M, Pavlovich CP, Schmidt L et al (2002) Risk of renal and colonic neoplasms and spontaneous pneumothorax in the Birt-Hogg-Dubé syndrome. Cancer Epidemiol Biomark Prev 11(4):393

Operative Therapie des Nierenzellkarzinoms

14

Claudia Gasch und Markus Hohenfellner

Inhaltsverzeichnis

C. Gasch (✉) · M. Hohenfellner
Urologische Klinik, Universitätsklinikum Heidelberg, Heidelberg, Deutschland
E-Mail: claudia.gasch@med.uni-heidelberg.de

M. Hohenfellner
E-Mail: markus.hohenfellner@med.uni-heidelberg.de

D. Jäger und M. Zeier (Hrsg.), *Onko-Nephrologie,*
https://doi.org/10.1007/978-3-662-59911-2_14

14.1 Einleitung

Die Nierentumorchirurgie ist der elementare Bestandteil der kurativen Therapie des Nierenzellkarzinoms (NCC). Seit ihrer Erstbeschreibung 1963 durch Robson war die offene radikale Nephrektomie jahrzehntelanger Goldstandard zur Sanierung maligner Nierentumore und bedeutete für den Patienten die einzige Chance auf Heilung (Robson 1963). Über die Zeit rückte jedoch die nierenerhaltende Chirurgie immer mehr in den Vordergrund - einerseits aufgrund mit der Radikaloperation vergleichbar guter onkologischer Ergebnisse, andererseits durch eine verbesserte Überlebensrate der Patienten durch die Reduktion von kardiovaskulären Erkrankungen und Erhaltung einer besseren Nierenfunktion (Zini et al. 2009; Weight et al. 2010). Wurde die Nierenteilresektion zunächst nur bei imperativer Indikation bei Patienten mit Einzelniere durchgeführt, fand sie schnell auch Vorzug als operatives Verfahren bei Patienten mit schlechter Nierenfunktion oder bilateralen Nierentumoren. Heutzutage wird ein nierenerhaltendes Vorgehen bei lokal begrenzten Tumoren (T1–T2 Stadium) von den Leitlinien empfohlen, wenn dieses technisch umsetzbar ist (Ljungberg et al. 2019; Leitlinienprogramm Onkologie [Deutsche Krebsgesellschaft, Deutsche Krebshilfe, AWMF] 2017).

Ebenso hat sich die Operationsmethodik in den letzten Jahrzehnten rasant weiterentwickelt, sodass auch minimal-invasive Techniken in der Nierentumorchirurgie ihren Stellenwert gefunden haben. Neben klassisch laparoskopischen Verfahren kommt hier auch die Roboterchirurgie zum Einsatz. Im Hinblick auf die onkologische Sicherheit scheinen offene und minimal-invasive Verfahren vergleichbar zu sein, jedoch bietet die minimal-invasive Methodik Vorteile bezüglich der perioperativen Morbidität und postoperativen Rekonvaleszenz der Patienten (Patard et al. 2004; Crépel et al. 2010; Simmons et al. 2009).

Lokal fortgeschrittene Tumore, welche sogar einen Tumorthrombus in die Vena cava inferior ausbilden können, erfordern weiterhin ein offenes Verfahren. Von großer Bedeutung ist in diesem Fall ein interdisziplinäres Team aus der Urologie, Anästhesie und Herz-, Viszeral- oder Gefäßchirurgie. Die Wichtigkeit der operativen Interdisziplinarität spielt außerdem in der Metastasenchirurgie des NCC eine entscheidende Rolle. Weiterhin hat die zytoreduktive Nephrektomie ihren festen Stellenwert in der multimodalen Therapie des metastasierten NCC (Flanigan et al. 2004; Méjean et al. 2018). Ebenfalls kann in einigen Fällen eine Nephrektomie aus palliativen Gründen notwendig sein.

14.2 Alternative Therapiekonzepte

14.2.1 Small renal mass (SRM)

Der in der Fachliteratur als „small renal mass“ (SRM) beschriebene „kleine Nierentumor“ ist im Durchmesser $\leq$4 cm, was dem T1a-Stadium der TNM-Klassifikation entspricht.

▶ Als „small renal mass“ bezeichnet man Nierentumore $\leq$4 cm im Durchmesser.

Durch die Zunahme an abdomineller Schnittbildgebung werden immer häufiger SRMs zufällig detektiert. Obwohl in den meisten Fällen radiologische Kriterien für Malignität vorhanden sind, zeigt ein Großteil der Tumore kein aggressives Verhalten. Lediglich 20 % stellen aggressive Karzinome mit hohem Metastasierungspotenzial dar, wohingegen 60 % indolente und 20–30 % sogar benigne Tumore sind. Parameter zur Beurteilung des aggressiven Potenzials von SRMs scheinen die Tumorgröße und Wachstumsrate zu sein, solang ein Karzinom histologisch gesichert wurde (Lane et al. 2012). Liegt keine histologische Sicherung vor, ist jedoch zu beachten, dass auch benigne Tumore eine gewisse Wachstumsrate zeigen können.

14.2.2 Nierentumorbiopsie

Aufgrund der zunehmenden Anzahl von zufällig detektierten SRM und der alternativen Therapiemöglichkeiten derselben, hat die Nierentumorbiopsie in den letzten Jahren zugenommen. Jedoch ist in Bezug auf die Indikationsstellung zur Biopsie zu beachten, dass eine invasive Diagnostik nur erfolgen sollte, wenn dies die Therapiewahl beeinflusst. Ebenfalls ist weiterhin keine präoperative Biopsieindikation gegeben, wenn ohnehin eine operative Sanierung des Tumors angestrebt wird (Leitlinienprogramm Onkologie [Deutsche Krebsgesellschaft, Deutsche Krebshilfe, AWMF] 2017). Von der Biopsie einer zystischen renalen Raumforderung ist wegen der diagnostischen Unsicherheit und des potenziellen Tumorseedings ebenso abzuraten.

Indikationen zur Nierenbiopsie. (*Adaptiert nach* Leitlinienprogramm Onkologie [Deutsche Krebsgesellschaft, Deutsche Krebshilfe, AWMF] 2017)

- Histologische Sicherung primärer Nierentumore unklarer Dignität
- Ausschluss anderer renaler Raumforderungen, wie Abszess, Lymphom oder einer Metastase
- Selektive Patienten mit SRM zur Vermeidung einer OP oder alternativen fokalen Therapie
- Histologische Sicherung vor ablativer fokaler Therapie
- Histologische Sicherung vor systemischer Therapie bei metastasierten Patienten

Aus technischer Sicht sollte die Nierentumorbiopsie als Stanzbiopsie in coaxialer Technik mit einer 18-Gauge-Nadel durchgeführt werden. Aufgrund der Heterogenität von Nierentumoren sollte die Entnahme von mindestens zwei Stanzzylindern unter Ultraschall- oder CT-Kontrolle erfolgen (Gerlinger et al. 2012; Warsow et al. 2018).

Bei Tumoren >4 cm empfiehlt sich die Peripherie als Entnahmestelle, um nekrotische Areale zu vermeiden. Unter Berücksichtigung dieser Voraussetzung wird in der aktuellen Literatur eine Sensitivität von 93,5–97,7 % bei einer Spezifität von 100 % für die Nierentumorbiopsie angegeben. Schwerwiegende Komplikationen, wie transfusionspflichtige Blutungen oder ein Pneumothorax, sind mit 1–2 % gering (Volpe et al. 2012).

14.2.3 Active surveillance

Die aktive Überwachung („active surveillance") ist eine Therapieoption für Patienten mit SRM, die für eine operative oder ablative Therapie nicht infrage kommen oder diese ablehnen. Sollte im Verlauf der active surveillance der Patientenwunsch zur Therapie bestehen oder es zu tumorbedingten Komplikationen kommen, kann die Therapie dann erfolgen. Bis dato liegen zur active surveillance beim Nierenzellkarzinom keine prospektiv randomisierten Studien vor. Neben einer einheitlichen Definition der aktiven Überwachung fehlen außerdem objektive Kriterien zur Auswahl der entsprechenden Patienten (Leitlinienprogramm Onkologie [Deutsche Krebsgesellschaft, Deutsche Krebshilfe, AWMF] 2017).

Patienten müssen über eine potenzielle Tumorprogression, unterschiedliche Wachstumsraten und daraus resultierende schnittbildgebende Verlaufskontrollen alle 6–12 Monate unterrichtet werden. Im Gegensatz zum Prostatakarzinom fehlen laborchemische Tumormarker und oftmals histologische Aggressivitätsparameter. Ebenfalls kann der Zeitpunkt einer nierenerhaltenden Operation versäumt werden. Trotzdem stellt die aktive Überwachung für Patienten mit relevanten Komorbiditäten und eingeschränkter Lebenserwartung laut aktueller Datenlage ein vertretbares Konzept dar (Campbell et al. 2009).

▶ Die active surveillance ist bei ansonsten gesunden, jüngeren Patienten mit kleinen Tumoren, welche bildmorphologische Malignitätskriterien besitzen, nicht zu empfehlen.

14.2.4 Fokale Therapieverfahren

Fokale Therapieverfahren, wie die Kryo- oder Radiofrequenzablation (RFA), sollten vorrangig Patienten mit kleinen (3–4 cm), peripheren Nierentumoren angeboten werden, welche eine operative Therapie aufgrund von hohen Komorbiditäten oder begrenzter Lebenserwartung nicht erhalten können (Leitlinienprogramm Onkologie [Deutsche Krebsgesellschaft, Deutsche Krebshilfe, AWMF] 2017).

Obwohl es sich hierbei um minimal-invasive Therapieverfahren handelt, wird eine Komplikationsrate von bis zu 19 % angegeben. Daher sollte auch für diese Interventionen die Indikation streng gestellt werden und nur nach vorheriger perkutaner

Biopsie zur histologischen Sicherung eines malignen Tumors erfolgen (Leitlinienprogramm Onkologie [Deutsche Krebsgesellschaft, Deutsche Krebshilfe, AWMF] 2017). Zu den ablativen Verfahren liegen aktuell keine prospektiv randomisierten Studien vor. In gepoolten Analysen wird eine klinische Effektivität von 89 % für die Kryoablation und von 90 % für die Radiofrequenzablation angegeben (El Dib et al. 2012).

14.2.4.1 Kryoablation

Bei der Kryoablation werden Kältesonden in den Tumor appliziert, entweder perkutan oder nach laparoskopisch freigelegter Niere unter direkter optischer Kontrolle. Durch die Sonden werden extra- und intrazellulare Eiskristalle über mindestens zwei Gefrier-Auftau-Zyklen gebildet, sodass Tumore eine Temperatur von −60 bis −70 °C erreichen. Hierdurch kommt es zur Gewebsnekrose, welche letztlich die komplette Tumorzerstörung nach sich ziehen soll. Die Rezidivrate liegt in der Literatur bei 13–21 % (El Dib et al. 2012).

14.2.4.2 Radiofrequenzablation

Die RFA wird hauptsächlich perkutan durchgeführt. Hierzu werden Nadelelektroden bildgestützt in den Tumor eingebracht, über welche Hochfrequenzwechselstrom appliziert wird. Das Gewebe wird zumeist über drei Zyklen auf >90 °C erhitzt, sodass es zu irreversiblen Zellschäden und Thermonekrose kommt. Auch hier gibt es eine ähnliche Rezidivrate mit 14 % (El Dib et al. 2012).

14.3 Lokal begrenzte Nierentumorchirurgie

Beim lokalisierten Nierenzellkarzinom ist zur Heilung des Patienten die chirurgische Resektion weiterhin Goldstandard (Ljungberg et al. 2019; Leitlinienprogramm Onkologie [Deutsche Krebsgesellschaft, Deutsche Krebshilfe, AWMF] 2017). Kommend von der standardmäßigen radikalen Nephrektomie, hat sich einerseits das operative Vorgehen in den letzten Jahren deutlich verändert, andererseits wurden auch die Operationstechniken zunehmend weiterentwickelt. Insbesondere bei geringen Tumorstadien (T1–2) kann daher die radikale Tumornephrektomie nicht länger als Standard-Therapie empfohlen werden, sondern die nierenerhaltende Chirurgie steht mittlerweile im Vordergrund (Ljungberg et al. 2019; Leitlinienprogramm Onkologie [Deutsche Krebsgesellschaft, Deutsche Krebshilfe, AWMF] 2017).

14.3.1 Tumornephrektomie

Die Tumornephrektomie ist weiterhin Standard für fortgeschrittene, große Nierentumore oder falls simultan ein Tumorthrombus der Vena renalis oder Vena cava inferior vorliegt. Sie kann entweder offen über eine lumbale, transperitoneale oder thorakoabdominale Inzision, alternativ minimal-invasiv über einen laparoskopischen oder retroperitoneoskopischen Zugang erfolgen (Smith et al. 2017). Neben der Tumorgröße und -lokalisation sollte dieser von der Erfahrung des Operateurs abhängig gemacht werden.

Vergleicht man die offene und laparoskopische Tumornephrektomie, wurde bislang kein Unterschied im Gesamtüberleben oder tumorspezifischen Überleben gezeigt (Hemal et al. 2007). Für einen Vergleich zwischen offener und retroperitoneoskopischer bzw. roboterassistierter Nephrektomie ist die aktuelle Datenlage nicht ausreichend.

14.3.1.1 Minimal-invasive Tumornephrektomie

Minimal-invasive Verfahren zur Tumornephrektomie sind onkologisch gleichwertig, zeigen jedoch im Gegenteil zu offenen Verfahren eine geringere Morbidität (Hemal et al. 2007). So sind bei der laparoskopischen Nephrektomie der intraoperative Blutverlust und die postoperative Infektionsrate geringer sowie der stationäre Aufenthalt kürzer. Daher sollte laut aktuellen Leitlinien die laparoskopische Tumornephrektomie das Verfahren der 1. Wahl bei T1-2 Nierentumoren darstellen, welche für eine Teilresektion ungeeignet sind (Ljungberg et al. 2019; Leitlinienprogramm Onkologie [Deutsche Krebsgesellschaft, Deutsche Krebshilfe, AWMF] 2017). Bezüglich des Zugangs, laparoskopisch oder retroperitoneoskopisch, wurden bislang keine signifikanten Unterschiede gefunden (Desai et al. 2005).

14.3.2 Nierenteilresektion

Die aktuellen Leitlinien empfehlen eindeutig ein nierenerhaltendes Vorgehen bei lokal begrenzten Tumoren (Stadium T1–T2), wenn dieses technisch umsetzbar ist (Ljungberg et al. 2019; Leitlinienprogramm Onkologie [Deutsche Krebsgesellschaft, Deutsche Krebshilfe, AWMF] 2017).

> ▶ Bei lokal begrenzten Tumoren im Stadium T1–2 wird ein nierenerhaltendes Vorgehen von den Leitlinien empfohlen.

Neben einem vergleichbar guten onkologischen Outcome, zeigten retrospektive Vergleiche zwischen Tumornephrektomie und Nierenteilresektionen bei T1-Tumoren eine verbesserte Prognose bei teilresezierten Patienten. Dies wird durch die bessere Nierenfunktion postoperativ und der damit verbundenen Verminderung von kardiovaskulären Erkrankungen erklärt (Zini et al. 2009; Weight et al. 2010). Eine randomisierte EORTC-Studie (Tumornephrektomie vs. Nierenteilresektion) konnte diesen Effekt jedoch nicht demonstrieren (Van Poppel et al. 2011). Imperative Indikationen zur Nierenteilresektion bestehen weiterhin bei Nierentumoren bei anatomischer oder funktioneller Einzelniere, bilateralen Tumoren, Niereninsuffizienz oder hereditärem Nierenzellkarzinom. Bezüglich des operativen Zugangs, stellt die offene Nierenteilresektion noch immer den Standard bei nierenerhaltenden Verfahren dar, kann jedoch bei ausreichender Expertise auch minimal-invasiv erfolgen (Leitlinienprogramm Onkologie [Deutsche Krebsgesellschaft, Deutsche Krebshilfe, AWMF] 2017; Smith et al. 2017).

14.3.2.1 Offene Nierenteilresektion

Der klassische Zugang zur Nierenteilresektion ins Retroperitoneum erfolgt von lumbal. Alternativ kann auch ein transperitonealer Zugang gewählt werden. Nach Kontrolle und Anzügeln der Nierengefäße erfolgt die Resektion mit oder ohne Ischämie. Je nach Tumorlokalisation und -lage ist eine Tumorenukleation oder Keilexzision bis hin zur Heminephrektomie notwendig (Smith et al. 2017). Da Nierentumoren häufig Pseudokapseln bilden, reicht als Sicherheitsabstand bereits eine einzige Zellschicht aus (Minervini et al. 2012). Dies kann intraoperativ mittels Schnellschnitt des gesamten Tumors oder Tumorgrundbiopsien überprüft werden, wichtig ist jedoch ein makroskopisch tumorfreier Absetzungsrand (Leitlinienprogramm Onkologie [Deutsche Krebsgesellschaft, Deutsche Krebshilfe, AWMF] 2017). Falls es zu einer großflächigen Eröffnung des Hohlsystem kam, kann ebenfalls die endoluminale Harnableitung mittels Single- oder Double-J-Katheter notwendig sein (Smith et al. 2017).

Im Gegensatz zur Tumornephrektomie kommt es bei der Nierenteilresektion häufiger zu Komplikationen. Intraoperativ kann es zu mehr Blutverlust kommen, ebenso zeigen sich häufiger schwerwiegende Nachblutungen, welche eine Re-Intervention nach sich ziehen. Durch Eröffnung des Nierenbeckenkelchsystems können sich im Verlauf Urinome bilden, welche einer weiteren Therapie, selten eine sekundäre Nephrektomie, bedürfen (Smith et al. 2017). Selten können sich etwa zwei Wochen postoperativ Pseudoaneurysmata oder AV-Fisteln bilden mit daraus resultierenden Blutungskomplikationen, welche in der Regel interventionell radiologisch mittels superselektiver Embolisation beherrschbar sind (Ghoneim et al. 2011).

14.3.2.2 Minimal-invasive Nierenteilresektion

Bei günstig gelegenen Nierentumoren kann bei vorhandener Expertise auch eine laparoskopische oder retroperitoneoskopische Nierenteilresektion erfolgen (Ljungberg et al. 2019; Leitlinienprogramm Onkologie [Deutsche Krebsgesellschaft, Deutsche Krebshilfe, AWMF] 2017). Im Vergleich zum offenen Verfahren zeigte eine Analyse von 1800 Patienten jedoch eine längere Ischämiezeit und häufiger postoperative interventionsbedürftige Komplikationen bei ähnlich hohen intraoperativen Komplikationsraten. Der intraoperative Blutverlust sowie die Operationszeit dieser Kohorte waren geringer und der Krankenhausaufenthalt kürzer (Gill et al. 2007). Eine sorgfältige Patientenselektion erscheint daher wichtig.

Um auch komplexere Nierenteilresektionen sicher laparoskopisch durchführen zu können, werden diese heutzutage zunehmend Roboter-assistiert ausgeführt. Analog zur konventionellen Laparoskopie erfolgt dies über einen laparoskopischen (transperitonealen) oder retroperitoneoskopischen Zugangsweg (Smith et al. 2017). Vorteile des retroperitonealen Vorgehens sind die fehlende Notwendigkeit der Darmmobilisation, die direkte Möglichkeit zur Exposition der Nierenarterie sowie ein minimal-invasives

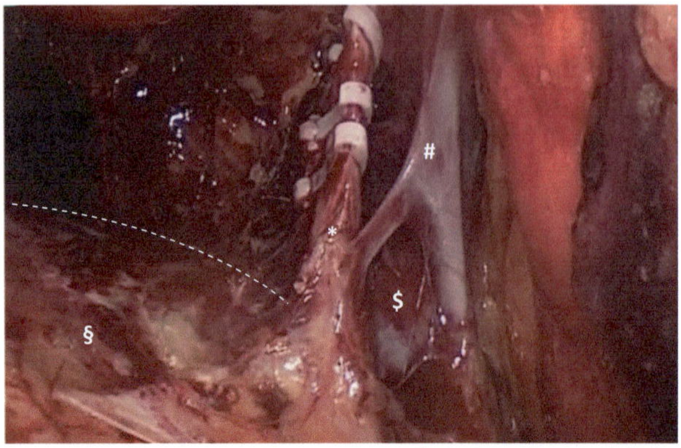

Abb. 14.1 Situs bei einem retroperitoneoskopischen Niereneingriff rechts. In diesem Blickwinkel auf den operativen Situs von retroperitoneal werden die direkten Lageverhältnissen vom Musculus psoas (§, begrenzt durch gepunktete Linie) zum Nierenhilus klar. Bei diesem Zugang liegt die rechte Nierenarterie (*) direkt exponiert im Vordergrund und ist in diesem Fall bereits mit Clips versorgt. Dahinter stellt sich die rechte Vena renalis (#) dar, ebenfalls ist aus dieser Perspektive deren Mündung in die Vena cava inferior ($) gut sichtbar.

Vorgehen bei abdominell voroperierten Patienten. Nachteilig ist der anfangs begrenzte operative Raum (Abb. 14.1). Vergleicht man offene und Roboter-assistierte Nierenteilresektionen, zeigte letztere einen geringeren Blutverlust und einen kürzeren Krankenhausaufenthalt bei ähnlichen Warmischämiezeiten und Raten an tumorfreien Resektionsrändern (Masson-Lecomte et al. 2013).

14.3.2.3 Ischämie

Während kleinere, periphere Tumore oftmals ohne Ischämie reseziert werden können, ist bei komplexen oder größeren Tumoren eine Resektion unter Ischämie sinnvoll, um die Sicht zu verbessern und relevante Blutungen zu vermeiden. Prinzipiell kann eine warme oder kalte Ischämie erfolgen. Die tolerable warme Ischämiezeit wird in der Literatur unterschiedlich angegeben und sollte prinzipiell so kurz wie möglich gehalten werden, da jede Minute warme Ischämie negativen Einfluss auf die postoperative glomeruläre Filtrationsrate nehmen kann.

▶ Die Ischämie der Niere während der Teilresektion sollte so kurz wie möglich gehalten werden. „Every minute counts." (Thompson et al. 2010).

Optimalerweise sollte sie unter 20 min liegen und allerhöchstens 30 min betragen (Lane et al. 2008; Novick 1983). Bei zu erwartenden langen Ischämiezeiten sollte eine kalte Ischämie durch Kühlung der Niere mit Eiswasser für mindestens 10 min erfolgen, da diesbezüglich protektive Effekte auf die Nierenfunktion beschrieben sind. Einen genauen cut-off-Wert, ab wann eine kalte Ischämie durchgeführt werden soll, kann die aktuelle Literatur nicht liefern.

Da die Ischämie möglichst kurz sein sollte, werden zunehmend Techniken der „zero ischemia“ oder „selective ischemia“ beschrieben. Während periphere kleine Tumore oft bei guter Kontrolle der Hämostase ohne Ischämie reseziert werden können, wird hierzu bei zentral gelegenen Tumoren eine selektive Ischämie durch gezieltes Ausklemmen der entsprechenden Segmentarterie durchgeführt (Gill et al. 2011).

14.3.3 Stellenwert Lymphadenektomie

Der Nutzen einer zusätzlichen systematischen oder extendierten Lymphadenektomie auf das Gesamtüberleben und progressionsfreie Überleben bei der operativen Therapie des Nierenzellkarzinoms ist weiterhin nicht belegt. Eine randomisierte EORTC-Studie konnte keinen Überlebensvorteil der zusätzlich zur radikalen Nephrektomie durchgeführten Lymphadenektomie für klinische N0-Nierenzellkarzinome aufzeigen (Blom et al. 2009). Auch eine schwedische Autopsie-Studie berichtete bei 554 undetektierten Nierenzellkarzinomfällen über eine isolierte nodale Metastasierung in lediglich 0,9 % der Fälle, wobei der Großteil der nodal metastasierten Patienten ebenfalls eine systemische Metastasierung aufwies (Johnsen and Hellsten 1997). Im Gegensatz hierzu beschreiben andere Arbeiten jedoch, dass eine Lymphadenektomie in klinisch fortgeschritten T3- oder T4-Tumoren sinnvoll erscheint. Bei T1- und T2-Tumoren ist hingegen eine Lymphadenektomie nur dann sinnvoll, wenn in der Bildgebung oder intraoperativ suspekte Lymphknoten vorhanden sind (Capitanio et al. 2011). Daher empfiehlt die aktuelle S3-Leitlinie, auf eine Lymphadenektomie bei unauffälliger Bildgebung und intraoperativem Befund zu verzichten. Wohingegen bei Patienten mit vergrößerten Lymphknoten zum lokalen Staging bzw. zur lokalen Kontrolle eine Lymphadenektomie erfolgen kann (Leitlinienprogramm Onkologie [Deutsche Krebsgesellschaft, Deutsche Krebshilfe, AWMF] 2017). Laut EAU-Guideline soll eine ausgedehnte Lymphadenektomie bei Patienten mit ungünstigen klinischen Merkmalen, wie ein großer Primarius, erfolgen (Ljungberg et al. 2019). Auch im Hinblick auf die Unwirksamkeit einer adjuvanten Systemtherapie ist die sorgfältige Lymphadenektomie als deutlich relevant zu sehen (Duensing and Hohenfellner 2016; Haas et al. 2016). Die Wertigkeit einer Lymphadenektomie bei klinisch vergrößerten regionären Lymphknoten (N1 M0) ohne Vorliegen einer Fernmetastasierung ist weiterhin nicht geklärt.

14.3.4 Ipsilaterale Adrenalektomie

Retrospektive Daten belegen, dass die ipsilaterale Adrenalektomie in Abwesenheit einer klinisch offensichtlichen Nebennierenbeteiligung während der Tumornephrektomie oder Nierenteilresektion keinen Überlebensvorteil bietet. Eine standardmäßige Entfernung der ipsilateralen Nebenniere sollte daher nicht durchgeführt werden, sondern nur, wenn es in der Bildgebung oder intraoperativ Hinweise auf eine Tumorinfiltration gibt

(Ljungberg et al. 2019; Leitlinienprogramm Onkologie [Deutsche Krebsgesellschaft, Deutsche Krebshilfe, AWMF] 2017; Bekema et al. 2013).

▶ Eine standardmäßige Entfernung der ipsilateralen Nebenniere soll nicht erfolgen.

14.4 Fortgeschrittene Nierentumorchirurgie

14.4.1 Tumorthrombektomie bei Cavathrombus

Das Nierenzellkarzinom kann als Besonderheit in 4–10 % der Fälle einen Tumorthrombus in die Vena cava inferior (VCI) ausbilden, welcher im Maximalstadium nach supradiagphragmal bzw. in den rechten Vorhof reichen kann. Ein Tumorthrombus der VCI stellt einen unabhängigen ungünstigen Prognosefaktor dar, ebenso ist das Tumorthrombuslevel ein unabhängiger prädiktiver Faktor für das tumorspezifische Überleben von Nierenzellkarzinompatienten (Martinez-Salamanca et al. 2011). Obwohl die OP-Risiken mit zunehmenden Thrombus-Level steigen, ist die radikale Operation mittels Tumornephrektomie und -thrombektomie bei Patienten mit gutem Performance-Status heutzutage immer noch Therapie der Wahl, da hierdurch das Überleben deutlich verlängert werden kann (Ciancio et al. 2010). Um eine komplette Entfernung des Tumorgewebes sicherzustellen, ist eine ausführliche präoperative Diagnostik, Operationsplanung und -durchführung im interdisziplinären Team unabdingbar. Insbesondere ist eine enge Zusammenarbeit mit der Anästhesie, Radiologie, Herzchirurgie sowie der Gefäß- oder Viszeralchirurgie notwendig.

Während infrahepatische Tumorthromben meist kein besonderes operatives Procedere erfordern, kommen bei intra- oder suprahepatischen Tumorthromben spezielle Techniken zur Anwendung (Abb. 14.2). So ist häufig eine komplette Mobilisation der Leber, um Zugang zur retrohepatischen IVC zu erlangen, oder auch ein Pringle-Manöver erforderlich. Bei supradiaphragmalen Tumorthrombus wird häufig eine Herz-Lungen-Maschine für eine extrakorporalen Zirkulation ± Hypothermie zur kompletten Thrombusresektion verwendet (Smith et al. 2017). Alternativ haben sich einige Techniken ohne den Einsatz einer Herz-Lungen-Maschine etabliert, wie beispielsweise die Thrombusentfernung durch Verwendung eines Fogarty-Katheters unter Kontrolle von transösophagealer Echokardiographie (Hofer et al. 2017). Unsicherheiten bestehen weiterhin über den besten Ansatz für die chirurgische Behandlung dieser Patienten. In aktuellen Studien erweist sich keine Operationsmethode der anderen als überlegen. Die operative Therapie ist abhängig von der Tumorthrombushöhe und sollten in spezialisierten Zentren erfolgen (Ljungberg et al. 2019).

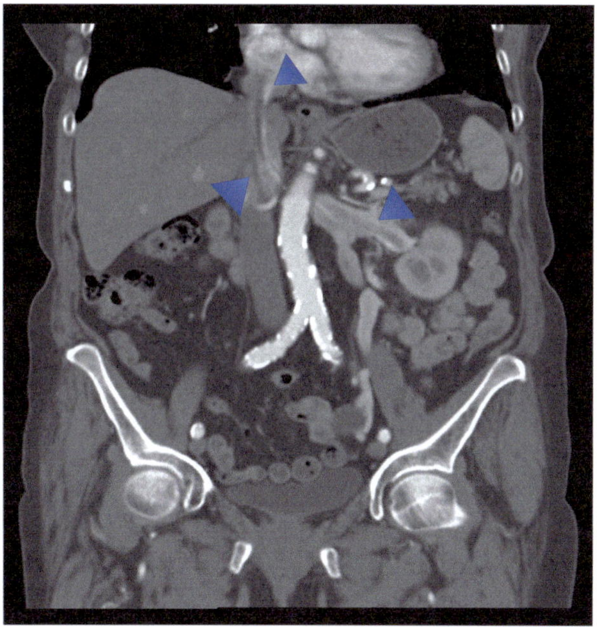

Abb. 14.2 Große operative Eingriffe sind auch im fortgeschrittenen Alter erfolgreich möglich. Coronares Bild einer Computertomographie des Abdomens einer 70-jährigen Nierenzellkarzinompatientin mit supradiaphragmalen Tumorthrombus der VCI (blaue Pfeile markieren das Ausmaß des Tumorthrombus von der linken Vena renalis bis nach supradiaphragmal; der dazugehörige Nierentumor links ist nicht mit angeschnitten). Nach komplikationsloser Tumorthrombektomie und -nephrektomie links erfolgte die Entlassung der Patientin bereits am 9. postoperativen Tag.

14.4.2 Zytoreduktive und palliative Nephrektomie

Jahrelang wurde beim metastasierten Nierenzellkarzinom die Entfernung des Primarius im Sinne einer zytoreduktiven Nephrektomie als Therapiestandard durchgeführt. Dieses Vorgehen der „Zytokinära" basiert darauf, dass die zytoreduktive Nephrektomie vor Beginn einer Immuntherapie die mittlere Überlebensrate gegenüber der alleinigen Therapie mit Interferon-α bei einem guten Performance-Status (ECOG 0–1) um ca. 6 Monate verlängert (Flanigan et al. 2004). Für den Benefit einer Zytoreduktion bei schlechterem Performance-Status existieren unzureichende Daten. Mit Beginn der „targeted therapy" (Tyrosinkinase- und mTor-Inhibitoren) blieb der Stellenwert der zytoreduktiven Nephrektomie zunächst unklar. Retrospektive Studien zeigten diesbezüglich deutliche Vorteile für nephrektomierte Patienten der günstigen und mittleren Prognosegruppe nach Motzer, wobei insbesondere Patienten mit großem Primarius und geringen Metastasenvolumen profitierten (Heng et al. 2014). Die kürzlich publizierte randomisierte CARMENA-Studie zeigte jedoch kontroverse Daten in Bezug auf Patienten der intermediären und schlechten MSKCC-Prognosegruppe, da die alleinige

Systemtherapie mit Sunitinib der zytoreduktiven Nephrektomie gefolgt von Sunitinib nicht unterlegen war (Méjean et al. 2018). Aufgrund des hohen Anteils an Patienten der schlechten Prognosegruppe, der relativ hohen Anzahl nicht durchgeführter Therapien in der Nephrektomie-Sunitinib-Gruppe sowie der Intention-to-treat-Analyse unterliegt die Studie allerdings heftiger Kritik (Motzer and Russo 2018). Darüber hinaus ist sie für die aktuellen klinischen Therapiealgorithmen der intermediären und schlechten Prognosegruppe mit kombinierter Immuntherapie (Nivolumab + Ipililumab) nicht mehr relevant (Ljungberg et al. 2019). Ebenfalls beeinflussen individuelle Patientenfaktoren, wie der Perfomance-Status, die Komorbiditäten, die Metastasenlast oder die Tumorsymptomatik, die Entscheidung zur zytoreduktiven Nephrektomie.

Zusammenfassend soll laut aktuellen Leitlinien eine zytoreduktive Tumornephrektomie weiterhin bei Patienten der guten oder intermediären Risikogruppe erfolgen.

▶ Die zytoreduktive Tumornephrektomie soll bei metastasierten Patienten der guten und intermediären Prognosegruppe erfolgen.

Ebenfalls wird die direkte Nephrektomie bei oligometastasierten Patienten empfohlen, wenn eine komplette Metastasenresektion erreicht werden kann, da hierdurch das Überleben verbessert und die Systemtherapie verzögert werden. Bei Patienten der schlechten Prognosegruppe, insbesondere bei ≥ 4 Risikofaktoren (IMDC-Kriterien), wird keine Tumornephrektomie empfohlen. Wohingegen Patienten mit intermediärem Risiko, welche bereits eine Systemtherapie benötigen, die verzögerte zytoreduktive Nephrektomie nach Therapieansprechen angeboten werden kann (Ljungberg et al. 2019; Leitlinienprogramm Onkologie [Deutsche Krebsgesellschaft, Deutsche Krebshilfe, AWMF] 2017).

Eine alleinige palliative Tumornephrektomie kann bei Patienten mit lokal therapierefraktären Schmerzen, rezidivierenden oder unstillbaren Blutungen des Nierentumors, bei Infiltration von Nachbarorganen oder aus psychologischen Gründen indiziert sein. Die Überlebensrate bleibt in der Regel unverändert. Alternativ kann die Embolisation des Tumors bei multimorbiden Patienten erfolgen (Ljungberg et al. 2019; Leitlinienprogramm Onkologie [Deutsche Krebsgesellschaft, Deutsche Krebshilfe, AWMF] 2017).

14.4.3 Lokale Metastasentherapie

Bis zu einem Drittel der Patienten mit Nierenzellkarzinom sind bereits bei Diagnosestellung synchron metastasiert, weitere 20–30 % entwickeln eine metachrone Metastasierung im Verlauf. Am häufigsten sind die Lunge mit 60–70 % und lokoregionäre Lymphknoten mit ca. 60 % betroffen, gefolgt von Knochen, Leber und Gehirn. Neben der Linderung von Beschwerden und Vermeidung lokaler Komplikationen kann die lokale Therapie bei singulär- oder oligometastasieren Patienten das Überleben verlängern und sollte daher interdisziplinär überprüft werden (Leitlinienprogramm Onkologie [Deutsche Krebsgesellschaft, Deutsche Krebshilfe, AWMF] 2017). Die zur Metastasenchirurgie oder -bestrahlung vorliegende Datenlage basiert hauptsächlich auf retrospektiven Beobachtungsstudien, in welchen die lokale Therapie teilweise mit einer systemischen Therapie kombiniert wurde. Andererseits deuten diese Studien konsequent auf einen Nutzen der vollständigen Metastasektomie in Bezug auf Gesamtüberleben, tumorspezifisches Überleben und Verzögerung einer Systemtherapie hin (Ljungberg et al. 2019). In den Analysen stellten sich verschiedene Faktoren, wie das Vorliegen einer solitären Metastase, ein langes rezidivfreies Intervall, eine metachrone Metastasierung oder eine isolierte pulmonale Metastasierung als günstig für eine lokale Therapie heraus. Der prognostisch entscheidendste Faktor scheint jedoch die komplette Metastasenresektion zu sein (Kavolius et al. 1998). Der Stellenwert der lokalen Therapie bei synchroner oder metachroner Metastasierung in mehreren Organsystemen bleibt weiterhin unklar. Zusammenfassend empfehlen die Leitlinien bei metastasierten Nierenzellkarzinompatienten mit günstigen Prognosefaktoren daher eine Operation bei kurativer Intention und kompletter Resektabilität zu erwägen. Dies sollte unabhängig vom betroffenen Organsystem erfolgen und die Resektabilität auch bei Befall mit multiplen Metastasen überprüft werden (Ljungberg et al. 2019; Leitlinienprogramm Onkologie [Deutsche Krebsgesellschaft, Deutsche Krebshilfe, AWMF] 2017).

Außerdem existiert eine Vielzahl an retrospektiven Studien zur stereotaktischen Bestrahlung von Nierenzellkarzinommetastasen, welche eine Alternative zur Metastasektomie darstellt, wenn diese nur schwierig oder nicht resezierbar sind (beispielsweise bei Knochen- oder Hirnmetastasen). Da die hochdosierte Radiotherapie eine geringe Toxizität (<5 %) zeigt und lokal Kontrollraten bis 90 % erreicht, ist sie als Alternative zur chirurgischen Therapie gerechtfertigt und soll daher den Patienten angeboten werden (Ljungberg et al. 2019; De Meerleer et al. 2014).

14.4.3.1 Pulmonale Metastasen

Zur pulmonalen Metastasektomie existieren zahlreiche Veröffentlichungen, da die Lunge die häufigste Lokalisation für hämatogene Metastasen darstellt. Retrospektive Arbeiten konnten eine Prognoseverbesserung sowie die Chance auf Heilung nach kompletter Resektion alleiniger Lungenmetastasen zeigen (Alt et al. 2011).

Als Voraussetzungen zur pulmonalen Metastasenresektion sollte der Primarius unter Kontrolle sein, eine weitere extrathorakale Metastasierung muss bezüglich der Resektabilität abgeklärt werden und alle Metastasen sollten bei einem vertretbaren Operationsrisiko komplett resektabel sein (Ljungberg et al. 2019). Bezüglich der operativen Technik ist zu beachten, dass Lungenmetastasen mit einem Sicherheitsabstand von 5–10 mm in alle Richtungen, jedoch parenchymsparend, reseziert werden sollten (Rusch 1995). Des Weiteren sollte die Lungenmetastasektomie offen in Nicht-Belüftungstechnik erfolgen, um die Möglichkeit zur Lungenpalpation zu haben. Hierdurch konnten einerseits 22 % mehr Metastasen im Gegensatz zur präoperativen Computertomographie detektiert werden, andererseits wurden im Vergleich zur videoassistierten Thorakoskopie (VATS) ebenfalls deutlich mehr Läsionen reseziert (Parsons et al. 2004; Eckardt and Licht 2014). Aufgrund dieser Feststellungen sollte eine VATS nur bei kleinen, singulären und günstig gelegenen pulmonalen Metastasen oder zu diagnostischen Zwecken erfolgen. Da bei pulmonaler Metastasierung häufig simultan eine lymphogene Metastasierung vorliegt, sollte bei der Metastasenresektion außerdem eine systematische Lymphknotendissektion durchgeführt werden (Leitlinienprogramm Onkologie [Deutsche Krebsgesellschaft, Deutsche Krebshilfe, AWMF] 2017).

14.5 Nachsorge

Für die Nachsorge des Nierenzellkarzinoms nach lokaler Behandlung existieren keine einheitlichen Empfehlungen. Ziele der Tumornachsorge sind die frühzeitige Erkennung von Lokalrezidiven (nach nierenerhaltender oder ablativer Therapie), von Rezidiven der kontralateralen Niere sowie von Fernmetastasen, aber auch die Beurteilung der Nierenfunktion und das Erkennen von Komplikationen nach der Primärtherapie (Leitlinienprogramm Onkologie [Deutsche Krebsgesellschaft, Deutsche Krebshilfe, AWMF] 2017). Bisher gibt es keine Belege, ob eine frühzeitige Diagnose von Rezidiven auch das Überleben verbessert. Allerdings demonstriert eine Studie, dass Patienten unter routinemäßiger Nachsorge im Gegensatz zu Patienten ohne Nachsorge ein längeres Gesamtüberleben haben (Beisland et al. 2016). Außerdem können in der Nachsorge Rezidive oder Metastasen noch in einem Stadium erkannt werden, in welchem der Patient operativ heilbar ist.

Allen Leitlinien gemeinsam ist, dass die Nachsorge risikoadaptiert erfolgen sollte. Neben dem Tumorstadium und -grading definieren die Art der Therapie (Nephrektomie, Nierenteilresektion oder ablative Therapie) und der R-Status die Einteilung in Risikogruppen für die Nachsorge (Tab. 14.1) (Leitlinienprogramm Onkologie [Deutsche Krebsgesellschaft, Deutsche Krebshilfe, AWMF] 2017). Zur Abschätzung des Rezidivrisikos und der -lokalisation wurden unterschiedliche Scoring-Systeme entwickelt, anhand welcher verschiedene Surveillance-Protokolle etabliert wurden (Lam et al. 2005).

Tab. 14.1 Definition der Risikogruppen in der Nachsorge nach Lokaloperation eines Nierenzellkarzinoms. (Adaptiert nach Leitlinienprogramm Onkologie [Deutsche Krebsgesellschaft, Deutsche Krebshilfe, AWMF] 2017)

Risikogruppe	Charakteristika
Low risk (geringes Risiko)	pT1a/b cN0 cM0 G1-2
Intermediate risk (mittleres Risiko)	pT1a/b cN0 cM0 G3 pT2 c/pN0 cM0 G1–2 ablative Therapie bzw. R1-Situation eines ansonsten low risk Karzinoms
High risk (hohes Risiko)	pT2 c/pN0 cM0 G3 pT3-4 u./o. pN+

Hierzu gehören mitunter regelmäßige klinische, laborchemische und sonographische Untersuchungen. Ebenfalls sollte eine routinemäßige Schnittbildgebung mittels Computertomographie oder Magnetresonanztomographie des Abdomens sowie Computertomographie des Thorax durchgeführt werden. Weitere radiologische Untersuchungen, wie Magnetresonanztomographien des Schädels, Knochenszintigraphien oder Positronen-Emissions-Tomographien, haben in der Routine-Nachsorge bei asymptomatischen Patienten keinen Stellenwert. Bei niedrigem Risiko sollte die Nachsorge über mindestens fünf Jahre und bei mittlerem bzw. hohem Risiko mindestens neun Jahre durchgeführt werden. Die detaillierten Nachsorgepläne der aktuellen S3-Leitlinie sind Tab. 14.2 zu entnehmen (Leitlinienprogramm Onkologie [Deutsche Krebsgesellschaft, Deutsche Krebshilfe, AWMF] 2017).

Tab. 14.2 Nachsorgeempfehlungen für Patienten nach Lokaltherapie eines Nierenzellkarzinoms. (Adaptiert nach Leitlinienprogramm Onkologie [Deutsche Krebsgesellschaft, Deutsche Krebshilfe, AWMF] 2017)

Niedriges Rezidivrisiko								
Zeitpunkt Untersuchung	3 Mo	6 Mo	12 Mo	18 Mo	24 Mo	36 Mo	48 Mo	60 Mo
Klinische Untersuchung	x	x	x	x	x	x	x	x
Laborwert-Kontrolle	x	x	x	x	x	x	x	x
Sonographie Abdomen	x	x	x	x		x		x
CT Thorax			x		x		x	
CT Abdomen/ MRT Abdomen	(x)				x		x	

Mittleres Rezidivrisiko										
Zeitpunkt Untersuchung	3 Mo	6 Mo	12 Mo	18 Mo	24 Mo	36 Mo	48 Mo	60 Mo	84 Mo	108 Mo
Klinische Untersuchung	x	x	x	x	x	x	x	x	x	x
Laborwert-Kontrolle	x	x	x	x	x	x	x	x	x	x
Sonographie Abdomen	x	x		x	x	x	x			
CT Thorax		x	x		x	x	x	x	x	x
CT Abdomen/ MRT Abdomen	(x)		x			x		x	x	x

(Fortsetzung)

Tab. 14.2 (Fortsetzung)

Hohes Rezidivrisiko										
Zeitpunkt Untersuchung	3 Mo	6 Mo	12 Mo	18 Mo	24 Mo	36 Mo	48 Mo	60 Mo	84 Mo	108 Mo
Klinische Untersuchung	x	x	x	x	x	x	x	x	x	x
Laborwert-Kontrolle	x	x	x	x	x	x	x	x	x	x
Sonographie Abdomen	x	(x)		x		x	x			
CT Thorax		x	x	x	x	x	x	x	x	x
CT Abdomen/ MRT Abdomen	(x)	(x)	x		x			x	x	x

Literatur

Alt AL, Boorjian SA, Lohse CM, Costello BA, Leibovich BC, Blute ML (2011) Survival after complete surgical resection of multiple metastases from renal cell carcinoma. Cancer 117:2873–2882. https://doi.org/10.1002/cncr.25836

Beisland C, Guðbrandsdottir G, Reisæter LAR, Bostad L, Hjelle KM (2016) A prospective risk-stratified follow-up programme for radically treated renal cell carcinoma patients: evaluation after eight years of clinical use. World J Urol 34:1087–1099. https://doi.org/10.1007/s00345-016-1796-4

Bekema HJ, MacLennan S, Imamura M, Lam TBL, Stewart F, Scott N et al (2013) Systematic review of adrenalectomy and lymph node dissection in locally advanced renal cell carcinoma. Eur Urol 64:799–810. https://doi.org/10.1016/j.eururo.2013.04.033

Blom JHM, van Poppel H, Maréchal JM, Jacqmin D, Schröder FH, de Prijck L et al (2009) Radical nephrectomy with and without lymph-node dissection: final results of European Organization for Research and Treatment of Cancer (EORTC) randomized phase 3 trial 30881. Eur Urol 55:28–34. https://doi.org/10.1016/j.eururo.2008.09.052

Campbell SC, Novick AC, Belldegrun A, Blute ML, Chow GK, Derweesh IH et al (2009) Guideline for management of the clinical T1 renal mass. J Urol 182:1271–1279. https://doi.org/10.1016/j.juro.2009.07.004

Capitanio U, Becker F, Blute ML, Mulders P, Patard J-J, Russo P et al (2011) Lymph node dissection in renal cell carcinoma. Eur Urol 60:1212–1220. https://doi.org/10.1016/j.eururo.2011.09.003

Ciancio G, Shirodkar SP, Soloway MS, Livingstone AS, Barron M, Salerno TA (2010) Renal carcinoma with supradiaphragmatic tumor thrombus: avoiding sternotomy and cardiopulmonary bypass. Ann Thorac Surg 89:505–510. https://doi.org/10.1016/j.athoracsur.2009.11.025

Crépel M, Jeldres C, Perrotte P, Capitanio U, Isbarn H, Shariat SF et al (2010) Nephron-sparing surgery is equally effective to radical nephrectomy for T1BN0M0 renal cell carcinoma: a population-based assessment. Urology 75:271–275. https://doi.org/10.1016/j.urology.2009.04.098

De Meerleer G, Khoo V, Escudier B, Joniau S, Bossi A, Ost P et al (2014) Radiotherapy for renal-cell carcinoma. Lancet Oncol 15:e170–e177. https://doi.org/10.1016/S1470-2045(13)70569-2

Desai MM, Strzempkowski B, Matin SF, Steinberg AP, Ng C, Meraney AM et al (2005) Prospective randomized comparison of transperitoneal versus retroperitoneal laparoscopic radical nephrectomy. J Urol 173:38–41. https://doi.org/10.1097/01.ju.0000145886.26719.73

Duensing S, Hohenfellner M (2016) Adjuvant therapy for renal-cell carcinoma: settled for now. Lancet 387:1973–1974. https://doi.org/10.1016/S0140-6736(16)00653-X

Eckardt J, Licht PB (2014) Thoracoscopic or open surgery for pulmonary metastasectomy: an observer blinded study. Ann Thorac Surg 98:466–470. https://doi.org/10.1016/j.athoracsur.2014.04.063

El Dib R, Touma NJ, Kapoor A (2012) Cryoablation vs radiofrequency ablation for the treatment of renal cell carcinoma: a meta-analysis of case series studies. BJU Int 110:510–516. https://doi.org/10.1111/j.1464-410X.2011.10885.x

Flanigan RC, Mickisch G, Sylvester R, Tangen C, Van Poppel H, Crawford ED (2004) Cytoreductive nephrectomy in patients with metastatic renal cancer: a combined analysis. J Urol 171:1071–1076. https://doi.org/10.1097/01.ju.0000110610.61545.ae

Gerlinger M, Rowan AJ, Horswell S, Larkin J, Endesfelder D, Gronroos E et al (2012) Intratumor heterogeneity and branched evolution revealed by multiregion sequencing. N Engl J Med 366:883–892. https://doi.org/10.1056/NEJMoa1113205

Ghoneim TP, Thornton RH, Solomon SB, Adamy A, Favaretto RL, Russo P (2011) Selective arterial embolization for pseudoaneurysms and arteriovenous fistula of renal artery branches following partial nephrectomy. J Urol 185:2061–2065. https://doi.org/10.1016/j.juro.2011.02.049

Gill IS, Kavoussi LR, Lane BR, Blute ML, Babineau D, Colombo JR et al (2007) Comparison of 1,800 laparoscopic and open partial nephrectomies for single renal tumors. J Urol 178:41–46. https://doi.org/10.1016/j.juro.2007.03.038

Gill IS, Eisenberg MS, Aron M, Berger A, Ukimura O, Patil MB et al (2011) „Zero Ischemia" partial nephrectomy: novel laparoscopic and robotic technique. Eur Urol 59:128–134. https://doi.org/10.1016/j.eururo.2010.10.002

Haas NB, Manola J, Uzzo RG, Flaherty KT, Wood CG, Kane C et al (2016) Adjuvant sunitinib or sorafenib for high-risk, non-metastatic renal-cell carcinoma (ECOG-ACRIN E2805): a double-blind, placebo-controlled, randomised, phase 3 trial. Lancet 387:2008–2016. https://doi.org/10.1016/S0140-6736(16)00559-6

Hemal AK, Kumar A, Kumar R, Wadhwa P, Seth A, Gupta NP (2007) Laparoscopic versus open radical nephrectomy for large renal tumors: a long-term prospective comparison. J Urol 177:862–866. https://doi.org/10.1016/j.juro.2006.10.053

Heng DYC, Wells JC, Rini BI, Beuselinck B, Lee J-L, Knox JJ et al (2014) Cytoreductive nephrectomy in patients with synchronous metastases from renal cell carcinoma: results from the international metastatic renal cell carcinoma database consortium. Eur Urol 66:704–710. https://doi.org/10.1016/j.eururo.2014.05.034

Hofer L, Gasch C, Hatiboglu G, Motsch J, Grüllich C, Duensing S et al (2017) Level-IV-cavathrombus. Urologe 56:868–875. https://doi.org/10.1007/s00120-017-0369-5

Johnsen JA, Hellsten S (1997) Lymphatogenous spread of renal cell carcinoma: an autopsy study. J Urol 157:450–453

Kavolius JP, Mastorakos DP, Pavlovich C, Russo P, Burt ME, Brady MS (1998) Resection of metastatic renal cell carcinoma. J Clin Oncol 16:2261–2266. https://doi.org/10.1200/JCO.1998.16.6.2261

Lam JS, Shvarts O, Leppert JT, Pantuck AJ, Figlin RA, Belldegrun AS (2005) Postoperative surveillance protocol for patients with localized and locally advanced renal cell carcinoma based on a validated prognostic nomogram and risk group stratification system. J Urol 174:466–472. https://doi.org/10.1097/01.ju.0000165572.38887.da discussion 472; quiz 801

Lane BR, Novick AC, Babineau D, Fergany AF, Kaouk JH, Gill IS (2008) Comparison of laparoscopic and open partial nephrectomy for tumor in a solitary kidney. J Urol 179:847–852. https://doi.org/10.1016/j.juro.2007.10.050

Lane BR, Tobert CM, Riedinger CB (2012) Growth kinetics and active surveillance for small renal masses. Curr Opin Urol 22:353–359. https://doi.org/10.1097/MOU.0b013e328355ecdf

Leitlinienprogramm Onkologie (Deutsche Krebsgesellschaft, Deutsche Krebshilfe, AWMF) (2017) Diagnostik, Therapie und Nachsorge des Nierenzellkarzinoms, Langversion 1.2. AWMF Regist. 043/017O, n. d. http://leitlinienprogramm-onkologie.de/Nierenzellk

Ljungberg B, Albiges L, Abu-Ghanem Y, Bensalah K, Dabestani S, Montes SF-P et al (2019) European association of urology guidelines on renal cell carcinoma the 2019 update. Eur Urol. https://doi.org/10.1016/j.eururo.2019.02.011

Martinez-Salamanca JI, Huang WC, Millan I, Bertini R, Bianco FJ, Carballido JA et al (2011) Prognostic impact of the 2009 UICC/AJCC TNM staging system for renal cell carcinoma with venous extension. Eur Urol 59:120–127. https://doi.org/10.1016/j.eururo.2010.10.001s0302-2838(10)00919-x

Masson-Lecomte A, Yates DR, Hupertan V, Haertig A, Chartier-Kastler E, Bitker M-O et al (2013) A prospective comparison of the pathologic and surgical outcomes obtained after elective treatment of renal cell carcinoma by open or robot-assisted partial nephrectomy. Urol Oncol Semin Orig Investig 31:924–929. https://doi.org/10.1016/j.urolonc.2011.08.004

Méjean A, Ravaud A, Thezenas S, Colas S, Beauval J-B, Bensalah K et al (2018) Sunitinib alone or after nephrectomy in metastatic renal-cell carcinoma. N Engl J Med 379:417–427. https://doi.org/10.1056/NEJMoa1803675

Minervini A, Serni S, Tuccio A, Siena G, Vittori G, Masieri L et al (2012) Simple enucleation versus radical nephrectomy in the treatment of pT1a and pT1b renal cell carcinoma. Ann Surg Oncol 19:694–700. https://doi.org/10.1245/s10434-011-2003-x

Motzer RJ, Russo P (2018) Cytoreductive nephrectomy – patient selection is key. N Engl J Med 379:481–482. https://doi.org/10.1056/NEJMe1806331

Novick AC (1983) Renal hypothermia: in vivo and ex vivo. Urol Clin North Am 10:637–644

Parsons AM, Detterbeck FC, Parker LA (2004) Accuracy of helical CT in the detection of pulmonary metastases: is intraoperative palpation still necessary? Ann Thorac Surg 78:1910–1916. https://doi.org/10.1016/j.athoracsur.2004.05.065 discussion 1916–1968

Patard J-J, Shvarts O, Lam JS, Pantuck AJ, Kim HL, Ficarra V et al (2004) Safety and efficacy of partial nephrectomy for all T1 tumors based on an international multicenter experience. J Urol 171:2181–2185 quiz 2435

Robson CJ (1963) Radical nephrectomy for renal cell carcinoma. J Urol 89:37–42

Rusch VW (1995) Pulmonary metastasectomy. Current indications. Chest 107:322S–331S

Simmons MN, Chung BI, Gill IS (2009) Perioperative efficacy of laparoscopic partial nephrectomy for tumors larger than 4cm. Eur Urol 55:199–208. https://doi.org/10.1016/j.eururo.2008.07.039

Smith JA Jr, Howards SS, Preminger GM, Dmochowski R (2017) Hinman's Atlas of urologic surgery, 4. Aufl. Elsevier, Philadelphia

Thompson RH, Lane BR, Lohse CM, Leibovich BC, Fergany A, Frank I et al (2010) Every minute counts when the renal hilum is clamped during partial nephrectomy. Eur Urol 58:340–345. https://doi.org/10.1016/j.eururo.2010.05.047

Van Poppel H, Da Pozzo L, Albrecht W, Matveev V, Bono A, Borkowski A et al (2011) A prospective, randomised EORTC intergroup phase 3 study comparing the oncologic outcome of elective nephron-sparing surgery and radical nephrectomy for low-stage renal cell carcinoma. Eur Urol 59:543–552. https://doi.org/10.1016/j.eururo.2010.12.013

Volpe A, Finelli A, Gill IS, Jewett MAS, Martignoni G, Polascik TJ et al (2012) Rationale for percutaneous biopsy and histologic characterisation of renal tumours. Eur Urol 62:491–504. https://doi.org/10.1016/j.eururo.2012.05.009

Warsow G, Hübschmann D, Kleinheinz K, Nientiedt C, Heller M, Van Coile L et al (2018) Genomic features of renal cell carcinoma with venous tumor thrombus. Sci Rep 8:7477. https://doi.org/10.1038/s41598-018-25544-z

Weight CJ, Lieser G, Larson BT, Gao T, Lane BR, Campbell SC et al (2010) Partial nephrectomy is associated with improved overall survival compared to radical nephrectomy in patients with unanticipated benign renal tumours. Eur Urol 58:293–298. https://doi.org/10.1016/j.eururo.2010.04.033

Zini L, Perrotte P, Capitanio U, Jeldres C, Shariat SF, Antebi E et al (2009) Radical versus partial nephrectomy. Cancer 115:1465–1471. https://doi.org/10.1002/cncr.24035

Nierenzellkarzinom und chronische Niereninsuffizienz

15

Martin Zeier

Inhaltsverzeichnis

Patienten mit chronischer Niereninsuffizienz verlieren zumeist langfristig an Nierenfunktion. Je nach Nieren-Grunderkrankung kann der jährliche Nierenfunktionsverlust zwischen zwei und 10 ml/min/Jahr betragen. Ein schnellerer Nierenfunktionsverlust ist häufig mit einem Diabetes mellitus vergesellschaftet. Die Entfernung einer Niere aus onkologischen Gründen beschleunigt häufig den Nierenfunktionsverlust. Liegt die Nierenleistung, d. h. die glomeruläre Filtrationsrate unter 30 ml/min/1,73 m^2, beschleunigt sich zumeist das Nierenversagen. Der Nierenfunktionsverlust ist dann nicht mehr linear, sondern geschieht schneller.

M. Zeier (✉)
Nephrologie, Universitätsklinikum Heidelberg, Heidelberg, Deutschland
E-Mail: martin.zeier@med.uni-heidelberg.de

D. Jäger und M. Zeier (Hrsg.), *Onko-Nephrologie*,
https://doi.org/10.1007/978-3-662-59911-2_15

15.1 Nierenfunktion vor einem operativen Eingriff an den Nieren

Vergleicht man die Nierenfunktion von Patienten mit Nierenzellkarzinom vor einer Nephrektomie mit Nierenlebendspendern, dann fallen bereits hier deutliche Unterschiede im Hinblick auf die Nierenfunktion auf. Bei den mehr als 800 Nieren-Lebendspendern in Heidelberg war die Nierenfunktion präoperativ im Durchschnitt bei 0,81 ±0,19 mg/dl (das entspricht einer errechneten glomerulären Funktionsrate nach vereinfachter MDRD-Formel von etwa 100 ml/min, bezogen auf einen 50-jährigen, 70 kg schweren und 1,70 m großen Spender). Nimmt man einen 70-jährigen Patienten mit denselben biometrischen Maßen, der aufgrund eines Nierenzellkarzinoms nephrektomiert wird, wäre die präoperative Nierenfunktion, bezogen auf publizierte Daten, noch 61 ml/min (Huang et al. 2006). Dieser, eher grobe Vergleich dokumentiert zum einen den Nierenfunktionsverlust über einen Zeitraum von etwa zwei Dekaden und zeigt auch, dass viele Nierentumor-Patienten bereits präoperativ chronisch niereninsuffizient sind. In einer weiteren Studie wurde ebenfalls die präoperative glomeruläre Filtrationsrate berechnet. Diese war mit 74 bis 80 ml/min/1,73 m^2 niedriger als die von gesunden Nierenspendern (Simmons et al. 2009). Die Ursachen hierfür liegen häufig bei Diabetes mellitus und Hypertonie oder deren Kombination.

15.2 Wie entwickelt sich die Niereninsuffizienz nach Nierentumorchirurgie?

Das kumulative Überleben nach Nierentumorchirurgie ist für die partielle oder organerhaltende Operation besser. Es liegt für die partielle Nephrektomie nach fünf Jahren bei 85 % im Vergleich zu 78 % (p <0,01) bei radikaler Nephrektomie, und zwar bezogen auf das Stadium T1b, also einer bereits größeren tumorösen Läsion (Weight et al. 2010). Dieser Sachverhalt wird in Abb. 15.1 eindrucksvoll dargestellt.

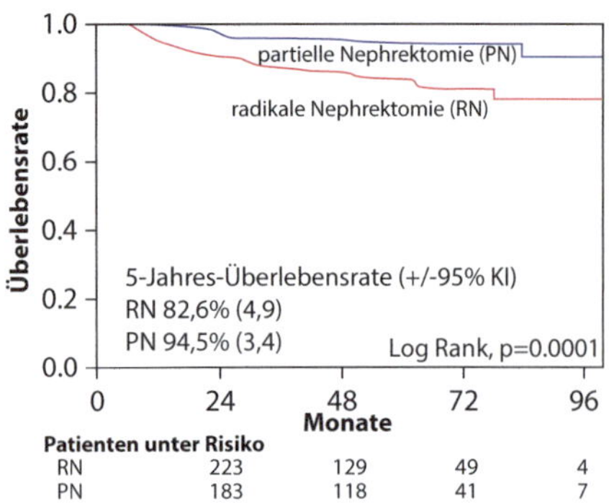

Abb. 15.1 Überlebensrate nach Nierentumorchirurgie (Zitiert nach Weight et al. 2010)

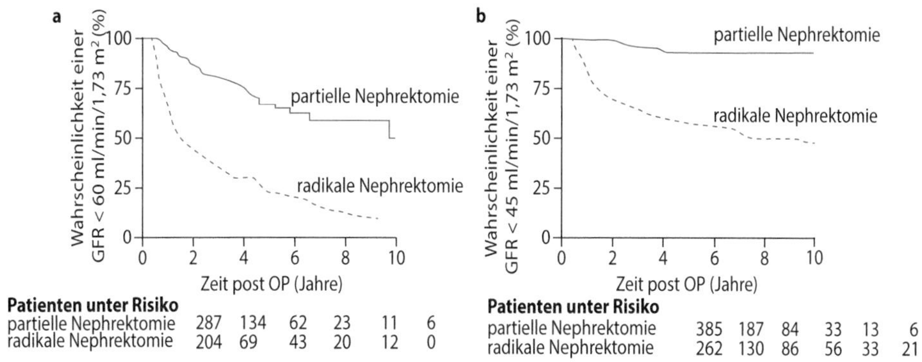

Abb. 15.2 Wahrscheinlichkeit einer eGFR von unter 60 (a), respektive unter 45 (b) ml/min/1,73 m^2 nach partieller oder radikaler Nephrektomie. (Zitiert aus Huang et al. 2006)

In einer retrospektiven Analyse wurde die Wahrscheinlichkeit einer postoperativen Nierenfunktionsrate abgeschätzt. Zum einen wurde das Unterschreiten einer glomerulären Filtrationsrate von unter 60, respektive unter 45 ml/min als Grenze definiert. Hier zeigte sich, dass nach radikaler Nephrektomie nahezu 90 % der Patienten eine glomeruläre Filtrationsrate unter 60 ml/min hatten, im Vergleich zu etwa 50 % der „nephron-sparing"-operierten Patienten. Die Wahrscheinlichkeit nach partieller Nephrektomie eine glomeruläre Filtrationsrate von unter 45 ml/min zu haben, kam in weniger als zehn Prozent der Patienten vor. Hingegen hatte etwa die Hälfte der nephrektomierten Patienten eine glomeruläre Filtrationsrate von unter 45 ml/min (Huang et al. 2006). Dieser Sachverhalt wird in Abb. 15.2 nochmals dargestellt.

15.3 Welche Auswirkungen hat die chronische Niereninsuffizienz unabhängig von der onkologischen Prognose?

Die chronische Niereninsuffizienz ist wahrscheinlich der wichtigste Risikofaktor für Herz-Kreislauf-Erkrankungen. Hierzu gehören eine Vielzahl von Herz- und Gefäßkomplikationen, die in Tab. 15.1 zusammengestellt sind.

Die in Tab. 15.1 genannten Herz- und Gefäßveränderungen sind häufig und kommen zumeist in Kombination miteinander vor. Daher ist die Lebenserwartung von chronisch Nierenkranken immer noch eingeschränkt. Vor allem beim älteren niereninsuffizienten Patienten in Kombination mit Diabetes ist die Prognose nicht wesentlich unterschiedlich zu einer metastasierten Krebserkrankung.

Tab. 15.1 Herz- und Gefäßerkrankungen bei chronisch niereninsuffizienten Patienten

Gehirn	Apoplex, mikro- und makrovaskuläre zerebrale Erkrankungen
Auge	Optikusatrophie mit langfristigem Sehverlust
Herz	Linksventrikuläre Hypertrophie
	Reduzierte Pumpfunktion
	Erhöhter pulmonal-arterieller Blutdruck
	Arterielle Hypertonie
	Aortenstenose
	Mitralklappeninsuffizienz
	Gehäufter plötzlicher Herztod
	Häufig Vorhofflimmern
Koronarien	Einfache und komplexe Mehrgefäßerkrankungen bei bis zu 50 % der Patienten bei Dialysebeginn
	Hohe Einjahres-Mortalität nach Myokardinfarkt bei Dialysepatienten
Gefäße	Periphere arterielle Verschlusserkrankung der Becken- und Beingefäße
	Mediasklerose mit systolischer Hypertonie und diastolisch niedrigem Blutdruck (ungünstig für die Koronarperfusion)

Um den Zusammenhang zwischen chronischer Niereninsuffizienz und Herz-Kreislauf-Erkrankungen darzustellen, sei auf die Abb. 15.3 verwiesen. Hier wird eindrucksvoll das Risiko der Niereninsuffizienz im Hinblick auf verschiedene Herz-Kreislauf-Erkrankungen dargestellt (Go et al. 2004).

Die in der Studie errechnete „Hazard Ratio" ist in Tab. 15.2 (zitiert aus Go et al. 2004) zusammengefasst. Sie zeigt insbesondere den exponentiellen Anstieg des Risikos mit kontinuierlichem Abfall der Nierenfunktionsleistung.

Die gesamten Daten zeigen, dass vor allem eine Reduktion der Nierenfunktionsleistung unter 30 ml/min mit einer schlechten Prognose assoziiert ist. Damit ist die Nierenfunktion ein wichtiger Parameter, der über das Langzeitüberleben eines Nieren-Tumorpatienten entscheidend mitbestimmt.

Abb. 15.3 Darstellung der alterskorrigierten Sterberate, Rate an kardiovaskulären Erkrankungen und Hospitalisation in Abhängigkeit von der Nierenfunktionsleistung, abgeschätzt nach der glomerulären Filtrationsrate. (Zitiert nach Go et al. 2004)

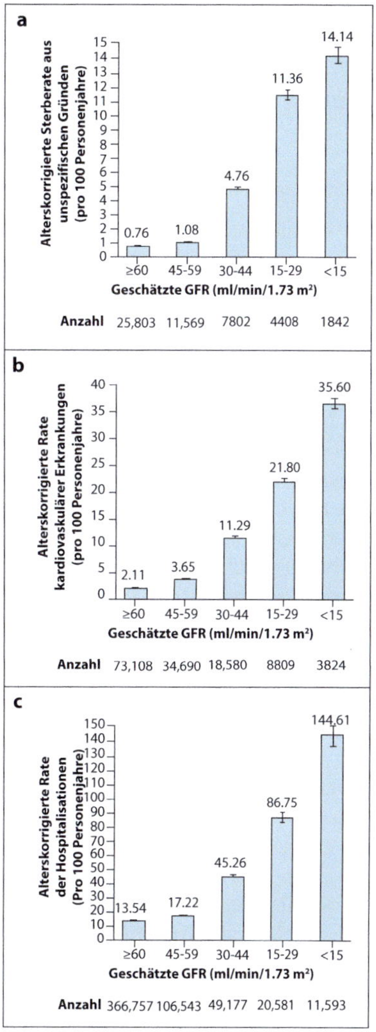

Tab. 15.2 „Hazard Ratio" für Gesamtsterblichkeit, kardiovaskuläre Ereignisse oder Hospitalisation in Abhängigkeit von der Nierenfunktionsleistung[a]. (Zitiert aus Go et al. 2004)

Geschätzte GFR	Gesamtsterblichkeit	Kardiovaskuläre Ereignisse	Hospitalisationen
	Angepasste „Hazard Ratio" (95 % Konfindenzintervall)		
≥60 ml/min/1,73 m^2[b]	1,00	1,00	1,00
45–59 ml/min/1,73 m^2	1,2 (1,1–1,2)	1,4 (1,4–1,5)	1,1 (1,1–1,1)
30–44 ml/min/1,73 m^2	1,8 (1,7–1,9)	2,0 (1,9–2,1)	1,5 (1,5–1,5)
15–29 ml/min/1,73 m^2	3,2 (3,1–3,4)	2,8 (2,6–2,9)	2,1 (2,0–2,2)
<15 ml/min/1,73 m^2	5,9 (5,4–6,5)	3,4 (3,1–3,8)	3,1 (3,0–3,3)

[a]Die Analysen wurden hinsichtlich Alter, Geschlecht, Einkommen, Bildung, Dialyse/Nicht-Dialyse und Vorkommen/Nichtvorkommen vorheriger koronarer Herzerkrankungen, vorheriger chronischer Herzinsuffizienz, vorheriger ischämischer Schlaganfälle oder vorrübergehender Durchblutungsstörungen, vorheriger peripherer arterieller Verschlusskrankheit, Diabetes mellitus, Hochdruck, Dyslipidämie, Krebs, Serumalbumin-Level 3,5 g/dl oder weniger, Demenz, Zirrhose oder chronische Lebererkrankung, chronische Lungenerkrankung, dokumentierte Proteinurie und vorheriger Krankenhausaufenthalt bereinigt
[b]Referenzgruppe

Literatur

Go AS et al (2004) Chronic kidney disease and the risks of death, cardiovascular events, and hospitalization. N Engl J Med 351:1296–1305

Huang WC et al (2006) Chronic kidney disease after nephrectomy in patients with renal cortical tumours: a retrospective cohort study. Lancet Oncol 7:735–740

Simmons MN et al (2009) Laparoscopic radical versus partial nephrectomy for tumors >4 cm: intermediate-term oncologic and functional outcomes. Urology 73:1077–1082

Weight CJ et al (2010) Elective partial nephrectomy in patients with clinical T1b renal tumors is associated with improved overall survival. Urology 76:631–637

Klassifikation und medikamentöse Therapie des Nierenzellkarzinoms

16

Susanne Delecluse und Stefanie Zschäbitz

Inhaltsverzeichnis

S. Delecluse (✉)
Nephrologie, Universitätsklinikum Heidelberg, Heidelberg, Deutschland
E-Mail: susanne.delecluse@med.uni-heidelberg.de

S. Zschäbitz
Nationales Centrum für Tumorerkrankungen (NCT) Heidelberg, Universitätsklinikum Heidelberg, Heidelberg, Deutschland
E-Mail: Stefanie.Zschaebitz@med.uni-heidelberg.de

D. Jäger und M. Zeier (Hrsg.), *Onko-Nephrologie*,
https://doi.org/10.1007/978-3-662-59911-2_16

16.1 Epidemiologie des Nierenzellkarzinoms

Nierenzellkarzinome (NZK) machen 2–4 % der malignen Neoplasien im Erwachsenenalter aus (Ferlay et al. 2018). Pro 100.000 Einwohner erkranken in Deutschland 16,5 Männer und 7,8 Frauen an der Erkrankung (Robert-Koch-Institut 2016). Dabei ist die Inzidenz für Männer leicht steigend und für Frauen abnehmend. Die 5-Jahres- bzw. 10-Jahres-Prävalenz des NZK in Deutschland betrug 2014 für Männer 36.200 bzw. 61.600 und für Frauen 21.900 und 38.000. Die Erkrankungs- und Sterberate in den neuen Bundesländern ist im regionalen Vergleich gegenüber der in den alten Bundesländern weiterhin erhöht. Das mediane Erkrankungsalter beträgt in Deutschland 67 Jahre bei Männern und 72 Jahre bei Frauen.

16.2 Risikofaktoren

Als wichtigste Risikofaktoren werden modifizierbare Lebensstilfaktoren aufgeführt. Hierzu zählen Rauchen und Passivrauchen, arterielle Hypertonie und Übergewicht (Tahbaz et al. 2018). Eine inverse Assoziation besteht zwischen körperlicher Aktivität und dem Auftreten eines NZK (Behrens und Leitzmann 2013). Die regelmäßige Einnahme von Acetaminophen (Paracetamol) und Nicht-Acetylsalicylsäure-nicht-steroidalen Antiphlogistika wird mit einem erhöhten Risiko für ein NZK in Verbindung gebracht (Capitanio et al. 2019). Seit 2017 ist das NZK nach Trichlorethylen-Exposition unter bestimmten Voraussetzungen (unter anderem einer mindestens dreijährigen Exposition) als Berufserkrankung anerkannt. Bezüglich weiterer berufs- oder umweltbedingter Expositionen mit nephrotoxischen Substanzen wie Cadmium, Arsen, Nitraten und Radon besteht eine inkonklusive Datenlage. Für Patienten mit terminaler Niereninsuffizienz besteht ein erhöhtes Risiko für das Auftreten eines NZK (Tsuzuki et al. 2018). Eine positive Familienanamnese prädisponiert ebenso (Gago-Dominguez et al. 2001). Etwa 4 % der NZKs treten im Rahmen von hereditären Syndromen auf und werden separat besprochen.

16.3 Klassifikation des Nierenzellkarzinoms

Die Stadieneinteilung des NZK erfolgt gemäß gültiger Tumor-Node-Metastasis (TNM) und UICC-Klassifikation von 2017 (Tab. 16.1 und 16.2; Gospodarowicz 2017).

Tab. 16.1 Aktuelle TNM-Klassifikation des Nierenzellkarzinoms (Gospodarowicz 2017)

Klassifikation		Tumor
T (Primärtumor)	TX	Primärtumor kann nicht beurteilt werden
	T1	Tumor 7 cm oder weniger in größter Ausdehnung, begrenzt auf die Niere
	T1a	Tumor 4 cm oder weniger in größter Ausdehnung
	T1b	Tumor >4 cm bis 7 cm
	T2	Tumor mehr als 7 cm in größter Ausdehnung, begrenzt auf die Niere
	T2a	Tumor >7 cm bis 10 cm
	T2b	Tumor >10 cm
	T3	Tumor breitet sich in die größeren Venen aus oder infiltriert direkt perirenales Fettgewebe, jedoch nicht in ipsilaterale Nebenniere und nicht über die Gerota-Faszie hinaus
	T3a	Tumor mit makroskopischer Ausbreitung in die Nierenvene oder ihre segmentalen Äste (mit muskulärer Wand) oder mit Infiltration des perirenalen und/oder peripelvinen Fettgewebes, aber nicht über die Gerota-Faszie hinaus
	T3b	Tumor mit makroskopischer Ausbreitung in die V. cava unterhalb des Zwerchfells
	T3c	Tumor mit makroskopischer Ausbreitung in die V. cava oberhalb des Zwerchfells oder mit Infiltration der Wand der V. cava
	T4	Tumor infiltriert über die Gerota-Faszie hinaus (eingeschlossen die kontinuierliche Ausbreitung in die ipsilaterale Nebenniere)
N (regionale Lymphknoten)	NX	Regionale Lymphknotenmetastasen können nicht beurteilt werden
	N0	Keine regionalen Lymphknotenmetastasen
	N1	Metastase(n) in regionärem Lymphknoten
M (Metastasen)	M0	Keine Fernmetastasen
	M1	Fernmetastasen

16.4 Histopathologische Klassifikation und Molekularbiologie des Nierenzellkarzinoms

Die Einteilung erfolgt anhand histologischer Merkmale (einschließlich des Zytoplasmas und der Architektur), der Lokalisation des Tumors, des Zusammenhangs mit renalen Begleiterkrankungen und familiären Prädispositionssyndromen sowie chromosomaler

Tab. 16.2 Aktuelle Stadieneinteilung des Nierenzellkarzinoms nach UICC

Stadium	Primärtumor	Lymphknoten	Fernmetastasen
I	T1 T1a T1b	N0	M0
II	T2a T2b	N0	M0
III	T3a T3b T3c	N0	M0
	T1-3	N1	M0
IV	T4	N0, N1	M0
	Alle T	Alle N	M1

Tab. 16.3 WHO-Klassifikation der Nierenzelltumoren (Moch 2016)

Histopathologische Einteilung der Nierenzellkarzinome
Klarzelliges Nierenzellkarzinom
Multilokulärer zystischer Nierenzelltumor mit niedrig malignem Potenzial
Papilläres Nierenzellkarzinom
Nierenzellkarzinom assoziiert mit hereditärer Leiomyomatose
Chromophobes Nierenzellkarzinom
Sammelgang-Karzinom
Renales medulläres Nierenzellkarzinom
MiT-assoziiertes Translokations-Nierenzellkarzinom
SDH-B-Defizienz-assoziiertes Nierenzellkarzinom
Muzinöses tubuläres und spindelzelliges Nierenzellkarzinom
Tubulozystisches Nierenzellkarzinom
Nierenzellkarzinom assoziiert mit einer erworbenen zystischen Nierenerkrankung
Klarzelliges papilläres Nierenzellkarzinom
Nierenzellkarzinom, NOS
Papilläres Adenom
Onkozytom

Aberrationen entsprechend der letzten Revision der WHO-Klassifikation von 2016 (Moch 2016; Tab. 16.3).

Folgende Faktoren sollten nach WHO und der Internationalen Gesellschaft für Urologische Pathologie (ISUP) in der pathologischen Standardbeurteilung aufgeführt werden (Warren and Harrison 2018):

- Histologischer Tumortyp
- Tumorgraduierung nach WHO/ISUP

- Vorhandensein von Tumornekrosen
- sarkomatoide/rhabdoide Morphologie (definiert Grad-4-Tumore)
- mikroskopische lymphovaskuläre Invasion
- Resektionsränder
- Tumorstadium (TNM)

Klarzellige Nierenzellkarzinome sind mit 75–85 % die häufigste Entität aller NZK. Makroskopisch handelt es sich um umschriebene Tumoren ohne Kapsel, goldgelb und zumeist durchzogen von Nekrosen. Der klarzellige Charakter des Zytoplasmas der Tumorzellen, die in Nestern angeordnet sind, geben diesem Subtyp seinen Namen. Mutationen im von Hippel-Lindau-(VHL)-Gen und chromosomale Verluste in 3p sind bekannte genetische Ursachen des klarzelligen NZKs, die allerdings nicht nur in der Von-Hippel-Lindauschen Erkrankung selbst, sondern auch in sporadischen Formen zu finden sind und bei etwa 90 % der klarzelligen NZKs auftreten.

Mit 10–15 % sind die *Nierenzellkarzinome vom papillären Typ* die zweithäufigste Entität. Sie werden nach der WHO in zwei Typen eingeteilt. Typ I ist durch kleine Tumorzellen charakterisiert. Hier finden sich gehäuft Mutationen des Mesenchymal-epithelialen Transitionsfaktor-(MET)-Protoonkogens und des epidermalen Wachstumsfaktor-Rezeptors (*epidermal growth factor receptor*, EGFR). Typ II zeigt größere Tumorzellen mit eosinophilem Zytoplasma und einen deutlich aggressiveren Phänotyp. Es finden sich häufig Mutationen von *SET domain containing 2, histone lysine methyltransferase SETD2* und *cyclin dependent kinase inhibitor 2A (CDKN2A)* oder *TFE3*-Fusionen. Die Tumorzellen beider Typen bilden papilläre Strukturen. Papilläre NZKs weisen im Gegensatz zu klarzelligen NZKs makroskopisch eine Kapsel auf, sind häufiger multilokulär und bilateral auftretend.

Chromophobe Nierenzellkarzinome sind die dritthäufigste Untergruppe der NZKs (6–11 %). Sie bestehen aus großen, blassen Zellen mit gefalteten Kernen. Dieser Subtyp zeigt mit 95 % die höchste 5-Jahresüberlebensrate aller drei genannten Typen. Es finden sich häufig Chromosomenverluste und seltener somatische Mutationen; die häufigste betrifft das Tumorsuppressorgen *TP53* und den mTOR-Signalweg.

16.5 Prognostische Modelle

Basierend auf den oben aufgeführten Parametern wurden zahlreiche Risikoscores entwickelt. Für die lokalisierte Erkrankung hat sich der „stage, size, grade and necrosis (SSIGN) Score" etabliert (Tab. 16.4; Frank et al. 2002).

Zur Prognoseeinschätzung vor Systemtherapie wurde 1999 der MSKCC-/Motzer-Score veröffentlicht (Motzer et al. 1999; Tab. 16.5).

In der Ära der zielgerichteten Therapien wird die Prognose der Patienten durch den „International Metastatic RCC Database Consortium" (IMDC)-Score (oder Heng-Score) abgeschätzt (Tab. 16.6; Heng et al. 2013).

Tab. 16.4 Stage, size, grade and necrosis (SSIGN)-Score (Frank et al. 2002)

Merkmal		Score
T-Stadium des Primärtumors	pT1a pT1b pT2 pT3a-pT3c pT4	0 2 3 4 4
Regionale Lymphknoten	pNx oder pN0 pN1 oder pN2	0 2
Tumorgröße	<10 cm 10 cm oder größer	0 1
Nukleäres Grading	1 oder 2 3 4	0 1 3
Histologisch Tumornekrose	Nein Ja	0 1
Score	**Risikogruppe**	**5-Jahre metastasenfreies Überleben (%)**
0–2	Gering	97,1
3–5	Intermediär	73,8
6 oder mehr	Hoch	31,2

Tab. 16.5 MSKCC-/Motzer-Score zur Prognoseeinschätzung (Motzer et al. 1999)

Berücksichtigte Faktoren		
• Karnofsky-Performance-Status <80 % • LDH oberhalb 1,5 der Normgrenze • Hämoglobin unterhalb der Normgrenze • Zeit von Erstdiagnose bis Systemtherapie <1 Jahr • Korrigiertes Kalzium oberhalb der Normgrenze		
Anzahl der Risikofaktoren	**Risikogruppe**	**Medianes Überleben (Monate)**
0	Günstig	20
1–2	Intermediär	10
3–5	Ungünstig	4

16.5.1 Die medikamentöse Therapie des Nierenzellkarzinoms

Die Therapielandschaft des metastasierten NZKs hat sich in den letzten Jahren durch zahlreiche Neuzulassungen von Tyrosinkinaseinhibitoren (TKI) sowie die Einführung von Immun-Checkpoint-Inhibitoren (CPI) grundlegend verändert.

Tab. 16.6 International Metastatic RCC Database Consortium (IMDC)-Score. (Nach Heng et al. 2013)

Berücksichtigte Faktoren			
• Karnofsky-Status <80 % • Hämoglobin unterhalb der Normgrenze • Zeit von Diagnose bis Therapie <1 Jahr • Korrigiertes Kalzium oberhalb der Normgrenze • Thrombozyten oberhalb der Normgrenze • Neutrophile oberhalb der Normgrenze			
Anzahl der Risikofaktoren	**Risikogruppe**	**Medianes Überleben Erstlinientherapie (Monate)**	**Medianes Überleben Zweitlinientherapie (Monate)**
0	Günstig	43,2	35,3
1–2	Intermediär	22,5	16,6
3–6	Ungünstig	7,8	5,4

Das NZK gilt als durch das Immunsystem regulierte Erkrankung. Vor der Ära der TKI und CPI wurde therapeutisch eine Immunmodulation durch Zytokine wie Interferon-alpha und hochdosiertem Interleukin-2 eingesetzt. Hierdurch konnten Ansprechraten von ca. 5–13 % erreicht werden. Interferon-alpha aktiviert die natürlichen Killerzellen (NK-Zellen) und ruft damit einen antitumoralen Effekt hervor. Die Wirkung von Interleukin-2 beruht auf der Differenzierung von B- und T-Zellen sowie der Aktivierung anti-tumoraler NK- und T-Zellen. Die Therapie mit Zytokinen hat heute aufgrund der niedrigen Effektivität bei ausgeprägtem Nebenwirkungsprofil nur noch historische Bedeutung.

16.6 Wirkmechanismus der zielgerichteten Therapie mit Tyrosinkinase- und Mechanistic-Target-of-Rapamycin-Inhibitoren

Mutationen des *VHL*-Gens proximaler Tubuluszellen führen zur Inaktivierung des Gens und damit zur Minderexpression der Ubiquitin-Ligase E3. Ubiquitin-Ligasen sind Enzyme, die den Proteinabbau durch das zelleigene Proteasom vermitteln. Die Ubiquitin-Ligase E3 vermittelt dabei den Abbau des Transkriptionsfaktors Hypoxia-Inducible-Factor 1-α (HIF-1α). HIF-1α selbst wird normalerweise unter hypoxischen Bedingungen verstärkt exprimiert. Der im NZK vorliegende pathologische Funktionsverlust von VHL resultiert in einer gesteigerten Aktivität von HIF-1α, auch im nicht-hypoxischen Zellmilieu. Dies wiederum führt zur Heraufregulierung von Genen, die für Wachstumsfaktoren wie VEGF („vascular endothelial growth factor"), PDGF („platelet derived growth factor"), AXL (vom Griechischen

Tab. 16.7 Zielstrukturen der Multi-Tyrosinkinaseinhibitoren

Substanz	AXL	BRAF	cKIT	CMET	FGFR	FLT3	PDGFR	RET	VEGFR
Axitinib			X				X		X
Cabozantinib	X			X		X		X	X
Lenvatinib			X		X		X	X	X
Pazopanib			X		X		X		X
Sorafenib									X
Sunitinib			X				X	X	X
Tivozanib									X

„anexelekto" = unkontrolliert) und MET (mesenchymaler epithelialer Transitionsfaktor) codieren (Gudas et al. 2014). Hierdurch werden letztlich die Vaskularisierung des Tumors sowie seine Proliferation vorangetrieben.

Die zweite für das NZK bedeutsame Signalkaskade wird durch das mechanistic-Target-of-Rapamycin (mTOR) reguliert. Das mTOR-Protein spielt eine Rolle bei der Proliferation und der Apoptoseumgehung in einer Vielzahl von soliden Neoplasien. Es handelt sich um eine Serin/Threonin-Proteinkinase aus der Gruppe der Phosphoinositid-3-Kinase-(PI3K-)-Familie. Zwei Komplexe, mTOR complex 1 (mTORC1) und 2 (mTORC2), steuern mTOR und hierüber die PI3K/AKT-Signalkaskade, die im NZK nicht übermäßig mutiert, aber häufig aktiviert ist (Guo et al. 2015). Die Aktivierung von mTOR wird durch Überexpression von Wachstumsfaktoren wie VEGF und PDGF induziert und fördert hierdurch die Expression von HIF-1α, sodass eine positive Feedbackschleife zwischen den Signalkaskaden VHL/HIF und mTOR entsteht. Die resultierende Dysregulation dieser Signaltransduktionswege ist dann auch Grundlage für die zielgerichtete Therapie mit TKI und mTOR-Inhibitoren. Tab. 16.7 und Abb. 16.1 geben einen Überblick über die zugelassenen TKIs und die zellulären Strukturen, gegen die sie sich richten.

Bevacizumab ist ein monoklonaler gegen VEGF gerichteter und in der Kombination mit Interferon-alpha zur Behandlung des NZK zugelassener Antikörper. Er hemmt die Bindung des Wachstumsfaktors an die Rezeptoren VEGFR-1 und VEGFR-2 auf der Oberfläche von Endothelzellen und vermittelt antiproliferative und antiangiogene Effekte.

16.7 Wirkmechanismus der Immuntherapie mit Checkpoint-Inhibitoren

Die Wirksamkeit von CPI beruht auf der Induktion einer Immunantwort gegen die Tumorzelle. Antigen-präsentierende Zellen wie dendritische Zellen nehmen Antigene des Tumors auf und präsentieren diese nach Prozessierung über MHC-Moleküle auf ihrer

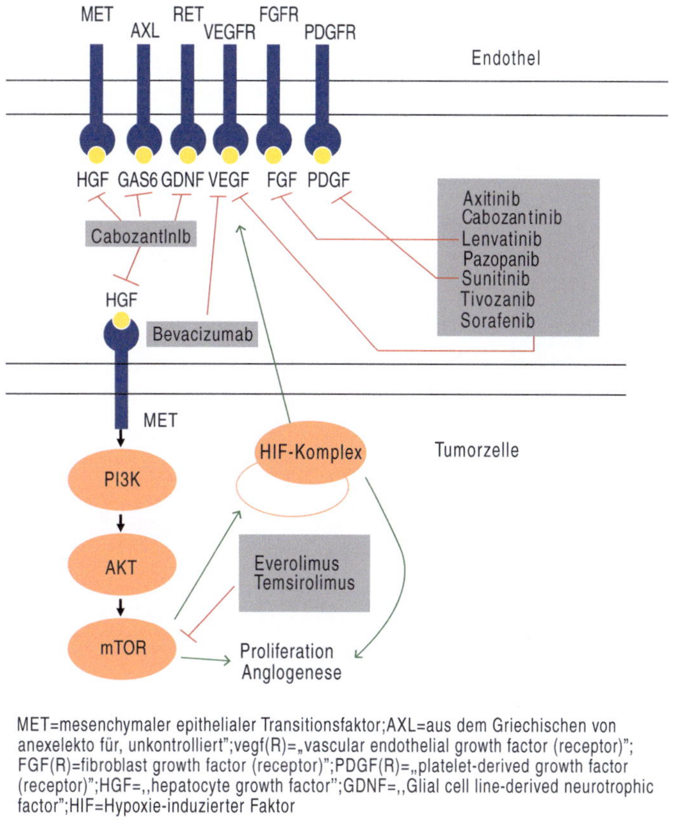

Abb. 16.1 Zielstrukturen von Tyrosinkinaseinhibitoren und mTOR-Inhibitoren zur Behandlung des Nierenzellkarzinoms

Oberfläche. Diese werden von T-Zell-Rezeptoren erkannt und führen zur Aktivierung von T-Zellen. Hierzu bedarf es noch kostimulatorischer Signale, z. B. von CD28. Trifft eine aktivierte T-Zelle nun auf eine Tumorzelle, die das spezifische Tumorantigen exprimiert, wird diese im Regelfall erkannt und zerstört. Um überschießende Reaktionen des Immunsystems zu verhindern, verfügen T-Zellen natürlicherweise über regulierende Signalwege, die Immun-Checkpoints, und inhibitorische Oberflächenrezeptoren, z. B. *programmed death-1* (PD-1), cytotoxic T-lymphocyte-associated Protein 4 (CTLA-4) oder lymphocyte-activation gene 3 (LAG-3).

Über die Expression des Oberflächenproteines *programmed death-ligand-1* (PD-L1) kann die Tumorzelle den PD-1-Rezeptor auf der aktivierten T-Zelle stimulieren. Hierdurch wird die zytotoxische Reaktion der T-Zelle blockiert. Somit kann die Tumorzelle selbst die Immunantwort gegen sich bremsen. Chronische inflammatorische Prozesse

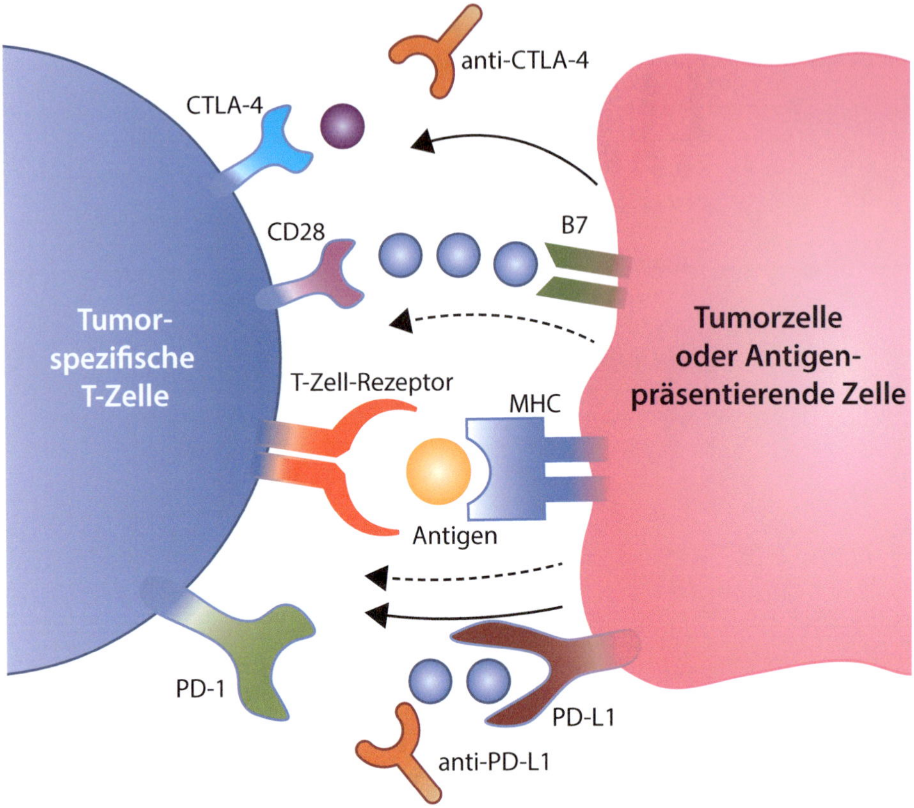

Abb. 16.2 Zielstrukturen von Checkpoint-Inhibitoren zur Behandlung des Nierenzellkarzinoms

können zur Erschöpfung von T-Zellen und zur Heraufregulation von inhibitorischen Rezeptoren führen und die Immunevasion von Tumorzellen fördern.

Zur Therapie des NZKs zugelassen sind gegen PD-1, PD-L1 und CTLA4-gerichtete Antikörper, die durch ihre Bindung die Inhibition der zytotoxischen T-Zell-Reaktion aufheben (Abb. 16.2).

16.8 Adjuvante Therapie

Placebokontrollierte Phase-3-Studien mit TKI in der adjuvanten Situation für Patienten mit Hochrisikokonstellation konnten bislang keinen Vorteil für das mediane Gesamtüberleben (mOS, sekundärer Endpunkt) aufzeigen. Bedingt durch bislang wenige Ereignisse in Verum- und Placebo-Studienarmen, sind die Daten unreif und längere Nachbeobachtungszeiträume erforderlich. Alle bislang berichteten Studien wiesen hohe Raten an Therapietoxizitäten vom Grad ≥ 3 auf (stets ca. 60 %). Während der primäre Endpunkt – das krankheitsfreie Überleben (disease free survival, DFS) – in der S-TRAC-Studie gerade erreicht wurde, verfehlten die Studien PROTEST, ASSURE und ATLAS diesen Endpunkt. Das Ergebnis der S-TRAC-Studie führte zur FDA-Zulassung von Sunitinib in der Adjuvanz. Die europäischen Behörden haben eine entsprechende Zulassung aufgrund der wenig überzeugenden Ergebnisse nicht erteilt.

Die ersten Placebo-kontrollierten adjuvanten Immuntherapiestudien mit PD-1-, PD-L1- bzw. kombiniert PD-(L)1/CTLA-4-Antikörpern sind abschließend rekrutiert und befinden sich aktuell in der Nachbeobachtungsphase. Ergebnisse wurden bislang nicht vorgestellt.

Außerhalb von klinischen Studien hat der Einsatz von TKI bzw. CPI in der adjuvanten Behandlungssituation derzeit keinen Stellenwert (Tab. 16.8 und 16.9).

16.9 Palliative Therapie

Die Wahl der Systemtherapie für Patienten mit lokal fortgeschrittener oder metastasiert inoperabler Tumorerkrankung erfolgt in Abhängigkeit von histologischem Subtyp, Prognose-Score (nach IMDC) und individuellen Risikofaktoren des zu behandelnden Patienten. Der Startzeitpunkt der systemischen Therapie ist gegenwärtig nicht eindeutig definiert. Dies ist in erster Linie auf den zuweilen langsamen und indolenten Verlauf der Erkrankung zurückzuführen. Insbesondere für Patienten mit geringer Tumorlast und fehlender Symptomatik, kann daher zunächst auch eine aktive Überwachung erwogen werden. Eine symptomatische oder rasch progrediente Erkrankung bedarf hingegen der zeitnahen Einleitung der tumorspezifischen Systemtherapie.

16.10 Sequenztherapie des klarzelligen Nierenzellkarzinoms

TKI als alleinige Therapie stellt derzeit nur noch für Patienten mit klarzelligem NZK und guter Prognose die Standardtherapie dar (Abb. 16.3). Zum Einsatz kommen vorrangig Sunitinib (Sutent®) und Pazopanib (Votrient®). Eine Alternative stellt der Einsatz von Tivozanib (Fotivda®) dar. Die Zulassung von Tivozanib erfolgte 2017 aufgrund der Ergebnisse der TIVO-1-Studie, in welcher Patienten in der ersten und zweiten Therapielinie entweder mit Tivozanib oder Sorafenib behandelt wurden (Motzer et al. 2013a). Das mediane progressionsfreie Überleben (mPFS) in der Erstlinientherapie betrug im Tivozanib-Arm 12,7 versus 9,1 Monate im Standardarm (HR = 0,76, p = 0,037). Das mOS verlängerte sich im Tivozanib-Arm nicht signifikant. Allerdings war die Studie mit Cross-over-Design konzipiert.

Hochdosiertes Interleukin-2 und Bevacizumab in Kombination mit Interferon werden weiterhin in aktuellen Leitlinien aufgeführt, spielen im klinischen Alltag aber keine Rolle mehr.

Tab. 16.8 Adjuvante Phase 3-Studien mit Tyrosinkinase-Inhibitoren zur Behandlung des Nierenzellkarzinoms

Studie (ClinicalTrials.gov-Identifier)	Substanz, Dosierung, Design	Patientenkollektiv	Medianes DFS (Jahre)	Quelle
ASSURE (NCT00326898)	Sunitinib 50 mg/d (4/2-Rhythmus) vs. Sorafenib 400 mg 2x/d versus Placebo, 1 Jahr	N = 1943, alle Histologien, pT1b G3-4, pT2-4, N+	5,8 (Sunitinib, HR = 1,02, 97,5 %-KI = 0,85–1,23, p = 0,80) vs. 6,1 (Sorafenib, HR = 0,97, 97,5 %-KI = 0,80–1,17, p = 0,72), vs. 6,6 (Placebo)	(Haas et al. 2016)
ATLAS (NCT01599754)	Axitinib 5 mg 2x/d vs. Placebo, 1–3 Jahre	N = 724, prädominant klarzelliges NZK, pT2-4, N1	NR vs. NR (HR = 0,87, 95 %-KI = 0,66–1,15, p = 0,32)	(Gross-Goupil et al. 2018)
PROTECT (NCT01235962)	Pazopanib 800 mg/d vs. Placebo, 1 Jahr	N = 1538, prädominant klarzelliges NZK, pT2 G3-4, pT3-4, N1	NR vs. NR (HR = 0,86, 95 %-KI = 0,70–1,06, p = 0,165)	(Motzer et al. 2017)
S-TRAC (NCT00375674)	Sunitinib 50 mg/d (4/2-Rhythmus) vs. Placebo, 1 Jahr	N = 615, prädominant klarzelliges NZK, hohes Risiko nach UISS-Kriterien (Zisman et al. 2002)	6,8 vs. 5,6 (HR = 0,76, 95 %-KI = 0,59–0,98, p = 0,03)	(Ravaud et al. 2016)
E2810	Pazopanib 800 mg/d vs. Placebo, 1 Jahr	N = 129, tumorfrei nach Metastasenredektion	17,3 Monate vs. 14,2 Monate (HR = 0,85, 95 %-KI 0,55–1,31, p = 0,47)	(Appleman 2019)
SORCE (NCT00492258)	Sorafenib 400 mg 2x/d vs. Placebo, 1–3 Jahre	N = 1656, alle Histologien, intermediäres oder hohes Risiko	Ausstehend	
EVEREST (NCT01120249)	Everolimus 10 mg/d vs. Placebo, 1 Jahr	N = 1545, alle Histologien, intermediär hohes oder sehr hohes Risiko	Ausstehend	

Abkürzungen: d = Tag; DFS = krankheitsfreies Überleben; NR = nicht erreicht; NZK = Nierenzellkarzinom; q(x)w = alle (x) Wochen; vs = versus

Tab. 16.9 Adjuvante Phase 3-Studien mit Checkpoint-Inhibitoren zur Behandlung des Nierenzellkarzinoms

Studie (ClinicalTrials.gov-Identifier)	Substanz, Dosierung, Design	Patientenkollektiv	Medianes DFS (Jahre)	Quelle
MK-3475-564/KEYNOTE-564 (NCT03142334)	Pembrolizumab 200 mg q3w vs. Placebo, 1 Jahr	N = 950, NZK mit klarzelliger Komponente, pT2, Grad 4 oder sarkomatoid, pT3-4,	Ausstehend	
	Atezolizumab 1200 mg q3w vs. Placebo, 1 Jahr	N = 778, klarzelliges oder sarkomatoides NZK, T2 Grad 4, T3-4pN+	Ausstehend	
RAMPART (NCT03288532)	Durvalumab 1500 mg q4w + Tremelimumab 75 mg q4w (max. 2x) vs. Durvalumab 1500 mg q4w vs. Placebo, 1 Jahr	N = 1750, alle Histologien, SSIGN-Score Score 3–11	Ausstehend	
Checkmate914 (NCT03138512)	Nivolumab + Ipilimumab (4x), gefolgt von Nivolumab vs. Placebo, 6 Monate	N = 800, prädominant klarzelliges NZK, pT2a, G3 or G4; pT2b-pT4; N1	Ausstehend	

Abkürzungen: DFS = krankheitsfreies Überleben; NZK = Nierenzellkarzinom; q(x)w = alle (x) Wochen; vs = versus

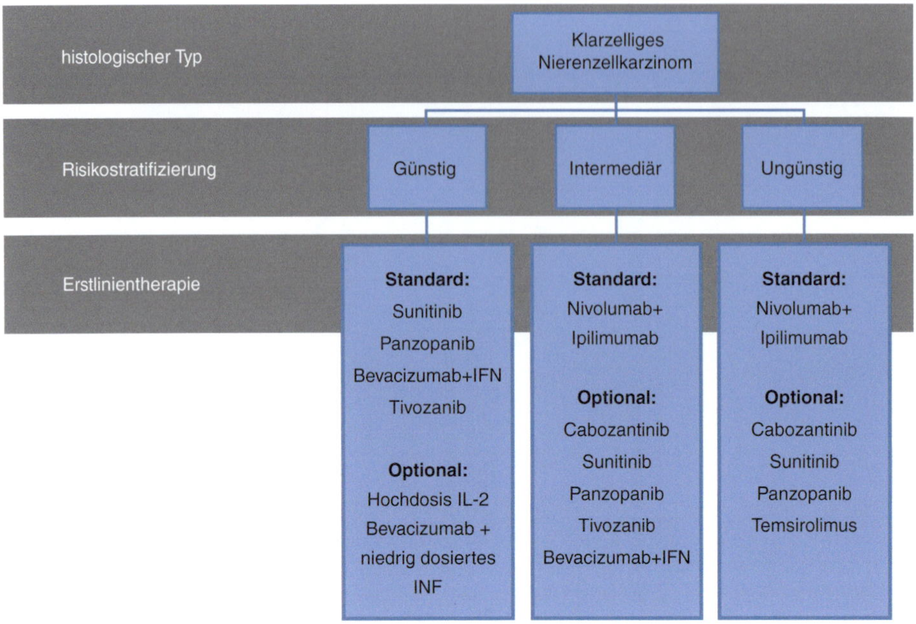

Abb. 16.3 Empfohlene Erstlinien-Therapie für das klarzellige Nierenzellkarzinom in Abhängigkeit vom Risikoscore. (Nach IMDC; Escudier et al. 2019)

Therapiestandard für Patienten mit intermediärer oder schlechter Prognose ist derzeit Nivolumab in Kombination mit Ipilimumab. In der Phase-3-Studie CheckMate-214 wurden Patienten mit prädominant klarzelligem NZK und intermediärem und hohem Risikoprofil mit der Kombinationstherapie oder der Standardtherapie Sunitinib behandelt (Motzer et al. 2018). Es ergab sich ein signifikant längeres 12-Monats-OS (80 % vs. 72 %, HR = 0,63) und medianes progressionsfreies Überleben (mPFS; 11,6 vs. 8,4 Monate, HR = 0,82) für die Patienten, die mit der CPI-Kombination behandelt wurden. Das mOS für die Patienten im experimentellen Arm war dabei noch nicht erreicht. Die objektive Ansprechrate (objective response rate, ORR) war mit 42 % vs. 27 % ebenfalls signifikant höher zugunsten der dualen Immunblockade. In den durchgeführten Subgruppenanalysen (u. a. Metastasenlokalisation [Knochen oder solide Organe], Geschlecht, Herkunft) profitierten alle Patienten von der CPI-Therapie. Einzig die Gruppe der >75-jährigen Patienten zeigte keinen Vorteil durch die Kombinationstherapie bezüglich des mPFS. Daten zum mOS wurden für diese Subgruppe noch nicht berichtet.

Seit 2018 kann bei Patienten mit intermediärem und ungünstigem Risikoprofil auch Cabozantinib in der Erstlinienbehandlung eingesetzt werden. Die Zulassung erfolgte aufgrund der Daten der CABOSUN-Studie, in welcher ein signifikanter Vorteil gegenüber Sunitinib im mPFS von 8,6 gegenüber 5,3 Monaten erreicht werden konnte (Choueiri et al. 2017). Kritisiert wurde die Zulassung des Medikaments für die Erstlinie, basierend auf Ergebnissen einer Phase-2-Studie. Die Sunitinib-Kohorte wies zudem im Vergleich mit historischen Daten eine niedrige Ansprechrate (9 % komplette oder partielle Remissionen) und inferiore Überlebensdaten (mOS von 21 Monaten) auf.

Alternativ wird in der aktuellen Leitlinie der ESMO weiterhin die Therapie mit Sunitinib als Option aufgeführt (Escudier et al. 2019).

Durch die FDA wurde 2019 die Zulassung für den Einsatz der Kombinationen Avelumab plus Axitinib bzw. Pembrolizumab plus Axitinib für alle Prognosegruppen erteilt.

Die Zulassung von Avelumab-Axitinib erfolgte aufgrund der Ergebnisse der Phase-3-Studie JAVELIN-Renal 101, in der die Kombinationstherapie gegen die alleinige Therapie mit Sunitinib verglichen wurde. Es zeigte sich ein signifikant längeres mPFS zugunsten der Kombination aus TKI und CPI (13,8 vs. 8,4 Monate, HR = 0,69; Motzer et al. 2019). Die ORR betrug 51,4 % (Avelumab-Axitinib) gegenüber 25,7 % (Sunitinib). In der Phase-3-Studie Keynote-426 wurden Patienten mit Pembrolizumab plus Axitinib beziehungsweise Sunitinib behandelt (Rini et al. 2019a). Das mPFS betrug 15,1 versus 11,1 Monate zugunsten der Kombinationstherapie (HR = 0,69). Die ORR zeigte ebenfalls ein signifikant verbessertes Ergebnis mit 59,3 % versus 35,7 % (p < 0,0001). Das mOS in beiden Studien wurde in jeweils beiden Armen bislang noch nicht erreicht. Es profitierten sowohl in der JAVELIN Renal 101- als auch der Keynote-426-Studie alle Patienten unabhängig von der Risikogruppe.

In die deutschen oder europäischen Leitlinien ist diese Kombination bisher nicht aufgenommen worden. Eine Indikationserweiterung durch die EMA wird jedoch für das Quartal 4/2019 erwartet.

Die Auswahl des Zweitlinien-Therapeutikums erfolgt in Abhängigkeit von der Vortherapie. Mit TKI vorbehandelte Patienten sollten Nivolumab oder Cabozantinib erhalten. Nach Ipilimumab/Nivolumab in der ersten Linie folgt ein TKI bzw. Lenvatinib in Kombination mit dem mTOR-Inhibitor Everolimus (Abb. 16.4).

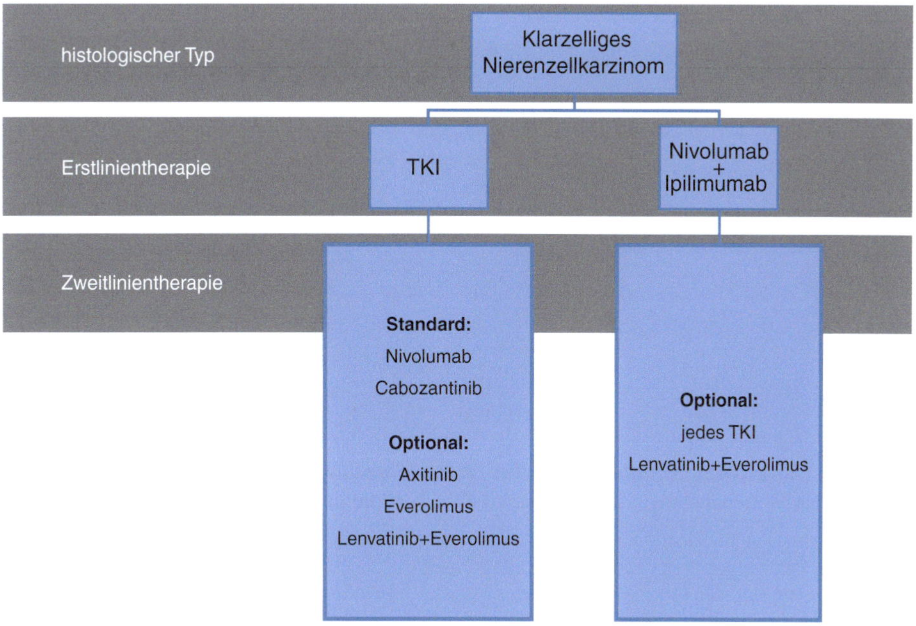

Abb. 16.4 Empfohlene Zweitlinien-Therapie für das klarzellige Nierenzellkarzinom in Abhängigkeit von der Vortherapie. Abkürzung: TKI = Tyrosinkinaseinhibitor (Escudier et al. 2019)

In der Zweitlinien-Studie METEOR wurde der Einsatz von Cabozantinib gegen Everolimus geprüft (Choueiri et al. 2015). Neben dem primären Endpunkt mPFS (7,4 versus 3,9 Monate, HR = 0,51; p < 0,001) zeigte sich auch eine Verbesserung im mOS (21,7 versus 16,5 Monate, HR = 0,66; p < 0,001).

Die Zulassung von Lenvatinib plus Everolimus erfolgte ebenfalls auf Datenlage einer randomisierten Phase-2-Studie (Motzer et al. 2015b). Die Kombinationstherapie aus Lenvatinib und Everolimus verlängerte dabei das mPFS signifikant gegenüber Everolimus, nicht aber gegenüber Lenvatinib in der Monotherapie (14,6 versus 5,5 Monate versus 7,4 Monate; HR = 0,40, p = 0,0005 bzw. HR = 0,66, p = 0,12). Die ORR der Kombinationstherapie betrug beachtliche 43 % (gegenüber 27 % für Lenvatinib und 6 % für Everolimus). Das post hoc berichtete Gesamtüberleben betrug 25,5 Monate für Lenvatinib plus Everolimus, 19,1 Monate für Lenvatinib und 15,4 Monate für Everolimus und erreichte statistische Signifikanz zwischen dem Kombinationsarm und Everolimus (HR = 0,51, p = 0,024). Das Studiendesign wurde für den Einsatz von Everolimus als Vergleicharm kritisiert, da zum Zeitpunkt der Durchführung der Studie bereits potentere Substanzen Everolimus als Standard-of-Care abgelöst hatten.

Versagt auch die Zweilinien-Therapie, werden je nach Vorbehandlung des Patienten in der Regel jene Substanzen gewählt, die bisher nicht eingesetzt wurden (Abb. 16.5).

Ergebnisse der derzeit relevanten Zulassungsstudien sind in Tab. 16.10 zusammengefasst.

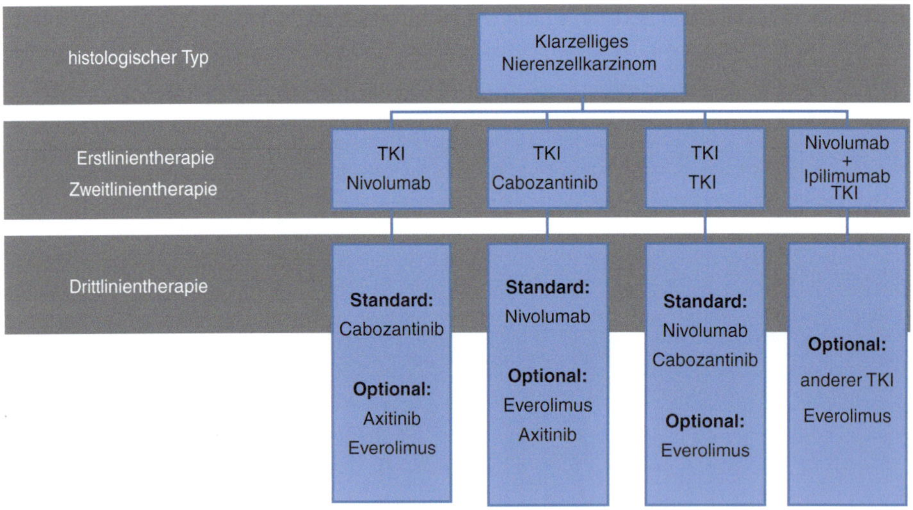

Abb. 16.5 Empfohlene Drittlinien-Therapie für das klarzellige Nierenzellkarzinom in Abhängigkeit von der Vorbehandlung. Abkürzungen: TKI = Tyrosinkinase-Inhibitor. (Nach Escudier et al. 2019)

Tab. 16.10 Relevante Zulassungsstudien und Ergebnisse für das metastasierte Nierenzellkarzinom. A) Erstlinientherapie. B) Zweitlinientherapie. C) Immuntherapiekombinationen für die Erstlinientherapie (bislang keine Zulassung in Europa)

Studie (ClinicalTrials. gov-Identifier)	Substanz, Dosierung, Design	Phase	Linie	Patienten-kollektiv	mPFS (Monate)	mOS (Monate)	ORR = CR + PR (%)	Quelle
A)								
CABOSUN (NCT01835158)	Cabozantinib 60 mg/d vs. Sunitinib 40 mg/d (4 + 2-Schema)	2	1.	N = 157, intermediäres oder hohes Risikoprofil	8,6 vs. 5,3 (HR = 0,48, 95 %-KI = 0,31–0,74, p = 0,0008)	26,6 vs. 21,2 (HR = 0,80; 95 % KI: 0,53–1,21; p = ns)	20 vs. 9	Choueiri et al. (2017, 2018)
CheckMate-214 (NCT02231749)	Nivolumab 3 mg/kg + Ipilimumab 1 mg/kg q3w (4 Zyklen), gefolgt von Nivolumab 3 mg/kg q2w vs. Sunitinib 40 mg/d (4 + 2-Schema)	3	1	N = 1096	11,6 vs. 8,4 (HR = 0,82, 95-KI = 0,64–1,05; p = 0,03)	n.r. vs. 26,6 (HR = 0,66; 95 %-KI = 0,54–0,80; p < 0,0001)	42 vs. 29	Motzer et al. (2018)
COMPARZ (NCT00720941)	Pazopanib 800 mg/d vs. Sunitinib 40 mg/d (4 + 2-Schema)	3	1.	N = 1110	8,4 vs. 9,5 (HR = 1,05; 95 %-KI = 0,90–1,22, p = ns)	28,4 vs. 29,3 (HR = 0,91; 95 %-KI 0,76–1,08; p = 0,28)	31 vs. 25	Motzer et al. (2013a)
- (NCT00098657)	Sunitinib 40 mg/d (4 + 2-Schema) vs. Interferon 9 Mio. IE 3 x/w	3	1.	N = 750	11,0 vs. 5,0 (HR = 0,42, 95 %-KI = 0,32–0,54, p ≤ 0,001)	26,4 vs. 21,8 (HR = 0,821, 95 %KI = 0,673–1,001, p = 0,051)	31 vs. 6	(Motzer et al. 2007)

(Fortsetzung)

Tab. 16.10 (Fortsetzung)

Studie (ClinicalTrials.gov-Identifier)	Substanz, Dosierung, Design	Phase	Linie	Patientenkollektiv	mPFS (Monate)	mOS (Monate)	ORR = CR + PR (%)	Quelle
TIVO-1 (NCT01030783)	Tivozanib 1,5 mg/d (3 + 1-Schema) vs. Sorafenib 800 mg/d	3	1. 2.	N = 517	11,9 vs. 9,3 (HR = 0,80, 95 %-KI = 0,64–0,99, p = 0,42)	28,8 vs. 29,3 (HR = 1,25; 95 %-KI = 0,95–1,62, p = 0,11)	33 vs. 23	Motzer et al. (2013b)
VEGF105192 (NCT00334282)	Pazopanib 800 mg/d vs. Placebo	3	1. 2. (nach Zytokin)	N = 435	9,2 vs. 4,2 (HR = 0,46, 95 %-KI = 0,34–0,62, ≤0,001)	22,9 vs. 20,5 (HR = 0,91; 95 %-KI = 0,71–1,16, p = 0,224)	30. vs. 3	Sternberg et al. (2013)
B)								
AXIS (NCT00678392)	Axitinib 10 mg/(bis max. 20 mg/d) vs. Sorafenib 800 mg/d	3	2. Linie (davon 54 % nach Sunitinib)	N = 723	8,3 vs. 5,7 (HR = 0,66; 95 % KI 0,55–0,78; p ≤ 0,001)	20,1 vs. 19,2 (HR = 0,97; 95 % KI 0,80–1,17; p = 0,374)	23 vs. 12	Rini et al. (2011)
CheckMate-025 (NCT01668784)	Nivolumab 3 mg/kg KG qd14 vs. 10 mg/d	3	2.–4. Linie	N = 821	4,6 vs. 4,4 (HR = 0,88; 95 % KI: 0,75–1,03; p = 0,11)	25,0 vs. 19,6 (HR = 0,73; 95 % KI: 0,57–0,93; p = 0,002)	25 vs. 5	Motzer et al. (2015a)
METEOR (NCT01865747)	Cabozantinib 60 mg/d vs. Everolimus 10 mg/d	3	ab 2. Linie (nach TKI)	N = 658	7,4 vs. 3,8 (HR = 0,58; 95 % KI: 0,45–0,75; p ≤ 0,001)	21,4 vs. 16,5 (HR = 0,66; 95 % KI: 0,53–0,83; p ≤ 0,001)	21 vs. 5	Choueiri et al. (2015)

(Fortsetzung)

Tab. 16.10 (Fortsetzung)

Studie (ClinicalTrials. gov-Identifier)	Substanz, Dosierung, Design	Phase	Linie	Patienten-kollektiv	mPFS (Monate)	mOS (Monate)	ORR = CR + PR (%)	Quelle
NCT01136733	Lenvatinib 18 mg/d + Everolimus 5 mg/d vs. Lenvatinib 24 mg/d vs. Everolimus 19 mg/d	2	2. Linie (nach VEGF-adressierter Therapie)	N = 153	14,6 vs. 7,4 vs. 5,5 (LE vs. E: HR = 0,40; 95 % KI: 0,24–0,68; p = 0,0005; L vs. E: HR = 0,61; 95 % KI: 0,38–0,98; p = 0,048)	25,5 vs. 19,1 vs. 15,4 (LE vs. E: HR = 0,51; 95 % KI: 0,30–0,88; p = 0,024; L vs. E: HR = 0,68; 95 % KI: 0,41–1,14; p = 0,12)	43 vs. 27 vs. 6	Motzer et al. (2015b)
C)								
IMmotion151 (NCT02420821)	Atezolizumab 1200 mg + Bevacizumab 15 mg/kg d1, 22, qd42 versus Sunitinib 40 mg/d (4 + 2-Schema)	3	1	N = 915	11,2 vs. 8,4 (HR = 0,83; 95 % KI = 0,70–0,97)	Unreif	37 vs. 33	Rini et al. (2019b)
JAVELIN Renal 101 (NCT02684006)	Avelumab 10 mg/kg q2w + Axitinib 5 mg 1-0-1 versus Sunitinib 40 mg/d (4 + 2-Schema)	3	1	N = 886	13,8 vs. 8,4 (HR = 0,69; 95 % KI 0,56–0,84; p = 0,0002)	Unreif	51,4 vs. 25,7	Motzer et al. (2019)
Keynote-426 (NCT02853331)	Pembrolizumab 200 mg w3w + Axitinib 5 mg 1-0-1 vs. Sunitinib 40 mg/d (4 + 2-Schema)	3	1	N = 861	15,1 vs. 11,1 (HR = 0,69, 95 %-KI = 0,57–0,84, p = 0,001)	Unreif	59,3 vs. 35,7	Rini et al. (2019a)

Abkürzungen: CR = komplette Remission; d = Tag; HR = Hazard Ratio; KI = Konfidenzintervall; mOS: medianes Gesamtüberleben; mPFS: medianes progressionsfreies Überleben; ns = nicht signifikant, ORR = Ansprechrate; PR = Partielle Remission; qxw = alle x Wochen; vs = versus

16.11 Sequenztherapie des nicht-klarzelligen Nierenzellkarzinoms

Die Evidenz für Therapieempfehlungen beim nicht-klarzelligen NZK ist ungleich dünner. Subgruppenanalysen aktueller Studien legen nahe, dass Patienten mit sarkomatoidem Nierenzellkarzinom vom Einsatz von CPI profitieren. Die ESMO-Leitlinie empfiehlt Nivolumab und Ipilimumab derzeit als Erstlinientherapie; eine Alternative stellen Sunitinib und Pazopanib dar.

Papilläre und chromophobe NZKs werden primär mit den TKIs Sunitinib oder Pazopanib behandelt. CPIs werden hier außerhalb von klinischen Studien derzeit nicht standardmäßig in der Erstlinie angewendet (Abb. 16.6).

16.12 Nebenwirkungsprofil von Tyrosinkinaseinhibitoren

Die oral verabreichten TKIs führen häufig zu relevanten unerwünschten Nebenwirkungen (AE). Das Auftreten von Toxizitäten der Schweregrade 3 und 4 nach CTC (common toxicity criteria) ist für die meisten TKIs mit 60–70 % vergleichbar. Durch die relative Selektivität von Tivozanib gegenüber den Zielstrukturen VEGFR1-3 ist diese Substanz im Vergleich etwas günstiger bezogen auf AEs.

Zu unterscheiden sind solche AEs, die die Lebensqualität des Patienten beeinträchtigen und solche, die zwar behandlungsbedürftig sind, den Patienten aber wenig

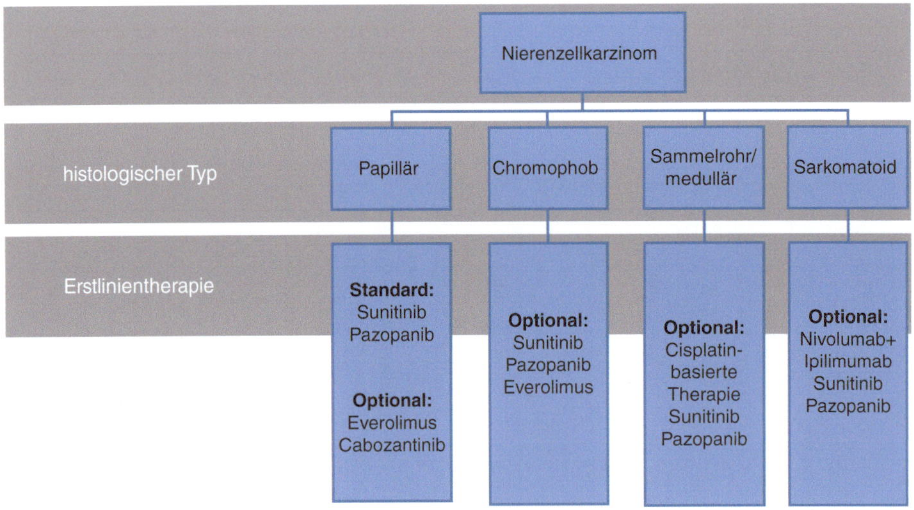

Abb. 16.6 Empfohlene Erstlinien-Therapie für das nicht-klarzellige Nierenzellkarzinom in Abhängigkeit vom histologischen Subtyp. (Nach Escudier et al. 2019)

oder kaum im Alltag einschränken. Zu ersteren zählt das Hand-Fuß-Syndrom (palmarplantares Erythrodysästhesie-Syndrom), Diarrhöen, Fatigue und Stomatitis; zu letzterem die arterielle Hypertonie und Proteinurie, Elektrolytveränderungen, Schilddrüsenfunktionsstörungen sowie Blutbildveränderungen. Die Notwendigkeit einer Dosisreduktion ist abhängig von der eingesetzten Substanz (14 % bei Tivozanib bis 71 % bei Lenvatinib + Everolimus). Um die Compliance der Patienten zu fördern, setzen einige Zentren TKIs daher in einschleichender Dosierung ein und steigern diese dann bei guter Verträglichkeit auf die gewünschte Zieldosis.

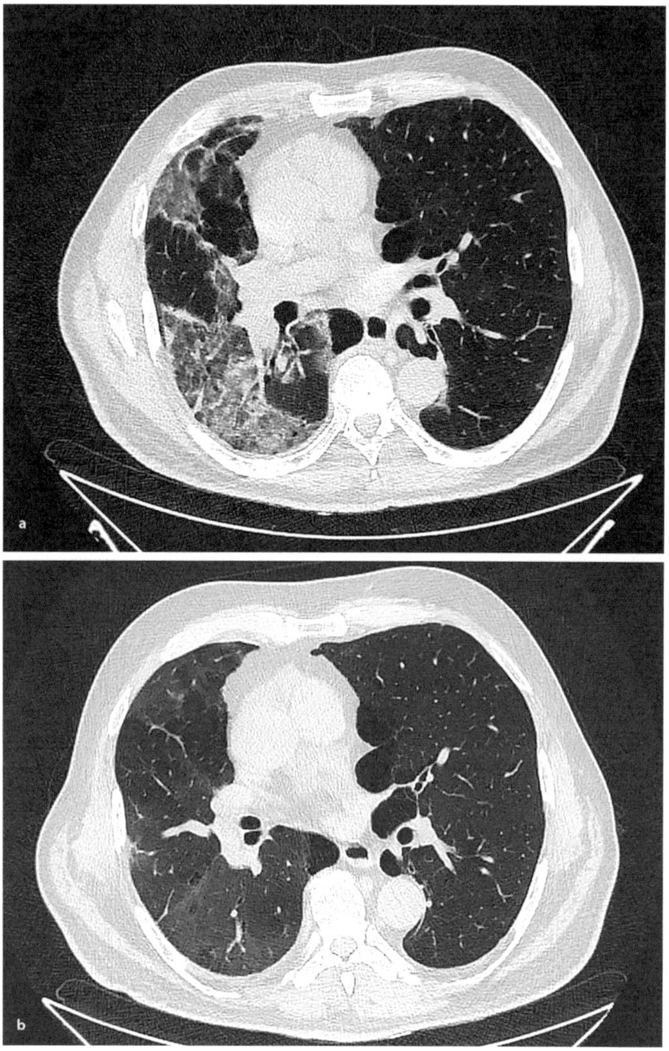

Abb. 16.7 **a, b** Bild einer Nivolumab-induzierten Pneumonitis bei einem 67-jährigen klinisch asymptomatischen männlichen Patienten vor und nach Therapie mit Kortikosteroiden

16.13 Nebenwirkungen der Therapie mit Checkpoint-Inhibitoren und Management von immunvermittelten unerwünschten Ereignissen

Grundsätzlich können immunvermittelte Nebenwirkungen alle Organsysteme betreffen. Einen umfassenden Überblick über die Nebenwirkungen der gegen PD-1- bzw. PD-L1-gerichteten Antikörper gibt eine Metaanalyse von Verläufen von 20.128 Patienten aus 125 klinischen Studien (Wang et al. 2019). 66,0 % der Patienten entwickelten mindestens ein AE jeglichen Schweregrades, 14,0 % eines des Schweregrades 3 oder höher. Die häufigsten AEs (alle Grade) waren Fatigue (18,3 %), Pruritus (10,6 %) und Diarrhöen (9,5 %). Die häufigsten AEs (ab Grad 3) stellten Fatigue (0,9 %), Anämie (0,8 %) und Transaminasenanstieg (Aspartataminotransferase) (0,8 %) dar. In der separaten Darstellung der immunbezogenen AEs (immune related, irAE) aller Grade waren Diarrhöe (9,5 %), Transaminasenanstieg (Aspartataminotransferase) (3,4 %) und Vitiligo (3,3 %) beziehungsweise ab Grad 3 Transaminasenanstieg (Aspartataminotransferase bzw. Alaninaminotransferase; 0,8 % und 0,7 %) und Pneumonitis (0,7 %) führend. PD-1-Inhibitoren waren mit einer höheren Inzidenz von AEs ab Grad 3 vergesellschaftet als PD-L1-Inhibitoren (OR = 1,58; 95 %-KI = 1,00–2,54), siehe Abb. 16.7 und 16.8.

Bezüglich des Managements von irAE sei auf die Leitlinien der ESMO verwiesen (Haanen et al. 2018). Im Allgemeinen gilt, dass unter erstgradiger Toxizität die Therapie mit CPIs fortgeführt werden kann. Ab Grad 2 wird die Therapie unterbrochen und eine Behandlung mit hochdosierten Steroiden initiiert. Die CPI-Therapie sollte nach dem Auftreten von Grad 4-Toxizitäten dauerhaft beendet werden.

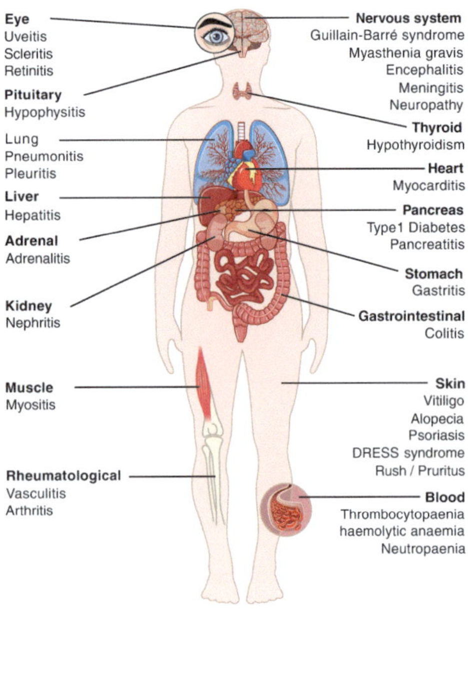

Abb. 16.8 Immunbezogene unerwünschte Ereignisse (immune related adverse events, irAEs) durch Checkpoint-Inhibitoren. DRESS = drug rash with eosinophilia and systemic symptoms. (Nach Varricchi et al. 2017)

Literatur

Appleman, L. J. (2019). Randomized, double-blind phase III study of pazopanib versus placebo in patients with metastatic renal cell carcinoma who have no evidence of disease following metastasectomy: A trial of the ECOG-ACRIN cancer research group (E2810). S. K. P. aneka Puligandla, Wayne Harris, Neeraj Agarwal, Brian Addis Costello, Christopher W. Ryan, Michael Pins, J Clin Oncol. Suppl abstract (4502).

Behrens G, Leitzmann MF (2013) The association between physical activity and renal cancer: systematic review and meta-analysis. Br J Cancer 108(4):798–811

Capitanio U, Bensalah K, Bex A, Boorjian SA, Bray F, Coleman J, Gore JL, Sun M, Wood C, Russo P (2019) Epidemiology of renal cell carcinoma. Eur Urol 75(1):74–84

Choueiri TK, Escudier B, Powles T, Mainwaring PN, Rini BI, Donskov F, Hammers H, Hutson TE, Lee JL, Peltola K, Roth BJ, Bjarnason GA, Géczi L, Keam B, Maroto P, Heng DY, Schmidinger M, Kantoff PW, Borgman-Hagey A, Hessel C, Scheffold C, Schwab GM, Tannir NM, Motzer RJ, M Investigators (2015) Cabozantinib versus everolimus in advanced renal-cell carcinoma. N Engl J Med 373(19):1814–1823

Choueiri TK, Halabi S, Sanford BL, Hahn O, Michaelson MD, Walsh MK, Feldman DR, Olencki T, Picus J, Small EJ, Dakhil S, George DJ, Morris MJ (2017) Cabozantinib versus sunitinib as initial targeted therapy for patients with metastatic renal cell carcinoma of poor or intermediate risk: the alliance A031203 CABOSUN trial. J Clin Oncol 35(6):591–597

Choueiri TK, Hessel C, Halabi S, Sanford B, Michaelson MD, Hahn O, Walsh M, Olencki T, Picus J, Small EJ, Dakhil S, Feldman DR, Mangeshkar M, Scheffold C, George D, Morris MJ (2018) Cabozantinib versus sunitinib as initial therapy for metastatic renal cell carcinoma of intermediate or poor risk (Alliance A031203 CABOSUN randomised trial): progression-free survival by independent review and overall survival update. Eur J Cancer 94:115–125

Escudier B, Porta C, Schmidinger M, Rioux-Leclercq N, Bex A, Khoo V, Grünwald V, Gillessen S, Horwich A, E G Committee (2019) Renal cell carcinoma: ESMO clinical practice guidelines for diagnosis, treatment and follow-up. Ann Oncol 30(5):706–720

Ferlay J, Colombet M, Soerjomataram I, Dyba T, Randi G, Bettio M, Gavin A, Visser O, Bray F (2018) Cancer incidence and mortality patterns in Europe: estimates for 40 countries and 25 major cancers in 2018. Eur J Cancer 103:356–387

Frank I, Blute ML, Cheville JC, Lohse CM, Weaver AL, Zincke H (2002) An outcome prediction model for patients with clear cell renal cell carcinoma treated with radical nephrectomy based on tumor stage, size, grade and necrosis: the SSIGN score. J Urol 168(6):2395–2400

Gago-Dominguez M, Yuan JM, Castelao JE, Ross RK, Yu MC (2001) Family history and risk of renal cell carcinoma. Cancer Epidemiol Biomarkers Prev 10(9):1001–1004

Gospodarowicz M (2017) TNM classification of malignant tumors. UICC International Union Against Cancer. Wiley-Blackwell, New Jersey, S 199

Gross-Goupil M, Kwon TG, Eto M, Ye D, Miyake H, Seo SI, Byun SS, Lee JL, Master V, Jin J, DeBenedetto R, Linke R, Casey M, Rosbrook B, Lechuga M, Valota O, Grande E, Quinn DI (2018) Axitinib versus placebo as an adjuvant treatment of renal cell carcinoma: results from the phase III, randomized ATLAS trial. Ann Oncol 29(12):2371–2378

Gudas LJ, Fu L, Minton DR, Mongan NP, Nanus DM (2014) The role of HIF1α in renal cell carcinoma tumorigenesis. J Mol Med (Berl) 92(8):825–836

Guo H, German P, Bai S, Barnes S, Guo W, Qi X, Lou H, Liang J, Jonasch E, Mills GB, Ding Z (2015) The PI3K/AKT pathway and renal cell carcinoma. J Genet Genomics 42(7):343–353

Haanen JBAG, Carbonnel F, Robert C, Kerr KM, Peters S, Larkin J, Jordan K, E G Committee (2018) Management of toxicities from immunotherapy: ESMO clinical practice guidelines for diagnosis, treatment and follow-up. Ann Oncol 29(4):iv264–iv266

Haas NB, Manola J, Uzzo RG, Flaherty KT, Wood CG, Kane C, Jewett M, Dutcher JP, Atkins MB, Pins M, Wilding G, Cella D, Wagner L, Matin S, Kuzel TM, Sexton WJ, Wong YN, Choueiri TK, Pili R, Puzanov I, Kohli M, Stadler W, Carducci M, Coomes R, DiPaola RS (2016) Adjuvant sunitinib or sorafenib for high-risk, non-metastatic renal-cell carcinoma (ECOG-ACRIN E2805): a double-blind, placebo-controlled, randomised, phase 3 trial. Lancet 387(10032):2008–2016

Heng DY, Xie W, Regan MM, Harshman LC, Bjarnason GA, Vaishampayan UN, Mackenzie M, Wood L, Donskov F, Tan MH, Rha SY, Agarwal N, Kollmannsberger C, Rini BI, Choueiri TK (2013) External validation and comparison with other models of the international metastatic renal-cell carcinoma database consortium prognostic model: a population-based study. Lancet Oncol 14(2):141–148

Moch H (2016) The WHO/ISUP grading system for renal carcinoma. Pathologe 37(4):355–360

Motzer RJ, Mazumdar M, Bacik J, Berg W, Amsterdam A, Ferrara J (1999) Survival and prognostic stratification of 670 patients with advanced renal cell carcinoma. J Clin Oncol 17(8):2530–2540

Motzer RJ, Hutson TE, Tomczak P, Michaelson MD, Bukowski RM, Rixe O, Oudard S, Negrier S, Szczylik C, Kim ST, Chen I, Bycott PW, Baum CM, Figlin RA (2007) Sunitinib versus interferon alfa in metastatic renal-cell carcinoma. N Engl J Med 356(2):115–124

Motzer RJ, Hutson TE, Cella D, Reeves J, Hawkins R, Guo J, Nathan P, Staehler M, de Souza P, Merchan JR, Boleti E, Fife K, Jin J, Jones R, Uemura H, De Giorgi U, Harmenberg U, Wang J, Sternberg CN, Deen K, McCann L, Hackshaw MD, Crescenzo R, Pandite LN, Choueiri TK (2013a) Pazopanib versus sunitinib in metastatic renal-cell carcinoma. N Engl J Med 369(8):722–731

Motzer RJ, Nosov D, Eisen T, Bondarenko I, Lesovoy V, Lipatov O, Tomczak P, Lyulko O, Alyasova A, Harza M, Kogan M, Alekseev BY, Sternberg CN, Szczylik C, Cella D, Ivanescu C, Krivoshik A, Strahs A, Esteves B, Berkenblit A, Hutson TE (2013b) Tivozanib versus sorafenib as initial targeted therapy for patients with metastatic renal cell carcinoma: results from a phase III trial. J Clin Oncol 31(30):3791–3799

Motzer RJ, Escudier B, McDermott DF, George S, Hammers HJ, Srinivas S, Tykodi SS, Sosman JA, Procopio G, Plimack ER, Castellano D, Choueiri TK, Gurney H, Donskov F, Bono P, Wagstaff J, Gauler TC, Ueda T, Tomita Y, Schutz FA, Kollmannsberger C, Larkin J, Ravaud A, Simon JS, Xu LA, Waxman IM, Sharma P, C Investigators (2015a) Nivolumab versus everolimus in advanced renal-cell carcinoma. N Engl J Med 373(19):1803–1813

Motzer RJ, Hutson TE, Glen H, Michaelson MD, Molina A, Eisen T, Jassem J, Zolnierek J, Maroto JP, Mellado B, Melichar B, Tomasek J, Kremer A, Kim HJ, Wood K, Dutcus C, Larkin J (2015b) Lenvatinib, everolimus, and the combination in patients with metastatic renal cell carcinoma: a randomised, phase 2, open-label, multicentre trial. Lancet Oncol 16(15):1473–1482

Motzer RJ, Haas NB, Donskov F, Gross-Goupil M, Varlamov S, Kopyltsov E, Lee JL, Melichar B, Rini BI, Choueiri TK, Zemanova M, Wood LA, Reaume MN, Stenzl A, Chowdhury S, Lim HY, McDermott R, Michael A, Bao W, Carrasco-Alfonso MJ, Aimone P, Voi M, Doehn C, Russo P, Sternberg CN, P Investigators (2017) Randomized phase III trial of adjuvant pazopanib versus placebo after nephrectomy in patients with localized or locally advanced renal cell carcinoma. J Clin Oncol 35(35):3916–3923

Motzer RJ, Tannir NM, McDermott DF, Arén Frontera O, Melichar B, Choueiri TK, Plimack ER, Barthélémy P, Porta C, George S, Powles T, Donskov F, Neiman V, Kollmannsberger CK, Salman P, Gurney H, Hawkins R, Ravaud A, Grimm MO, Bracarda S, Barrios CH, Tomita Y, Castellano D, Rini BI, Chen AC, Mekan S, McHenry MB, Wind-Rotolo M, Doan J, Sharma P, Hammers HJ, Escudier B, C Investigators (2018) Nivolumab plus ipilimumab versus sunitinib in advanced renal-cell carcinoma. N Engl J Med 378(14):1277–1290

Motzer RJ, Penkov K, Haanen J, Rini B, Albiges L, Campbell MT, Venugopal B, Kollmannsberger C, Negrier S, Uemura M, Lee JL, Vasiliev A, Miller WH, Gurney H, Schmidinger M, Larkin J, Atkins MB, Bedke J, Alekseev B, Wang J, Mariani M, Robbins PB, Chudnovsky A, Fowst C, Hariharan S, Huang B, di Pietro A, Choueiri TK (2019) Avelumab plus axitinib versus sunitinib for advanced renal-cell carcinoma. N Engl J Med 380(12):1103–1115

Ravaud A, Motzer RJ, Pandha HS, George DJ, Pantuck AJ, Patel A, Chang YH, Escudier B, Donskov F, Magheli A, Carteni G, Laguerre B, Tomczak P, Breza J, Gerletti P, Lechuga M, Lin X, Martini JF, Ramaswamy K, Casey M, Staehler M, Patard JJ, S-T Investigators (2016) Adjuvant sunitinib in high-risk renal-cell carcinoma after nephrectomy. N Engl J Med 375(23):2246–2254

Rini BI, Escudier B, Tomczak P, Kaprin A, Szczylik C, Hutson TE, Michaelson MD, Gorbunova VA, Gore ME, Rusakov IG, Negrier S, Ou YC, Castellano D, Lim HY, Uemura H, Tarazi J, Cella D, Chen C, Rosbrook B, Kim S, Motzer RJ (2011) Comparative effectiveness of axitinib versus sorafenib in advanced renal cell carcinoma (AXIS): a randomised phase 3 trial. Lancet 378(9807):1931–1939

Rini BI, Plimack ER, Stus V, Gafanov R, Hawkins R, Nosov D, Pouliot F, Alekseev B, Soulières D, Melichar B, Vynnychenko I, Kryzhanivska A, Bondarenko I, Azevedo SJ, Borchiellini D, Szczylik C, Markus M, McDermott RS, Bedke J, Tartas S, Chang YH, Tamada S, Shou Q, Perini RF, Chen M, Atkins MB, Powles T, K Investigators (2019a) Pembrolizumab plus axitinib versus sunitinib for advanced renal-cell carcinoma. N Engl J Med 380(12):1116–1127

Rini BI, Powles T, Atkins MB, Escudier B, McDermott DF, Suarez C, Bracarda S, Stadler WM, Donskov F, Lee JL, Hawkins R, Ravaud A, Alekseev B, Staehler M, Uemura M, De Giorgi U, Mellado B, Porta C, Melichar B, Gurney H, Bedke J, Choueiri TK, Parnis F, Khaznadar T, Thobhani A, Li S, Piault-Louis E, Frantz G, Huseni M, Schiff C, Green MC, Motzer RJ, I S Group (2019b) Atezolizumab plus bevacizumab versus sunitinib in patients with previously untreated metastatic renal cell carcinoma (IMmotion151): a multicentre, open-label, phase 3, randomised controlled trial. Lancet 393(10189):2404–2415

Robert-Koch-Institut (2016) Bericht zum Krebsgeschehen in Deutschland 2016

Sternberg CN, Hawkins RE, Wagstaff J, Salman P, Mardiak J, Barrios CH, Zarba JJ, Gladkov OA, Lee E, Szczylik C, McCann L, Rubin SD, Chen M, Davis ID (2013) A randomised, double-blind phase III study of pazopanib in patients with advanced and/or metastatic renal cell carcinoma: final overall survival results and safety update. Eur J Cancer 49(6):1287–1296

Tahbaz R, Schmid M, Merseburger AS (2018) Prevention of kidney cancer incidence and recurrence: lifestyle, medication and nutrition. Curr Opin Urol 28(1):62–79

Tsuzuki T, Iwata H, Murase Y, Takahara T, Ohashi A (2018) Renal tumors in end-stage renal disease: a comprehensive review. Int J Urol 25(9):780–786

Varricchi G, Galdiero MR, Marone G, Criscuolo G, Triassi M, Bonaduce D, Tocchetti CG (2017) Cardiotoxicity of immune checkpoint inhibitors. ESMO Open 2(4):e000247

Wang Y, Zhou S, Yang F, Qi X, Wang X, Guan X, Shen C, Duma N, Vera Aguilera J, Chintakuntlawar A, Price KA, Molina JR, Pagliaro LC, Halfdanarson TR, Grothey A, Markovic SN, Nowakowski GS, Ansell SM, Wang ML (2019) Treatment-related adverse events of PD-1 and PD-L1 inhibitors in clinical trials: a systematic review and meta-analysis. JAMA Oncol 5(7):1008–1019

Warren AY, Harrison D (2018) WHO/ISUP classification, grading and pathological staging of renal cell carcinoma: standards and controversies. World J Urol 36(12):1913–1926

Zisman A, Pantuck AJ, Wieder J, Chao DH, Dorey F, Said JW, deKernion JB, Figlin RA, Belldegrun AS (2002) Risk group assessment and clinical outcome algorithm to predict the natural history of patients with surgically resected renal cell carcinoma. J Clin Oncol 20(23):4559–4566

Obstruktive Erkrankungen der Nieren und ableitenden Harnwege bei onkologischen Patienten

17

Philipp Reimold, Markus Hohenfellner und Joanne Nyaboe Nyarangi-Dix

Inhaltsverzeichnis

P. Reimold (✉) · M. Hohenfellner
Urologische Klinik, Universitätsklinikum Heidelberg, Heidelberg, Deutschland
E-Mail: philipp.reimold@med.uni-heidelberg.de

M. Hohenfellner
E-Mail: markus.hohenfellner@med.uni-heidelberg.de

J. N. Nyarangi-Dix
Urologische Klinik, Universitätsklinikum Heidelberg, Heidelberg, Deutschland

D. Jäger und M. Zeier (Hrsg.), *Onko-Nephrologie*,
https://doi.org/10.1007/978-3-662-59911-2_17

Das postrenale Nierenversagen ist eine relevante Komorbidität bei Patienten mit onkologischen Erkrankungen. Eine Studie mit 37.367 Tumorerkrankten zeigte ein 1-Jahresrisiko von 17,5 % einer akuten Nierenschädigung. Hierbei ist das Risiko einer Dialysepflichtigkeit innerhalb eines Jahres 5,1 % (Rosner 2017).

17.1 Ursachen einer Obstruktion der Nieren und ableitenden Harnwege

Eine Obstruktion kann grundsätzlich im ganzen Bereich zwischen Nierenbecken und Mündung des Harnleiters auftreten.

Man unterscheidet retroperitoneale Ursachen, welche direkt den Harnleiter oder den Nierenbeckenabgang einengen, sowie Prozesse, die außerhalb des Retroperitoneums eine Kompression der ableitenden Harnwege verursachen. Der Grund einer Obstruktion kann aber auch therapiebedingt, z. B. als Folge einer Strahlentherapie sein.

17.1.1 Intrinsische Ursachen

Prinzipiell kann jeder retroperitoneal auftretende Tumor eine Obstruktion der ableitenden Harnwege verursachen. Dies ist häufig auch die erste klinische Manifestation von Tumoren dieser Lokalisation. Bei einer unklaren (meistens einseitigen) Harntransportstörung sollte auch an eine retroperitoneale Raumforderung gedacht werden.

Primär retroperitoneale Tumoren

Primäre Tumoren des Retroperitoneums sind Sarkome (hier am häufigsten das Liposarkom), primär extragonadale Keimzelltumoren, primär retroperitoneale Adenokarzinome, Lymphome oder Tumoren der Harnorgane selbst, wie Nierenzellkarzinome oder Urothelkarzinome des Nierenbeckens und der Harnleiter. Letztere können als Einzige eine direkt endoluminale Obstruktion durch infiltratives Wachstum innerhalb des Harnabflusstraktes hervorrufen.

Maligne Entitäten treten etwa 4 × häufiger auf als benigne Tumoren, wozu neurogene Tumoren wie Schwannome, Neurofibrome und Paragangliome, aber ebenso retroperitoneale Lipome und Angiomyolipome der Niere gehören (Strauss 2011). Auch wenn Neoplasien des lymphatischen Systems sich eher selten im Retroperitoneum finden, gibt es Berichte über Manifestationen von Non-Hodgkin-Lymphomen, die primär als retroperitoneale Masse imponierten (Fulignati et al. 2005).

Sie werden meist erst spät symptomatisch und können zum Zeitpunkt der Erstdiagnose bereits beachtliche Ausmaße angenommen haben. Insgesamt handelt es sich um eine seltene Gruppe von Tumorerkrankungen, machen sie doch nur ungefähr 0,1–0,2 % aller Tumoren aus (Brennan et al. 2013).

Sekundär retroperitoneale Tumoren
Prinzipiell können alle Malignome retroperitoneal metastasieren. Am häufigsten handelt es sich um eine lymphonodale Metastasierung, in besonders aggressiven Entitäten kann allerdings auch eine hämatogene Metastasierung beobachtet werden (Ammon et al. 1979). Meistens ausgehend von lumbalen Lymphknoten, erfolgt die Metastasierung entlang der aortokavalen Achse bis ins Retroperitoneum herein. Häufig sind hier metastasierte Stadien von Hodentumoren, Tumoren der Ovarien, Zervix und Mamma, gastrointestinale Tumoren, aber auch Lymphknotenmetastasen von niereneigenen Tumoren.

17.1.2 Extrinsische Ursachen

Außerhalb des Retroperitoneums finden sich mehrere Ursachen einer indirekten Obstruktion des Harnabflusstraktes. Pelvine Lymphozelen, wie sie z. B. nach pelviner Lymphadenektomie auftreten, können ein lokales Abflusshindernis des distalen Harnleiters darstellen.

Peritoneal metastasierte Tumoren können ebenso im Rahmen einer Harnstauung symptomatisch werden.

Werden die Patientinnen und Patienten mit einer beidseitigen Harntransportstörung symptomatisch, so ist die Ursache meistens distal, im Bereich der Ureterostien oder des Harnblasenhalses zu suchen. Bilaterale retroperitoneale Tumoren sind eher selten. Häufiger ist die Ursache ein Karzinom der Harnblase, meistens des Harnblasenbodens, mit Infiltration der Ostien, oder aber ein Prostatakarzinom mit hypertrophierter Prostata. Durch den in die Blase ragenden Mittellappen oder ein infiltratives Wachstum kann so eine symmetrische Obstruktion beider Harnabflusssysteme entstehen. Auch zystische Raumforderungen der weiblichen inneren Geschlechtsorgane oder ein Uterus myomatosus können eine symmetrische Kompression der Harnleiter oder der Harnleitermündungen verursachen.

17.1.3 Obstruktion durch Therapie der Grunderkrankung

Tumorchirurgie
Im Rahmen tumorchirurgischer Eingriffe kann es zu Verletzungen der Harnleiter selbst, deren Innervation oder Gefäßversorgung kommen. Nach Schätzungen ist dies in 50–80 % während gynäkologischer Eingriffe im kleinen Becken der Fall. Intraoperativ werden diese in bis zu 90 % der Fälle nicht erkannt (Petri et al. 2013). Je nach Größe des Defektes kann es zu Infektionen, bei Hämatom- oder Urinomausbildung aber auch zur Harntransportstörung der betroffenen Seite kommen. Dies ist auch beim akzidentellen Clipping der Harnleiter der Fall. Auch der Einsatz von Gefäßprothesen im Bereich der Iliakalgefäße kann im Bereich der zweiten physiologischen Harnleiterenge zur Kompression der Ureteren führen (Tab. 17.1).

Tab. 17.1 Klassifikation der Ureterverletzungen nach der AAST (The American Association for the Surgery of Trauma). (Nach von Rundsted et al. 2010)

Grad	Art der Verletzung
I	Hämatombildung
II	Durchtrennung <50 % des Harnleiterdurchmessers
III	Durchtrennung >50 % des Harnleiterdurchmessers
IV	Kompletter Abriss mit Devaskularisation <2 cm
V	Kompletter Abriss mit Devaskularisation >2 cm

Auch wenn weniger invasive Operationstechniken wie Laparoskopie oder Roboter-assistierte Chirurgie zur Verfügung stehen, ist es von besonderer Wichtigkeit, präoperativ das Risiko einer Harnleiterverletzung einzuschätzen und ggf. protektive Maßnahmen zu ergreifen. So können im Rahmen der Eingriffsplanung die Harnleiter mittels Urogramm beurteilt und präoperativ durch Harnleiterschienen versorgt werden.

Radiotherapie
Die Harnleiter befinden sich im Bestrahlungsfeld perkutaner, aber auch endokavitärer Strahlentherapien verschiedener Organe. Im Gegensatz zu akuten Nebenwirkungen einer Strahlentherapie ist die radiogene Harnleiterstriktur eine Spätfolge. Die Veränderung des Bindegewebes im Sinne einer Fibrosierung entsteht im Rahmen einer Zytokinreaktion, bakterieller Besiedelung oder lokaler Ischämie und kann erst Jahre oder Jahrzehnte nach einer Bestrahlung auftreten (Kranz et al. 2017). Ob und wann es zu einer radiogenen Harnleiterstriktur kommt, hängt neben der kumulativen Dosis auch von Faktoren wie Patientenalter und Vorerkrankungen wie Diabetes mellitus und arterieller Hypertonie sowie von Gefäßveränderungen ab (Maier et al. 1997).

Medikamentöse Therapie
Obstruktive Nephropathien auf dem Boden einer retroperitonealen Fibrose können primär, im Sinne eines M. Ormond, oder sekundär, im Rahmen einer Bestrahlung oder einer medikamentösen Therapie entstehen. Eine Vielzahl von Medikamenten werden in Verbindung mit der Entstehung der sekundären retroperitonealen Fibrose gebracht. Neben Schmerzmedikamenten und Substanzen wie z. B. Betablockern sind auch Medikamente, welche im Rahmen einer onkologischen Therapie verwendet werden, von Relevanz. So stehen die anti-TNFα-Antikörper Infliximab, Adalimumab und Golimumab im Verdacht, in einigen Fällen die Ursache einer solchen Fibrose zu sein (Tab. 17.2, Massara et al. 2010).

Im Rahmen eines Tumorlysesyndroms kommt es aufgrund eines massiven Zellzerfalls durch die Chemotherapie zu einem akuten Anstieg von Harnsäure und Kalziumphosphat im Harn. So kommt es zur Kristallisation dieser Substanzen und zum akuten postrenalen Nierenversagen durch Obstruktion. Gefährdet sind vor allem Patienten mit schnell proliferierenden Tumoren, vor allem Lymphomen und Leukämien, aber auch nicht-kleinzelligen Bronchialkarzinomen (Trachsler et al. 2008).

Tab. 17.2 Medikamentengruppen und ihre Vertreter, die eine sekundäre retroperitoneale Fibrose bedingen können. (Nach Alberti 2015)

Medikamentengruppe	Vertreter	Verwendung
Ergotaminderivate	Ergotamin, Methysergid	Migränetherapie
Dopaminagonisten	Methyldopa, Pergolid, Bromocriptin, Cabergolin	Parkinsontherapie
Betablocker	Nicht-selektiv: Propranolol, Sotalol, Oxyprenolol β1-selektiv: Metoprolol, Atenolol	Herzinsuffizienztherapie, Antiarrhythmische Therapie
Analgetika	Phenacetin, Paracetamol, Aspirin	Schmerztherapie
Chemotherapeutika	Carboplatin, Methotrexat	Chemotherapie versch. Malignome
Antikörper	TNFα-Rezeptorblocker: Etanercept anti- TNFα-Antikörper: Infliximab, Adalimumab, Golimumab	Therapie von: Rheumatischen Erkrankungen, Psoriasis, M. Crohn, C. Ulcerosa
Sonstige	Hydralazin	Hypertonietherapie, Herzinsuffizienztherapie

Die langfristige Einnahme von vor allem phenacetinhaltigen Analgetika kann zum Krankheitsbild einer Analgetikanephropathie führen. Die Schädigung des Nierenmarks und die damit einhergehenden Papillennekrosen können durch Abgang einzelner nekrotischer Anteile ein postrenales Nierenversagen mit kolikartigen Schmerzen verursachen. Hier kommt es zur akuten Obstruktion der ableitenden Harnwege (Harvald 1963).

Merke

Obstruktionen des Harntraktes können im Rahmen onkologischer Erkrankungen verschiedene Ursachen haben. Symptome können vor, während oder Jahre und Jahrzehnte nach einer Therapie auftreten, sodass regelmäßige Untersuchungen auch nach Beendigung einer Therapie wichtig sind.

Ursachen einer obstruktiven Nephropathie können sein:

- **Retroperitoneale Raumforderungen**
  - Primär retroperitoneale Tumoren
  - Sekundär retroperitoneale Tumoren (v. a. Metastasen)
- **Onkologische Therapie**
  - Tumorchirurgie
  - Radiotherapie
  - Medikamentöse Therapie/Chemotherapie

17.2 Klinische Manifestationen und Pathophysiologie einer Obstruktion (Campbell und Walsh 2016)

Je nach Ursache und zeitlicher Dynamik einer Obstruktion der ableitenden Harnwege variieren die Symptome. Diese reichen von akuten Schmerzexazerbationen und fulminanten Infektionen bis zur jahrelang asymptomatischen Hydronephrose, die z. B. im Rahmen einer Staginguntersuchung auffällt. Auch die Diurese kann, v. a. bei einer bilateralen Obstruktion, verändert sein, eine unilaterale Nierenfunktionsstörung aufgrund von Obstruktion kann bei gesunder Gegenniere meistens kompensiert werden.

Schmerz

Flankenschmerzen als Leitsymptom einer Harnabflussstörung werden durch einen Kapseldehnungsschmerz der ableitenden Harnwege oder der Nierenkapsel verursacht. Das Ausmaß der Symptomatik hängt zum einen vom Grad der Harntransportstörung, zum anderen von der zeitlichen Dynamik ab.

So werden vor allem Flankenschmerzen durch eine akute (sub-)totale Behinderung des Harnabflusses verursacht. Aufgrund der Peristaltik der Harnleiter können diese Schmerzen kolikartigen Charakter haben und durch die Schmerzspitzen auch zu Übelkeit und Erbrechen führen. Dem Verlauf der Harnleiter entsprechend können die Schmerzen in der Flankengegend, aber auch im Bereich des ipsilateralen Hemiabdomens und des Unterbauchs lokalisiert sein. Obstruktionen im Bereich der distalen Harnleiter können starke Schmerzen ausstrahlend in die Schamlippen oder Hoden verursachen. Treten die Beschwerden postoperativ auf, sollte an ein akzidentelles Clipping oder eine Läsion des Harnleiters gedacht werden. Ebenso können komprimierende Hämatome oder Lymphozelen verantwortlich sein.

Sollten Patienten über akute beidseitige Flankenschmerzen klagen, so ist die Ursache zuerst distal der Harnleiterostien zu suchen. Mögliche Gründe einer akuten bilateralen Obstruktion stellen intravesikale Abflusshindernisse, wie z. B. große Blasentamponaden oder eine akute Harnverhaltung im Rahmen medikamentöser Therapien mit Anticholinergika oder Opioiden, sowie im Rahmen einer Spinalanästhesie dar. Aber auch raumfordernde Prozesse im kleinen Becken, wie z. B. große Hämatome oder Lymphozelen, die gleichzeitig beide distalen Harnleiter komprimieren, können eine bilaterale obstruktive Nephropathie bedingen.

Chronische Harntransportstörungen können lange asymptomatisch bleiben. Insbesondere Schmerzen sind eher untypisch. Aufgrund der Urostase besteht hier jedoch ein höheres Risiko für Harnwegsinfektionen.

Infektionen

Aufgrund eines pathologischen Abflusses und der damit verbundenen längeren Verweildauer des Urins im ableitenden Harntrakt besteht bei Patienten mit einer Harntransportstörung ein höheres Risiko, eine komplizierte Harnwegsinfektion bis hin zur

Pyelonephritis und Urosepsis zu erleiden. Die häufigsten Erreger hierbei sind gramnegative Bakterien wie *E. coli* und *Klebsiella pneumonia*. Bei Patienten unter einer immunsuppressiven Therapie ist jedoch auch an atypische Erreger, wie z. B. Vertreter der Candida-Spezies zu denken (Kumar et al. 2015).

Typische Symptome sind Fieber, Schüttelfrost, Flankenklopfschmerz und Dysurie. Zur schnellen klinischen Einschätzung, ob eine Urosepsis vorliegt, kann der qSOFA-Score als Entscheidungshilfe herangezogen werden (Haydar 2017).

qSOFA-Score
Das Vorliegen einer Sepsis ist wahrscheinlich, wenn zwei der folgenden Kriterien erfüllt sind

- Atemfrequenz >22/min
- Bewusstseinseintrübung
- Systolischer Blutdruck <100 mmHg

Veränderung der Diurese
Durch eine Obstruktion der Harnwege kommt es zu einem Rückstau und somit zu einer Druckerhöhung proximal der Enge. Dies führt zu einer Dilatation der renalen Sammelrohre und resultiert in einem erhöhten intratubulären Druck, welcher bis in die Glomeruli fortgeleitet wird. Hier kommt es durch den erhöhten hydrostatischen Druck zu einer Abnahme der Filtration. Kompensatorisch wird durch Sezernierung von vasodilatierenden Faktoren wie z. B. Prostaglandin E2 und NO der renale Blutfluss erhöht. Nach ca. 3–4 h erschöpft sich dieser Mechanismus und es kommt zu einer Zunahme des Widerstandes der afferenten Arteriolen und subsequent zu einer Minderdurchblutung der Glomeruli und Abnahme der glomerulären Filtrationsrate (GFR).

Des Weiteren wird die Fähigkeit der Urinkonzentration und Balancierung des pH-Wertes beeinflusst. Hierzu führen:

- Angiotensin-vermittelte Herunterregulierung des Einbaues von Aquaporinen in die Membran der Zellen des Sammelrohres,
- reduzierte Natriumreabsorbtion durch Einschränkung der Funktion der ENaC-Kanäle in den Hauptzellen des Sammelrohres,
- Abnahme der Expression von Na^+/H^+-Transportern, Na^+/HCO_3^- Kotransportern und des Na^+-K^+ (NH^{4+})-$2Cl^-$ Kotransporters.

Klinisch zeigen sich diese Veränderungen in einer erworbenen renal-tubulären Azidose, Hyperkaliämie und renalen Salzverlusten (Campbell und Walsh 2016; Fahlenkamp 2012).

17.3 Diagnostische Methoden

17.3.1 Sonographie

Die schnellste und einfachste diagnostische Maßnahme beim Verdacht auf eine obstruktive Erkrankung des ableitenden Harnsystems ist die Sonographie. Mit ihr können nichtinvasiv und schnell wichtige Aussagen über das Ausmaß der Harntransportstörung und deren Auftreten (akut vs. chronisch) getroffen werden.

Man achtet auf das Nierenbeckenkelchsystem, welches bei einer gesunden Niere echoreich imponiert. Harntransportstörungen stellen sich sonographisch als echoarmes Gebiet dar. Neben der Beurteilung des Nierenbeckens und des proximalen Harnleiters sind hier, je nach Ausmaß des Harnstaus, Aussagen über die Nierenkelche und die Papillen zu treffen. Des Weiteren sollte man auf das Nierenparenchym achten, welches bei chronisch gestauten Harnabflusssystemen rarefiziert sein kann.

Man unterscheidet sonographisch vier Schweregrade der Harntransportstörung (Abb. 17.1).

17.3.2 Urographie (Ausscheidungsurogramm, CT-/MRT-Urogramm, retrograde Ureteropyelographie)

Kontrastmitteldarstellungen des Harntraktes erlauben eine Aussage über die Konfiguration der Nierenbecken und -kelche, den Verlauf der Harnleiter sowie die Harnblase.

Das **Ausscheidungsurogramm (auch: Ausscheidungsurographie, i.v.-Pyelogramm, i.v.-Urogramm)** ist eine konventionelle Röntgenaufnahme des Abdomens nach Applikation von 1–1,5 ml/kgKG jodhaltigem Kontrastmittel (bei einer Konzentration von 300 mg/ml Jod) als Kurzinfusion. Hierbei sind Kontraindikationen wie Kontrastmittelallergie, Schwangerschaft, Niereninsuffizienz, Hyperthyreose oder das Vorliegen einer akuten Nierenkolik zu beachten.

Vor Beginn der Infusion sollte eine Abdomenleeraufnahme angefertigt werden, um z. B. Meteorismus auszuschließen und eine Referenzaufnahme zu generieren. Zur Darstellung der Nieren wird 2–3 min post infusionem das nächste Bild angefertigt. Aufnahmen nach 6 und 12 min zeigen den Harnleiter und dessen Abfluss in die Harnblase. Sollten spezifische Fragestellungen in Bezug auf die Harnblase bestehen, können weitere Spätaufnahmen die Kontrastmittel-gefüllte Harnblase darstellen (Abb. 17.2, Manski 2017).

Eine Kontrastmitteldarstellung der ableitenden Harnwege kann auch mittels schnittbildgebenden Verfahren wie **Computertomographie oder Magnetresonanztomographie (CT- oder MR-Urogramm)** durchgeführt werden. Neben der Beurteilung des Harntraktes können ebenso Aussagen über exogene raumfordernde Prozesse, Morphologie der Nieren sowie der umliegenden Organe getroffen werden. Mittels Dichtemessung sind Raumforderungen einschätzbar. Dies ist z. B. bei Fragestellungen wie

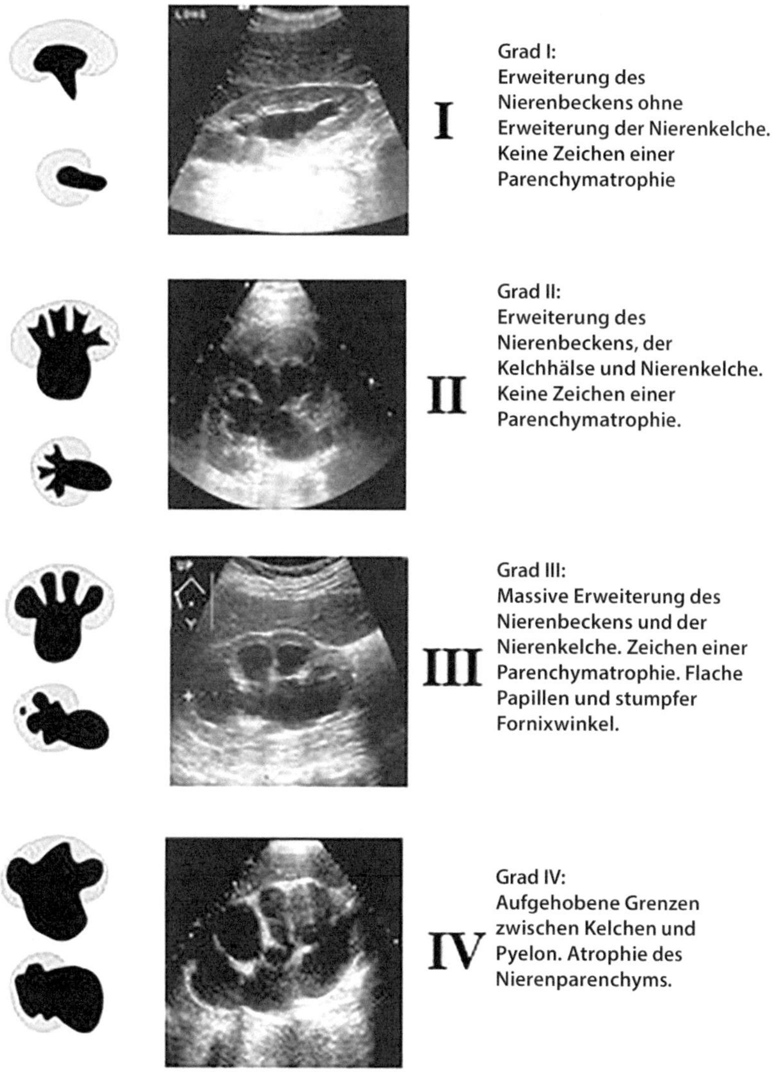

Abb. 17.1 Sonographische Kriterien und Einteilung der Harntransportstörungen in die Grade I–IV. (Nach Beetz et al. 2001) (Sonographische Bilder: Eigene Bilder der Autoren)

Einblutungen, Zysten, Lymphozelen, Urinomen oder kontrastmittelanreichernden Tumoren hilfreich. Im Gegensatz zur Computertomographie bietet die Magnetresonanztomographie den Vorteil eines höheren Weichteilkontrastes. Ebenso sind die verwendeten, Gadolinium-haltigen Kontrastmittel besser verträglich und somit auch für Patienten geeignet, die unter einer Jodallergie oder Schilddrüsenfunktionsstörungen leiden (Abb. 17.3).

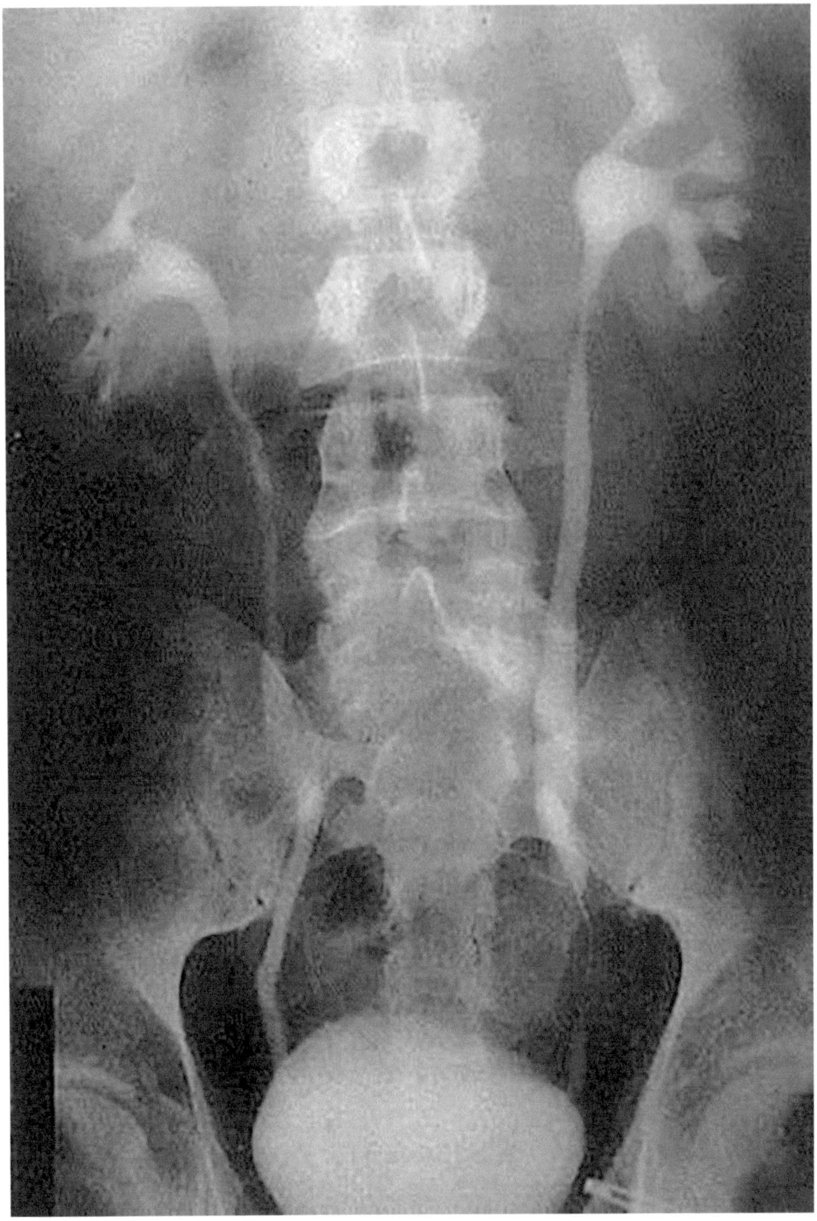

Abb. 17.2 i.v.-Ausscheidungsurogramm: Es kontrastieren sich beide Nierenbeckenkelchsysteme und Harnleiter sowie die Harnblase. Im Bereich des linken distalen Harnleiters zeigt sich eine Einengung des Harnleiters mit konsekutivem diskretem Harnstau links. Es handelt sich um eine Kompression von außen bei einem Patienten mit Rektumkarzinom. (Eigene Bilder der Autoren)

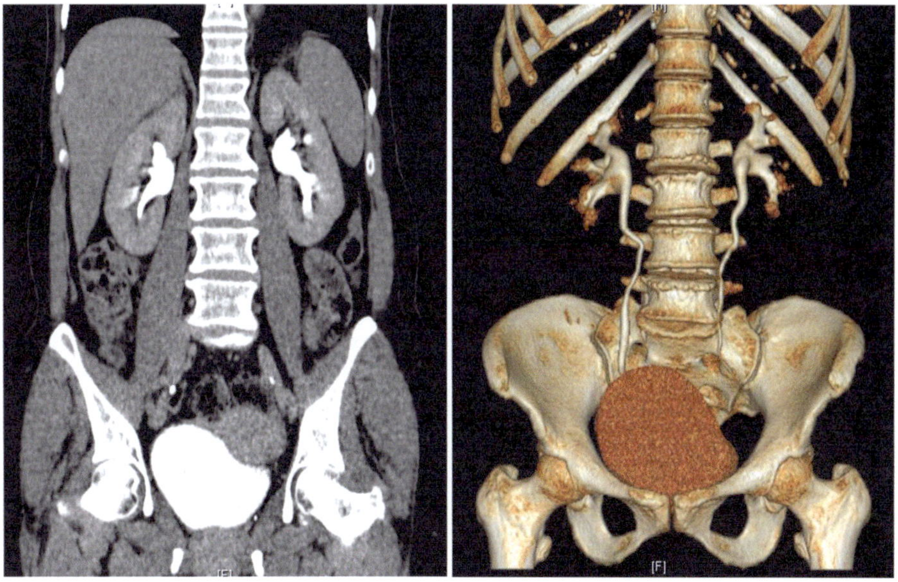

Abb. 17.3 CT-Urogramm einer Patientin mit nicht-muskelinvasivem Urothelkarzinom der Harnblase zur Beurteilung des oberen Harntraktes. Links die konventionelle Darstellung, rechts eine 3D-Rekonstruktion derselben Aufnahme. (Eigene Bilder der Autoren)

Eine invasivere Methode der Darstellung des oberen Harntraktes mit Kontrastmittel ist die **retrograde Ureteropyelographie.** Hier wird im Rahmen einer Blasenspiegelung mit einem dünnen Ureterenkatheter das Ostium ureteris intubiert und Kontrastmittel direkt in den Harnleiter bis in das Nierenbecken appliziert. Der Vorteil dieser Methode ist, dass der Diagnostik in derselben Sitzung ein therapeutischer Schritt folgen kann. Des Weiteren kann sie unabhängig von der Nierenfunktion angewandt werden. Über den Ureterenkatheter kann ein flexibler Draht bis ins Nierenbecken vorgeschoben und darüber eine innere Harnleiterschiene platziert werden (Näheres siehe Abschn. 17.4).

17.3.3 Nierenfunktionsszintigraphie

Die Nierenfunktionsszintigraphie dient der Einschätzung der glomerulären Filtration, Morphologie und der funktionalen Relevanz von Harnabflussstörungen. Als Marker werden Radionuklide wie z. B. Technetium (^{99m}Tc)-markierte Di-Mercaptobernsteinsäure (DMSA), ^{99m}Tc-Diethylenetriaminpentaacetat (^{99m}Tc-DTPA) oder ^{99m}Tc-Mercaptoacetyltriglyzin (^{99m}Tc-MAG3) verwendet.

Nach Infusion des Tracers kann mithilfe einer Gammakamera die Anreicherung des Nuklids in Abhängigkeit von der Zeit dargestellt werden. In der Perfusionsphase reichert sich der Marker in der Nierenregion an und lässt Rückschlüsse über die Perfusion zu.

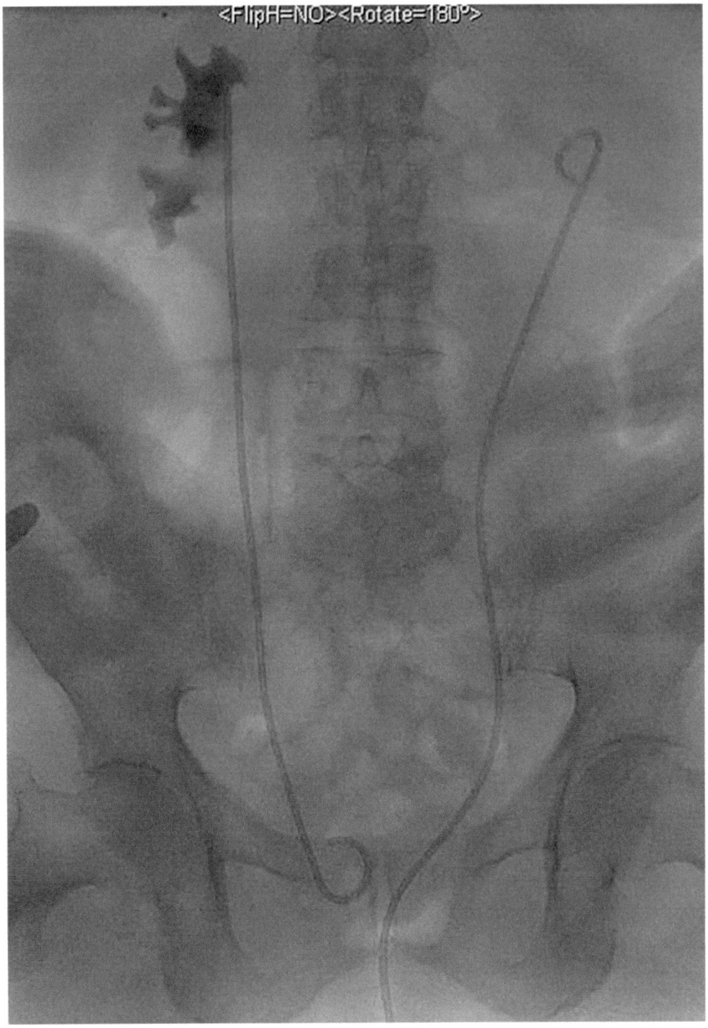

Abb. 17.4 Patientin mit DJ rechts und SJ links. Bei radiogener Harnleiterstenose bds. ist die Patientin dauerversorgt mit einem DJ. Im Rahmen eines Harnwegsinfektes mit Pyonephrose links wurde eine Konversion auf einen SJ entschieden. Dieser ist nach außen ausgeleitet und kann dadurch angespült und aspiriert werden. Nach Behandlung des Infektes wurde dieser wieder auf einen DJ gewechselt. Das Kontrastmittel in der linken Niere ist bereits abgeflossen, rechts kontrastiert sich noch ein Teil des Nierenbeckens. (Eigenes Bild der Autoren)

In der Sekretionsphase (2–5 min post infusionem) wird der Gipfel der Aktivitätsanstiegs erreicht, in der Exkretionsphase kommt es zum Aktivitätsabfall und zur Ausscheidung mit einer Halbwertszeit von ca. 10 min. Die funktionale Relevanz einer Harntransportstörung kann durch Furosemidstimulation beurteilt werden. Fällt 20 min nach Infusion von Furosemid die Aktivität im Nierenbecken um weniger als 50 % ab, handelt es sich um eine funktionell relevante Harntransportstörung (Manski 2017; Zajjic und Moser 2004).

Dies ist von hoher Relevanz für die Entscheidung einer etwaigen Therapie einer Harntransportstörung. Eine asymptomatische, funktionell nicht relevante Harntransportstörung muss nicht unbedingt therapiert werden. Insbesondere bei onkologischen Patienten ist es wichtig, Risiko und Nutzen einer etwaigen Therapie im Sinne des Patienten abzuwägen.

17.4 Therapeutische Optionen

17.4.1 Innere Harnleiterschienung (retrograd, antegrad, DJ, SJ, präoperativ, intraoperativ)

Das Prinzip einer inneren Harnleiterschienung ist das Einbringen eines flexiblen Plastikschlauches in den Harnleiter. Dadurch werden Harnleiterengen oder andere Obstruktionen überwunden und der gestaute Urin fließt über die Schiene ab. Man unterscheidet komplett intrakorporale Schienen – die Doppel-J(DJ)-Schienen – und partiell intrakorporale Schienen – die Single-J(SJ)- Schienen.

Bei asymptomatischen Patienten mit ausreichender Nierenfunktion sollte je nach Prognose der Grunderkrankung eine Therapie einer Harntransportstörung evaluiert werden. Die Lebensqualität mit Harnableitung (regelmäßig. DJ Wechsel, Nephrostomiewechsel) muss in Zusammenhang mit der voraussichtlichen Lebenserwartung gesehen werden und im Vorhinein mit den Patienten besprochen werden.

Doppel-J-Schienen (Uretersplint, Ureterkatheter, Harnleiterschiene, Ureterstent)
Diese Schienen bestehen aus Polyurethran, Silikon oder proprietären Polymeren wie z. B. Silitek, Percuflex oder Tecoflex. Sie sind je nach Material unterschiedlich flexibel und innen hohl. An den gekringelten Enden sind sie perforiert, sodass Urin effizient transportiert werden kann.

Im Rahmen einer Urethrozystoskopie wird zunächst das Ostium der zu schienenden Seite aufgesucht. Nun wird mittels dünnem Ureterenkatheter das Ostium intubiert und nach retrograder Darstellung (siehe Abschn. 17.3.2) unter röntgenologischer Kontrolle ein flexibler Draht bis ins Nierenbecken vorgeschoben. Über diesen Draht kann nun in Seldinger-Technik ein DJ-Katheter eingeführt und im Nierenbecken platziert werden. Durch Rückzug des Drahtes wird die gekringelte Konfiguration des oberen Endes des DJs erreicht. Idealerweise kommt dieses zentral im Nierenbecken zu liegen. Nun wird unter Sicht das distale Ende der Harnleiterschiene abgeworfen, auch diese konfiguriert sich daraufhin wie der proximale Anteil.

Je nach Material der Schiene und Urinbeschaffenheit der Patienten sind regelmäßige Wechsel der DJ-Schienen alle 4–6 Monate nötig. Verbleiben die Schienen länger in situ, besteht die Gefahr der Bildung eines Biofilms mit chronischen Infektionen oder der Inkrustierung der DJs mit der Notwendigkeit der operativen Bergung.

Nach einer Adaptationszeit von einigen Tagen sind die Schienen gut verträglich und werden von den Patienten kaum bemerkt. Lediglich im Falle einer Harnwegsinfektion oder bei unzureichender Trinkmenge kommt es zur inneren Reizung der Harnleiter. Die Patienten berichten über Flanken- oder Unterbauchschmerzen sowie Dysurie, Pollakisurie und sogar Makrohämaturie. Im Falle einer symptomatischen Infektion oder starker Unverträglichkeit sollten die Schienen gewechselt werden.

Bei Patienten mit lokal progredienten Raumforderungen im Bereich der Harnleiter kann es zu einem Verschluss der DJ-Schienen durch Kompression von außen kommen. Hier ist eine Konversion auf Tumorstents, eine wandverstärkte Variante der DJs, sinnvoll und anzuraten.

Single-J-Schienen (Mono-J- Schienen)
Im Gegensatz zu den vollkommen intrakorporal befindlichen DJ-Schienen, stellen die SJ-Schienen eine Variante dar, deren distales Ende nach außen ausgeleitet wird und an einem eingelegten Harnblasenkatheter oder einem Urostoma befestigt wird.

Die Anlage der SJ-Schienen ist identisch mit dem Vorgehen bei einer DJ-Schiene. Sie bieten jedoch den Vorteil, dass ein direkter Zugang zum jeweiligen Nierenbecken besteht und somit z. B. Eiter abgezogen und gespült werden kann, oder Nierenbeckentamponaden im Rahmen von Nierenbeckenblutungen ausgeräumt werden können. Diese Schienen sind eher für den kurzfristigen Gebrauch gedacht, nach Lösung des Problems, z. B. einer Hämato- oder Pyonephrose erfolgt meistens eine Konversion auf eine DJ-Schiene mittels Seldinger-Technik (Abb. 17.4).

17.4.2 Nephrostomie (Nephrostomiekatheter [NSK], Nierenfistel, perkutane Nephrostomie [PCN])

Eine weitere Ableitung der Niere nach außen stellt die Nephrostomie dar. Hier wird mittels Nephrostomiekatheter das Nierenbecken perkutan entlastet. Durch die direkte Verbindung ins Nierenbecken kann eine Spülung und Aspiration sowie eine Bilanzierung erfolgen.

Der Patient wird in Bauchlage oder Halbseitenlage nach Giusti gelagert (Giusti et al. 2016). Nach sonographischer Einstellung des gestauten Nierenbeckenkelchsystems wird zunächst die Haut, danach der geplante Stichkanal bis an die Niere mit einem Lokalanästhetikum infiltriert. Nun wird mit einer starren Hohlnadel der dorsale unterste Kelch anvisiert und unter sonographischer Kontrolle im Kelch platziert. Nach Kontrastmitteldarstellung zur Sicherung der Position wird nun ein Lunderquist-Draht unter röntgenologischer Kontrolle ins Nierenbecken vorgeführt. Nach Stichinzision der Haut und ggf. Aufbougierung des Punktionskanals erfolgt das Vorschieben des Nephrostomiekatheters in Seldingertechnik. Je nach Modell wird dieses mittels Annähten an der Haut oder Blockungsballons im Nierenbecken fixiert (Abb. 17.5).

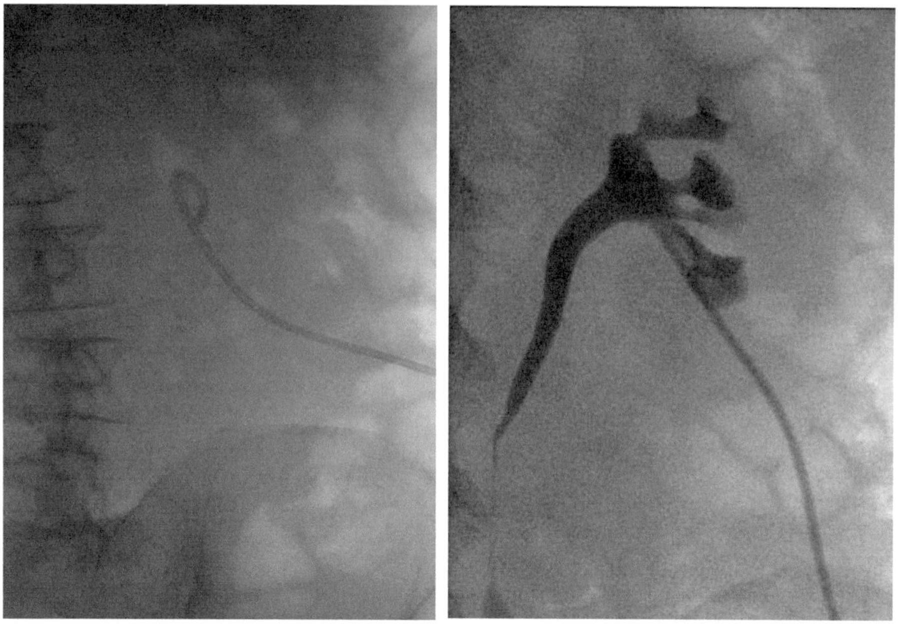

Abb. 17.5 Nephrostomiekatheter in einer rechten Niere eines Patienten mit großem, das Ostium okkludierenden Blasentumor. Zur Behebung eines akuten Nierenversagens und zur Überbrückung bis zur endgültigen Therapie, wurde ihm ein Nephrostomiekatheter eingelegt. Aufgrund des großen Tumors war die Einlage eines DJs nicht möglich. (Eigene Bilder der Autoren)

Dieser Eingriff wird in aller Regel ohne Narkose vorgenommen, es erfolgt eine gründliche lokale Infiltrationsanästhesie. Neben der Gefahr der Verletzung umliegender Organe durch Fehlpunktion, sollte der Patient auch darüber aufgeklärt sein, dass der Nephrostomiekatheter alle 3–5 Wochen gewechselt werden muss. Gerade am Anfang besteht außerdem die Gefahr der Dislokation des Katheters. Es muss dann binnen weniger Stunden ein Repositionsversuch über den alten Stichkanal erfolgen. Sollte dies nicht möglich sein, muss eine erneute Punktion durchgeführt werden.

Kernaussagen

- Obstruktive Nephropathien können in allen Stadien von Tumorerkrankungen auftreten. Sie können durch den Tumor selbst, durch eine Form der operativen Therapie oder als Spätfolge von Radiochemotherapien auch Jahrzehnte später hervorgerufen werden.
- Regelmäßige sonographische Kontrollen sollten auch nach Abschluss einer Therapie erfolgen.
- Zur Diagnostik eignen sich neben Sonographie auch Computertomographie und Magnetresonanzsonographie.

- Es existieren verschiedene Varianten der Harnableitung: innere und äußere. Die jeweiligen Vor- und Nachteile sind mit den Patienten zu besprechen.
- Bei asymptomatischen Patienten mit ausreichender Nierenfunktion sollte je nach Prognose der Grunderkrankung eine Therapie evaluiert werden. Die Lebensqualität mit Harnableitung (rglm. DJ Wechsel, Nephrostomiewechsel) muss in Zusammenhang mit der voraussichtlichen Lebenserwartung gesehen werden.

Literatur

Ammon J, Karstens JH, Rathert P (1979) Sekundär retroperitoneale Tumoren. In: Urologische Onkologie. Springer, Berlin, Heidelberg.

Brennan C, Kajal D, Khalili K, Ghai S (2013) Solid malignant retroperitoneal masses – a pictorial review. Insights Imaging 5(1):53–65.

Campbell SC, Walsh PC (2016) Pathophysiology of urinary tract obstruction. In: Campbell-Walsh Urology, 11 Aufl. Elsevier Philadelphia.

Fahlenkamp D (2012) Harnwegsobstruktionen. In: Harrison's Innere Medizin, 18 Aufl, Kap 289. APW Berlin.

Fulignati C, Pantaleo P, Cipriani G, et al (2005) An uncommon clinical presentation of retroperitoneal non-Hodgkin lymphoma successfully treated with chemotherapy: a case report. World J Gastroenterol 11(20):3151–5.

Giusti G, Abate D, De Lisa A (2016) Percutaneous Approach to a Complicated Case of Nephrolithiasis in a Pregnant Woman: A Case Study. J Endourol Case Rep 2(1):84–6.

Harvald B (1963) Renal papillary necrosis. Am J Med 35(4):481–486.

Haydar S (2017) Comparison of QSOFA score and SIRS criteria as screening mechanisms for emergency department sepsis. Am J Emerg Med 35(11):1730–1733.

Kranz, J, Brandt, AS, Anheuser, P, et al (2017) Radiogene Harnleiterstrikturen. Urologe 56:322.

Kumar S, et al (2015) Urinary tract infections. Dis Mon 61(2):45–59.

Maier U, Ehrenböck PM, Hofbauer J (1997) Late urological complications and malignancies after curative radiotherapy for gynecological carcinomas: a retrospective analysis of 10,709 patients. J Urol 158(3Pt1):814–817.

Manski D (2017) Urologielehrbuch. Stadtbergen.

Massara A, Cavazzini L, La Corte R, Trotta F (2010) Sarcoidosis appearing during anti-TNFα therapy: a new "class effect" paradoxical phenomenon. Two case reports and literature review. Semin Arthritis Reum 39:313–319.

Petri, Eckhard et al (2013) Iatrogene Harnleiterverletzungen. In: Gynäkologische Urologie. Thieme, Stuttgart, New York, Delhi, Rio.

Rosner MH (2017) Acute Kidney Injury in Patients with Cancer. N Engl J Med 376(18):1770–1781.

Strauss DC, Hayes AJ, Thomas JM (2011) Retroperitoneal tumours: review of management. Ann R Coll Surg Engl 93(4):275–80.

Trachsler J, Gaspert A, Previsdomini M, Wüthrich RP, Fehr T (2008) Massive uric acid nephrolithiasis with progressive renal failure due to spontaneous tumour lysis syndrome. NDT Plus 1(5):307–9.

Zajjic T, Moser E, (2004) Procedure guidelines for dynamic renal scintigraphy. Nuklearmedizin 43(5):177–80.

Nephrotoxizität onkologischer Therapien

18

Moritz Schanz, Martin Kimmel und Mark Dominik Alscher

Inhaltsverzeichnis

M. Schanz · M. D. Alscher (✉)
Abteilung für Allgemeine Innere Medizin und Nephrologie, Robert-Bosch-Krankenhaus, Stuttgart, Deutschland
E-Mail: Dominik.Alscher@rbk.de

M. Kimmel
Abteilung für Nieren-, Hochdruck- und Autoimmunerkrankungen, Alb-Fils Kliniken, Göppingen, Deutschland

D. Jäger und M. Zeier (Hrsg.), *Onko-Nephrologie*,
https://doi.org/10.1007/978-3-662-59911-2_18

Die Nephrotoxizität onkologischer Therapien – akut oder chronisch, direkt oder indirekt – stellt oftmals einen Prognose-relevanten und Therapie-limitierenden Faktor bei onkologischen Patienten dar. Hierbei handelt es sich nicht nur um die Toxizität der „klassischen" zytotoxischen Chemotherapie, sondern auch um die Nebenwirkungen neuerer, zielgerichteterer molekularer bzw. Immuntherapien. Daher ist es besonders wichtig, relevante Toxizitäten und Mechanismen zu kennen. Darüber hinaus, tragen auch indirekte Faktoren wie Volumendepletion (z. B. durch Erbrechen im Rahmen einer Chemotherapie) einen wesentlichen Beitrag zu renalen Komplikationen bei.

18.1 Epidemiologie

Onkologische Patienten weisen per se bereits eine hohe Prävalenz für das Vorliegen einer chronischen Niereninsuffizienz auf. Bei ungefähr 50 % der Patienten mit einem aktivem Malignom besteht eine eingeschränkte Nierenfunktion (glomeruläre Filtrationsrate [GFR] <90 ml/min/1,73m^2) (Launay-Vacher 2010), und auch das Risiko für die Entwicklung eines akuten Nierenversagens ist deutlich erhöht. Es variiert je nach eingesetztem Chemotherapie-Regime des zugrundeliegenden Malignoms und wird zusätzlich beeinflusst durch indirekte (z. B. Tumorlyse-Syndrom, neutropene Sepsis) Faktoren. Mit Auftreten eines akuten Nierenversagens (ANV), insbesondere eines dialysepflichtigen Nierenversagens, steigt die Mortalität. Ungeachtet von den verwendeten Chemotherapie-Substanzen, beträgt die 1-Jahres-Inzidenz für ein ANV 17,5 % und über einen Zeitraum von 5 Jahren wird eine Häufigkeit von 27 % beschrieben (Christiansen et al. 2011). Dialysepflichtigkeit tritt bei ungefähr 5 % der onkologischen Patienten ein (Christiansen et al. 2011). Eine vorbestehende chronische Niereninsuffizienz verkompliziert die onkologische Behandlung und kann einen limitierenden Faktor in der Krebstherapie darstellen. Die Behandlung mit neuen, in der Onkologie eingesetzten Substanzen, insbesondere solchen mit neuem Wirkmechanismus, stellt bei eingeschränkter Nierenfunktion oftmals eine besondere Herausforderung für die behandelnden Ärzte dar: Die in klinischen Studien angegebenen renalen Komplikationen spiegeln nicht immer die wahre Inzidenz und den wahren Pathomechanismus wider, da Patienten mit eingeschränkter Nierenfunktion in solchen Studien oftmals unterrepräsentiert sind (Unger et al. 2014).

▶ Ungefähr 50 % der Patienten mit aktivem Malignom weisen eine eingeschränkte Nierenfunktion auf.

Das Risiko für die Entwicklung einer Nierenfunktions-Verschlechterung unter einer Anti-Tumor-Therapie variiert in Abhängigkeit von vorliegenden Risikofaktoren. Hierzu zählen unter anderem eine vorbestehende chronische Niereninsuffizienz, Diabetes mellitus, weibliches Geschlecht und Faktoren, die mit einer eingeschränkten renalen Perfusion einhergehen (z. B. Leberzirrhose, Herzinsuffizienz oder Volumendepletion) (Perazella 2009). Generell weisen ältere und/oder komorbide Patienten eine schlechtere

Toleranz von Anti-Tumor-Therapien und daher ein deutlich höheres Risiko für renale Komplikationen auf.

▶ Die relevantesten Risikofaktoren für die Nephrotoxizität einer Anti-Tumor-Therapie sind hohes Alter, bestehende Komorbiditäten sowie präexistente Niereninsuffizienz.

18.2 Substanzklassen mit nephrotoxischem Potenzial

Die onkologischen Therapien haben sich in jüngster Zeit deutlich verändert. Durch Entwicklung neuer Therapieansätze sind nun zielgerichtetere Behandlungsansätze möglich. Neben der konventionellen Chemotherapie und der Chirurgie stehen nun auch molekulare oder immunvermittelte Ansätze zu Verfügung. Dies führte zu einer deutlichen Veränderung des Nebenwirkungs-Spektrums und der renalen Komplikationen, die je nach Medikamentenklasse erheblich variieren.

▶ Zielgerichtetere Therapieansätze verändern das Spektrum der renalen Komplikationen.

Verbesserte Überlebensraten durch Erfolge in der Onkologie legen zudem einen stärkeren Schwerpunkt auf die potenziellen Langzeittoxizitäten. Auch aus nephrologischer Sicht hat sich das Spektrum der renalen Komplikationen unter onkologischer Therapie deutlich verändert. Nichtsdestotrotz münden alle renalen Komplikationen meist in einer gemeinsamen Endstrecke – der Nierenfunktions-Verschlechterung. Im Folgenden soll auf die häufigsten und relevantesten nephrotoxischen onkologischen Substanzen eingegangen werden.

18.2.1 Antimetabolite

18.2.1.1 Methotrexat

Der vorwiegend zugrunde liegende Schädigungsmechanismus durch Methotrexat (MTX) ist gekennzeichnet durch die Ausfällung von 7-Hydroxy-Methotrexat-Kristallen, welche eine toxische Schädigung des Tubulus-Systems induzieren und dadurch eine Nierenfunktions-Verschlechterung im Sinne einer Kristall-Nephropathie hervorrufen. Ursächlich hierfür ist die Tatsache, dass MTX bis zu 80–90 % unmodifiziert im Urin ausgeschieden wird und in saurem Milieu kaum wasserlöslich ist. Dies begünstigt eine Kristallisation im Tubulus-System mit den entsprechenden toxischen Folgen.

▶ Die Kristall-Nephropathie stellt den meist zugrunde liegenden renalen Schädigungsmechanismus von Methotrexat dar.

Die Inzidenz einer Niereninsuffizienz wurde mit 1,8 % bei Patienten mit einem Osteosarkom unter Hochdosis-Therapie mit MTX beschrieben (Widemann et al. 2004). Die Nierenschädigung ist im Allgemeinen reversibel und nicht-oligurisch. Allerdings scheint nicht nur die Hochdosis-MTX-Therapie, sondern aber auch eine niedrig-dosierte MTX-Behandlung eine stete Verschlechterung der Nierenfunktion zu bewirken (Kremer et al. 1995).

Zur Prävention einer Nierenschädigung sollte bei erhöhten MTX-Plasma-Spiegeln und verzögerter renalen Ausscheidung eine engmaschige Überwachung der Urinmenge und des Urin-pHs erfolgen. Entscheidend ist eine intensivierte Flüssigkeitsgabe und Urinalkalisierung (pH >7,0). Sollte die MTX-Plasmakonzentration toxische Werte überschreiten (>1 μM), kann bei eingeschränkter Nierenfunktion der Einsatz von Glucarpidase, einem rekombinanten bakteriellen Enzym, welches MTX in wasserlösliche Spaltprodukte inaktiviert, erwogen werden.

18.2.1.2 Gemcitabin

Bei einer renalen Komplikation unter einer Therapie mit Gemcitabin findet sich histopathologisch meist eine thrombotische Mikroangiopathie (TMA). Sie tritt bei etwa 1 % der behandelten Patienten auf (Leal et al. 2014). Eine Vorbehandlung mit Mitomycin kann das Auftreten einer solchen TMA begünstigen. Klinisch imponieren erhöhte arterielle Blutdruckwerte sowie ischämische Hautläsionen. Auch die Entwicklung einer systemischen TMA mit mikroangiopathischer hämolytischer Anämie, Thrombozytopenie und erhöhten LDH-Serumwerten unter Therapie mit Gemcitabin ist möglich.

18.2.1.3 Pemetrexed

Aufgrund seiner hohen renalen Ausscheidung kann Permetrexed unter hochdosierter (600 mg/m^2) Behandlung insbesondere toxische tubuläre Schädigungen hervorrufen. In seltenen Fällen wurde auch eine akute interstitielle Nephritis (AIN) oder ein nephrogener Diabetes insipidus beschrieben (Glezerman et al. 2009).

18.2.2 Alkylantien und ähnliche Substanzen

18.2.2.1 Ifosfamid

Als künstliches Strukturisomer von Cyclophosphamid wird diese Substanz beispielsweise zur Behandlung von Hodenkrebs und Sarkomen eingesetzt. Daher gibt es hauptsächlich Berichte bei pädiatrischen und jungen erwachsenen Patienten zu möglichen renalen Komplikationen. Ungefähr 30 % der mit Ifosfamid behandelten pädiatrischen Patienten entwickeln zumindest eine leichte Niereninsuffizienz. Die Ifosfamid-Nephrotoxizität wird durch eine direkte toxische Schädigung des proximalen Tubulus verursacht. Die Veränderungen können bis zum Vollbild eines Fanconi-Syndroms reichen und sind charakterisiert durch Glukosurie, tubuläre Proteinurie, dem renalen Verlust von Aminosäuren und Bikarbonat sowie einem ausgeprägten Kaliumverlust. Neben einer Hypophosphatämie kann selten eine Polyurie durch die Entwicklung eines nephrogenen Diabetes insipidus auftreten (Skinner 2011).

18.2.2.2 Platin-haltige Verbindungen

Trotz präventiver Maßnahmen entwickelt etwa ein Drittel der mit Cisplatin behandelten Patienten eine Cisplatin-Nephrotoxizität, welche oftmals den wichtigsten therapielimitierenden Faktor darstellt (Pabla und Dong 2008). Neben einer eingeschränkten Nierenfunktion mit erhöhten Serumkreatininwerten kommt es zu einem Verlust von Magnesium und Kalium mit infolgedessen verminderten Konzentrationen im Serum.

Als Risikofaktoren für das Auftreten einer akuten Nierenfunktions-Verschlechterung unter Cisplatin gelten neben einer vorangegangenen Therapie mit Cisplatin, hohe Cisplatin-Plasma-Konzentrationen, das Vorhandensein einer chronischen Niereninsuffizienz sowie die Ko-Medikation mit weiteren nephrotoxischen Medikamenten. Darüber hinaus scheinen ein hohes Lebensalter, weibliches Geschlecht, inhalativer Nikotinkonsum sowie das Vorliegen einer Hypoalbuminämie zusätzliche Risikofaktoren für eine Cisplatin-Nephrotoxizität darzustellen.

Entscheidend für die Entwicklung nephrotoxischer Effekte scheint der organische Kationentransporter 2 (OCT2) zu sein, der in den proximalen Tubuluszellen exprimiert wird. OCT2 ist für die zelluläre Aufnahme von Cisplatin verantwortlich (Filipski et al. 2008). Darüberhinaus werden auch die organischen Anionen-Transporter 1 und 3 (OAT1 und OAT3) bei der Pathogenese der Cisplatin-Nephrotoxizität diskutiert.

Die Akkumulation von Cisplatin im renalen Parenchym führt zu den nephrotoxischen Effekten. Die renalen Schäden sind bedingt durch:

1. Direkte Schädigung der proximalen Tubuli, welche zur Nekrose und Apoptose führen (Abb. 18.1).
2. Zelltoxizität durch oxidativen Stress.
3. Vaskuläre Schäden, vornehmlich durch Vasokonstriktion verursachte Schäden im Rahmen inflammatorischer Reaktion.

Nephrotoxische Effekte von Cisplatin:

- Nekrose und Apoptose durch direkte Zytotoxizität
- Zytotoxizität durch oxidativen Stress
- Vaskuläre Schädigung
- Schäden durch Inflammation

Generell ist Cisplatin laut Fachinformation ab einer GFR von <60 ml/min kontraindiziert. Einige klinische Studien geben jedoch eine GFR von <50 ml/min (oder

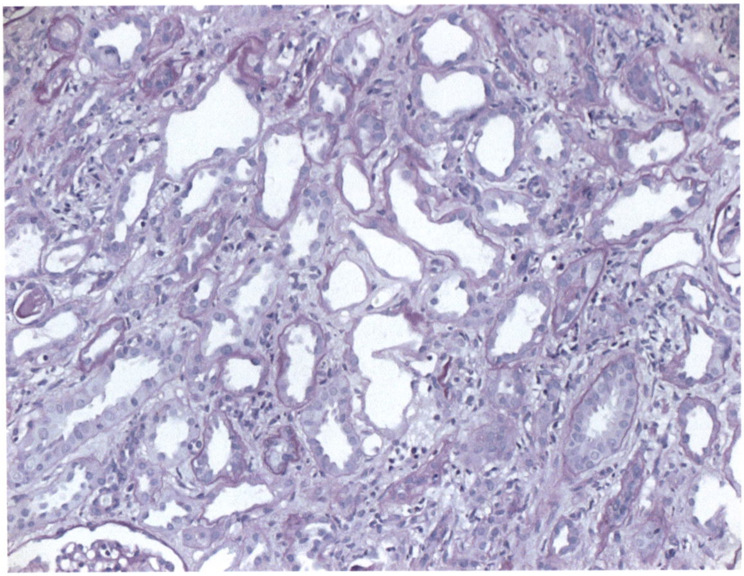

Abb. 18.1 Akute Tubulusnekrose (ATN) nach Therapie mit Cisplatin (PAS, 20x). Mit freundlicher Genehmigung von Prof. Dr. med. K. Amman, Nephropathologische Abteilung, Universitätsklinikum Erlangen.

Serumkreatinin in >1,5 mg/dl) als Grenzwert für eine Therapie mit Cisplatin an (Kemp et al. 1996). Bei eingeschränkter Nierenfunktion sind die Dosierungsempfehlungen jedoch empirisch – sie folgen den Empfehlungen von Kintzel und Aronoff (Kintzel und Dorr 1995; Aronoff und William 2007) und bei Dialysepflichtigkeit den Empfehlungen von Janus et al. (Janus et al. 2010).

▶ Cisplatin ist bei eingeschränkter Nierenfunktion laut Fachinformation kontraindiziert.

Präventive Maßnahmen zur Vermeidung von Cisplatin-assoziiertem ANV sind Hydratation und Magnesium-Substitution. Für letzteres ist eine signifikante Reduktion der Inzidenz und Schwere eines Cisplatin-assoziierten ANVs beschrieben (Kidera et al. 2014). Unlängst wurde von Motwani et al. ein Score-basiertes Risikovorhersagemodell zur Schätzung des ANV-Risikos nach der ersten Cisplatin-Gabe vorgestellt. Dieses Modell basiert auf Faktoren wie Lebensalter, verabreichter Cisplatin-Dosis, dem Serumalbumin-Wert, dem Vorliegen einer Hypertonie und weist prädiktive Eigenschaften hinsichtlich des Auftretens eines Cisplatin-assoziierten ANVs auf (Motwani et al. 2018). Allerdings wurde es bisher noch nicht in der klinischen Routine evaluiert, sodass der praktische Nutzen abzuwarten bleibt.

Für die Früherkennung der Cisplatin-Nephrotoxizität wurden zahlreiche neuartige Biomarker evaluiert. Aufgrund mangelnder Validierungsstudien und Inkonsistenzen zwischen den Studien, hat sich jedoch bisher kein Biomarker in der klinischen Routine etabliert.

Im Gegensatz zu Cisplatin ist die Substanz Carboplatin weniger nephrotoxisch, da die renale Clearance geringer ausfällt. Aus diesem Grund wird es oft bevorzugt bei eingeschränkter Nierenfunktion oder höherem ANV-Risiko eingesetzt. Die Dosierungsanpassungen für Carboplatin bei eingeschränkter Nierenfunktion folgen den Empfehlungen von Calvert et al. (Calvert et al. 1989). Bei schwerer Niereninsuffizienz kann die Verwendung der Calvert-Formel jedoch zu einer Überdosierung führen, die hauptsächlich auf eine Überschätzung der Nierenfunktion durch Verwendung der geschätzten GFR (eGFR) zurückzuführen ist. In solchen Fällen sollte die GFR vorzugsweise direkt gemessen werden, z. B. durch szintigraphische Methoden oder die Bestimmung der Inulin-Clearance.

18.2.3 Bisphosphonate

Bisphosphonate kommen oftmals als Begleit-Therapie in der Onkologie zum Einsatz und weisen ein gewisses nephrotoxisches Potenzial auf. Während es unter Zoledronat zu einem akuten Nierenversagen durch akute tubuläre Schädigung bis hin zur Nekrose kommen kann (Perazella und Markowitz 2008), wurden unter Therapie mit Pamidronat medikamenteninduzierte Podozytopathien beschrieben (Markowitz et al.

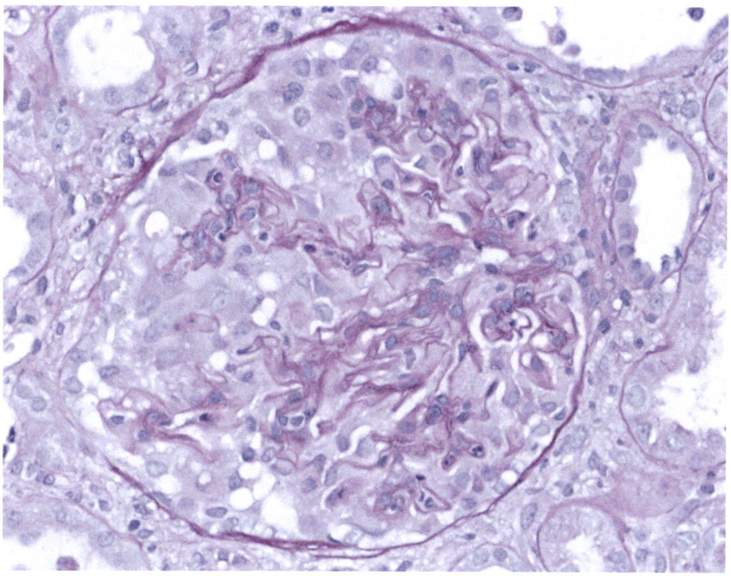

Abb. 18.2 Collapsing-FSGS unter Pamidronat-Therapie (PAS, 40x). Mit freundlicher Genehmigung von Prof. Dr. med. K. Amman, Nephropathologische Abteilung, Universitätsklinikum Erlangen.

2015): Insbesondere wurde das Auftreten einer kollabierenden fokalen segmentalen Glomerulosklerose (FSGS) berichtet (Abb. 18.2), die sich klinisch in Form eines nephrotischen Syndroms präsentiert (Markowitz et al. 2015). Auch die Entwicklung einer Minimal-Change-Glomerulopathie wurde unter einer Bisphosphonat-Therapie beschrieben. Bei stark eingeschränkter Nierenfunktion (GFR <30 ml/min) sind nur begrenzte Daten verfügbar, weshalb Zoledronat und Pamidronat nicht verwendet werden sollten. Generell sollte jedoch eine Bisphosphonat-Gabe bei Patienten mit eingeschränkter Nierenfunktion mit reduzierter Infusionsrate verabreicht werden (Infusion über 4–6 h).

▶ Eine Therapie mit Bisphophonaten kann mit Auftreten einer fokal-segmentalen Glomerulosklerose (FSGS) einhergehen.

18.2.4 mTOR-Inhibitoren

Im Rahmen einer onkologischen Therapie mit Inhibitoren des mTOR-Pathways (z. B. Everolimus und Temsirolimus) werden deutlich höhere Dosierungen als zur rein immunsuppressiven Behandlung verwendet. Bei Verwendung dieser hohen Dosen schwankt die Inzidenz einer Nierenfunktions-Verschlechterung z. B. bei Everolimus zwischen 19 % und 50 % – zusätzlich kann eine Hypokalzämie oder Hypophosphatämie auftreten (Yao et al. 2011). Unter Behandlung mit Temsirolimus wird in etwa 14 % der Patienten eine Nierenfunktions-Verschlechterung beschrieben, in Kombination mit Interferon kann dies häufiger auftreten (Hudes et al. 2007).

18.2.5 Proteinkinase-Inhibitoren

Die nephrotoxischen Nebenwirkungen unter Therapie mit Proteinkinase-Inhibitoren variieren zwischen den verschiedenen Substanzen, fallen aber in der Regel weniger schwerwiegend aus. In Kombination mit anderen nephrotoxischen Therapien können diese allerdings deutlich stärker ausgeprägt sein. Häufig berichtete renale Nebenwirkungen sind die Entwicklung einer arteriellen Hypertonie, Proteinurie und von Elektrolytstörungen. Zudem gibt es unter Proteinkinase-Inhibitor-Therapie Berichte über das Auftreten einer Minimal-Change-Glomerulopathie, pauci-immune-Glomerulonephritis und IgA-Glomerulonephritis. Arterielle Hypertonie, Proteinurie oder Elektrolytstörungen erfordern in der Regel keine Unterbrechung der Behandlung. Da eine akute Nierenfunktions-Verschlechterung meist innerhalb der ersten Monate nach Therapiebeginn auftritt, ist eine engmaschige Überwachung der behandelten Patienten insbesondere in der Zeit nach Therapie-Initiierung sinnvoll (Yilmaz et al. 2015).

▶ Renale Nebenwirkungen von Tyrosinkinase-Inhibitoren sind arterielle Hypertonie, Proteinurie und Elektrolytstörungen bis hin zur Entwicklung einer thrombotischen Mikroangiopathie (TMA).

Auf einige Proteinkinase-Inhibitoren soll hier näher eingegangen werden:

ALK-Hemmer: Unter Therapie mit anaplastischen Lymphomkinase-1(ALK)-Inhibitoren (Crizotinib) sind renale Komplikationen selten. Die Behandlung mit ALK-Hemmern ist mit der Bildung von Nierenzysten (<1 % in Zulassungsstudien), tubulärer Schädigung und Elektrolytstörungen (z. B. Hypophosphatämie, Hyponatriämie, Hypokalämie) verbunden. Teilweise ist eine Abnahme der Nierenfunktion zu beobachten, welche aber oftmals nur temporär auftritt (Izzedine et al. 2016).

BRAF-Hemmer: Die Therapie durch BRAF-Hemmer (z. B. Dabrafenib, Vemurafenib) scheint in manchen Fällen zu einer akuten interstitiellen Nephritis zu führen (Wanchoo et al. 2016). Es gibt jedoch auch Berichte eines nephrotischen Syndroms aufgrund von podozytären Schäden nach Behandlung mit Dabrafenib und Trametinib (Perico et al. 2017) sowie einer proliferativer Glomerulonephritis mit Vaskulitis unter Therapie mit Encorafenib und Binimetinib (Inhibitor der mitogenaktivierten Proteinkinase-Kinase [MEK]) (Maanaoui et al. 2017). Das Absetzen des Medikaments führt in 80 % der Fälle zu einer Normalisierung der Nierenwerte.

VEGF-Hemmer: Unter Therapie mit Inhibitoren des vaskulären endothelialen Wachstumsfaktors (VEGF) (Bevacizumab, Aflibercept), welche an sich keine Proteinkinase-Inhibitoren sind, jedoch der Vollständigkeit halber an dieser Stelle genannt werden, sowie des VEGF-Rezeptors (VEGFR) (z. B. Sunitinib, Pazopanib, Axitinib) können typischerweise Nebenwirkungen wie arterielle Hypertonie und Proteinurie auftreten. Zu einer Proteinurie kommt es zwischen 21 % bis hin zu 63 % der Fälle, in 6,5 % liegt eine schwere Proteinurie vor. Die Inzidenz ist unter Therapie mit VEGF-Antikörpern deutlich höher als unter Behandlung mit VEGFR-Proteinkinase-Inhibitoren. Das Auftreten einer therapierefraktären arteriellen Hypertonie unter Therapie mit VEGFR-Proteinkinase-Inhibitoren zur Behandlung des Nierenzellkarzinoms scheint paradoxerweise mit einer besseren Prognose verbunden zu sein. Generell kann eine Therapie mit VEGF-Inhibitoren TMA-typische renale Veränderungen induzieren (Abb. 18.3; Eremina et al. 2008).

18.2.6 Checkpoint-Inhibitoren

Die sogenannten Checkpoint-Inhibitoren finden zunehmend Verwendung in der Onkologie, wodurch sich Berichte über renale Nebenwirkungen häufen. Zugelassene Inhibitoren sind beispielsweise Ipilimumab, ein Inhibitor des zytotoxischen

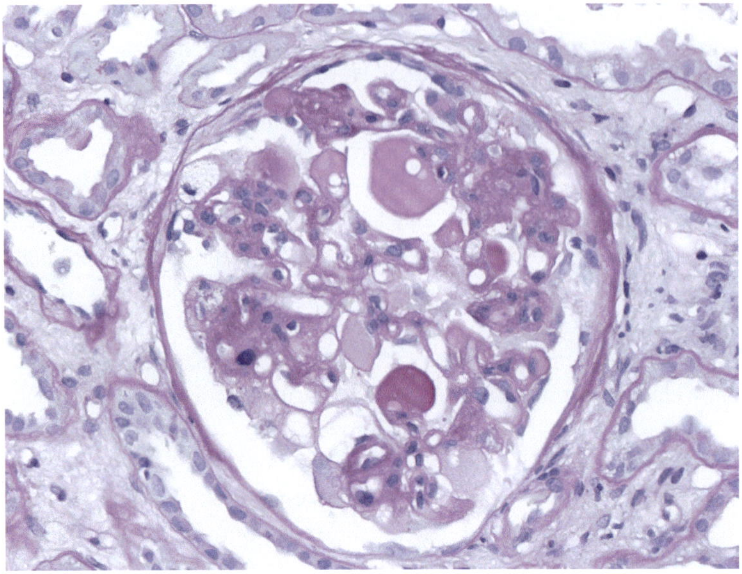

Abb. 18.3 Glomerulopathie mit auffälligen mikroaneurysmalen Veränderungen und Hyalinose unter anti-VEGF-Inhibitor-Therapie (PAS, 40x). Mit freundlicher Genehmigung von Prof. Dr. med. K. Amman, Nephropathologische Abteilung, Universitätsklinikum Erlangen.

T-Lymphozyten-assoziierten Proteins 4 (CTLA-4), Nivolumab und Pembrolizumab, die das programmierte Zelltodprotein 1 (PD-1) blockieren, und Atezolizumab, Avelumab und Durvalumab, die den programmierten Todesliganden 1 (PD-L1) hemmen. Checkpoint-Inhibitoren blockieren ko-inhibitorische Signale in zytotoxischen T-Zellen, die oft von Malignomen genutzt werden, um der Immunüberwachung zu entgehen. Durch diese medikamentös-herbeigeführte Hemmung kann die Tumorkontrolle durch das Immunsystem wiederhergestellt werden. Dies führt jedoch zu einer Störung der Selbst-Toleranz und kann zu immunologischen Phänomenen führen.

▶ Eine akute interstitielle Nephritis ist die häufigste Forme einer renalen Komplikation unter Therapie mit Checkpoint-Inhibitoren.

Zunächst wurde lediglich von einer nur geringen ANV-Inzidenz (2,2 %) unter Therapie mit Checkpoint-Inhibitoren ausgegangen. Schwere renale Toxizitäten (Grad 3 oder 4; entspricht ANV Stadium 3 nach KDIGO bzw. dialysepflichtiges ANV) fanden sich bei 0,6 % der Patienten. Während in frühen Studien die renalen Nebenwirkungen des PD-1-Inhibitors Pembrolizumab nahezu gänzlich vernachlässigt wurden, beschreiben neuere Berichte die ANV-Inzidenz zwischen 1,7 % und 6,7 % (Wanchoo et al. 2017).

Andere Quellen berichten sogar von einer Wahrscheinlichkeit von bis zu 14 % für renale Ereignisse unter Checkpoint-Inhibitoren und jüngste Daten deuten auf wesentlich höhere Inzidenzen für ein ANV hin (bis zu 29 % für ANV-Stadium 1 und

5–10 % für Stadium 2). Diese Daten machen deutlich, dass die Nierentoxizität unter Checkpoint-Inhibitoren möglicherweise bisher unterschätzt wurde. Besonders die Kombinationstherapie von CTLA-4- und PD-1-Hemmern scheint hinsichtlich einer renalen Toxizität ein erhöhtes Risiko aufzuweisen.

Generell gilt: Je später ein ANV unter Therapie auftritt, desto schwerer ist der Verlauf. In der Regel tritt eine Nierenfunktions-Verschlechterung im Zeitraum zwischen 21 bis 245 Tage (Median 91 Tage) nach Therapiebeginn auf. Bei PD-1-Hemmern wie Pembrolizumab beträgt die Zeit bis zum Auftreten einer Nierenschädigung in der Regel 3–10 Monate, während sich bei der Therapie mit CTLA4-Hemmern wie Ipilimumab eine renale Komplikation etwas früher entwickelt (in der Regel innerhalb von 2–3 Monaten) (Wanchoo et al. 2017).

Histologisch gesehen ist die zugrunde liegende Nierenschädigung in der Regel eine akute, interstitielle Nephritis (AIN) (Abb. 18.4). Einige Fälle weisen granulomatöse Läsionen auf und in seltenen Fällen gibt es Berichte über die Entwicklung einer TMA oder eines nephrotischen Syndromes. Klinisch imponiert in 68 % der Fälle ein erhöhtes Serumkreatinin sowie eine Pyurie und seltener eine Eosinophilie (21 %), Hämaturie (16 %) oder progrediente hypertone Blutdruckwerte (11 %). Für Ipilimumab werden zudem Elektrolytstörungen wie eine Hyponatriämie basierend auf einer Hypophysitis beschrieben.

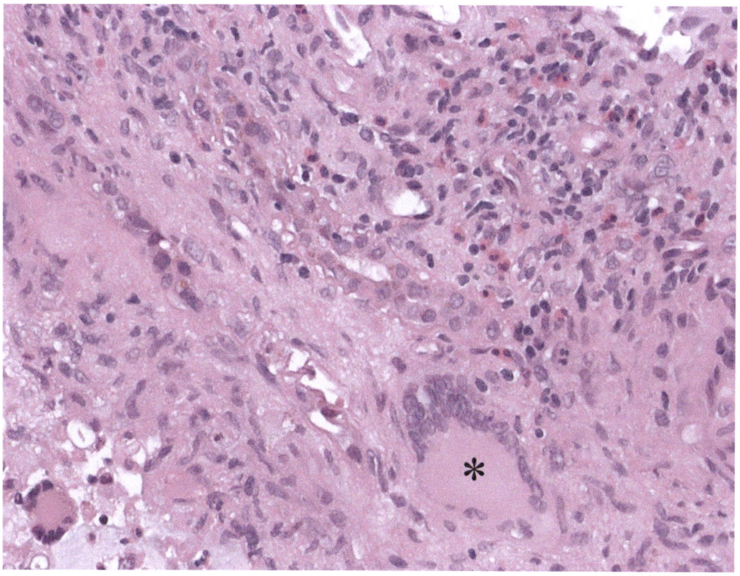

Abb. 18.4 Interstitielle Nephritis mit Eosinophilie und Riesenzelle (*) unter Therapie mit Checkpoint-Inhibitoren (HE, ×40). Mit freundlicher Genehmigung von Prof. Dr. med. K. Amman, Nephropathologische Abteilung, Universitätsklinikum Erlangen.

Sowohl der PD-1-Hemmer Pembrolizumab als auch Nivolumab sind mit einer Nierenabstoßung bei Patienten nach Nierentransplantation bei vorliegendem metastasierten Melanom assoziiert, insbesondere nach vorangegangener Therapie mit CTLA-4-Hemmern.

Für die Behandlung renaler Komplikationen unter Checkpoint-Inhibitoren hat die American Society of Clinical Oncology (ASCO) entsprechende Handlungsrichtlinien herausgegeben: Im milden Stadium (Grad 1 = ANV Stadium 1) kann eine vorübergehende Therapieunterbrechung in Betracht gezogen werden. Bei mäßiger Nierentoxizität (Grad 2 = ANV Stadium 2) wird eine vorübergehende Unterbrechung der Behandlung empfohlen. Andere Ursachen für das Auftreten des ANVs sollten ausgeschlossen werden (Kontrastmittel, andere nephrotoxische Medikamente, Flüssigkeitsstatus). Nach Ausschluss anderer Ursachen wird eine Therapie mit Prednisolon (0,5–1 mg/kg KG oder 1–2 mg/kg KG bei fehlender Besserung) empfohlen. In schweren Fällen (Grad 3 = ANV Stadium 3 oder Grad 4 = Dialyspflichtigkeit) sollte zusätzlich auf eine Therapie mit Checkpoint-Inhibitoren dauerhaft verzichtet werden (Brahmer et al. 2018). Unter Beachtung dieser Empfehlungen zeigen etwa 80 % der Patienten eine Besserung der Nierenfunkton mit vollständiger oder zumindest teilweiser Normalisierung der Nierenwerte.

18.2.7 Interferon/Interleukine

Unter Zytokintherapie mit Interferon oder hohen Dosen von Interleukin-2 kann es zu einer großen Proteinurie aufgrund von Glomerulopathien wie der Minimal-Change Glomerulopathie oder einer FSGS kommen (Markowitz et al. 2010). Der Abbruch der Therapie führt in der Regel zu einer Besserung der Nierenwerte und der Befunde, insbesondere beim nephrotischen Syndrom. Beim Vorliegen einer FSGS ist ein Therapieabbruch jedoch weniger erfolgreich (Markowitz et al. 2010).

18.3 Indirekte Nephrotoxizität durch Chemotherapien

18.3.1 Volumendefizit

Ein Volumendefizit bzw. Flüssigkeitsverlust ist der entscheidende Risikofaktor für die Aggravierung der Chemotherapie-bedingten Toxizität und die Entwicklung eines akuten Nierenversagens. Das Volumendefizit im Sinne eines intravasalen Flüssigkeitsmangels kann absolut oder relativ bedingt sein. Ein absoluter Flüssigkeitsmangel tritt sehr häufig im Laufe einer onkologischen Therapie auf und lässt sich oftmals suffizient behandeln. Dieser kann beispielsweise durch Chemotherapie-bedingte Nausea und Vomitus, Diarrhoen (z. B. neutropene Colitis) oder eine verminderte orale Flüssigkeitsaufnahme durch eine Mukositis verursacht werden. Ein relativer Volumenmangel kann z. B. bei Komorbiditäten wie Herz- oder Leberinsuffizienz oder dem nephrotischen Syndrom vorliegen. Ein Defizit führt durch eine verminderter Nierenperfusion zu einer reduzierten GFR und damit zu einer höheren Konzentration bzw. gesteigerten Exposition von Nephrotoxinen gegenüber den renalen Tubulusepithelien. Begleitend kommt es häufig zu Elektrolytstörungen, insbesondere beim absoluten Volumendefizit im Rahmen von Flüssigkeitsverlusten.

▶ Das Volumendefizit ist ein häufiger indirekter Faktor der Chemotherapie-bedingten Nephrotoxizität, welcher in der Regel gut behebbar ist.

18.3.2 Tumorlyse-Syndrom

Das Tumorlyse-Syndrom als häufigster onkologische Notfall ist bei der Betrachtung von renalen Komplikationen im Bereich der Onkologie von besonderer Relevanz.

Der medikamentös-induzierte oder selten spontan auftretende Zellzerfall ist gekennzeichnet durch die Freisetzung intrazellulärer Bestandteile, insbesondere bei der Behandlung von hochproliferativen Tumoren wie dem Burkitt-Lymphom oder akuten Leukämien. Dies kann zu erhöhten Serum-Konzentrationen von Harnsäure, Kalium, Phosphat sowie einer Hypokalzämie führen. Die am meisten gefürchteten Komplikationen sind die Entwicklung eines akuten Nierenversagens sowie das Auftreten von Herzrhythmusstörungen oder epileptischen Anfällen. Pathophysiologisch liegen beim akuten Nierenversagen im Rahmen des Tumorlyse-Syndroms folgende Schädigungsmechanismen vor:

Durch Ausfällung von Uratkristallen in den Nierentubuli kommt es zur sogenannten Urat-Nephropathie. Die Ausfällung führt zu mikrovaskulären Störungen, die eine akute Abnahme der Nierenfunktion bedingen. Durch prophylaktische Maßnahmen (unter anderem Xanthinoxidase-Hemmer) ist diese Schädigungsart seltener geworden.

Ein weiterer Schädigungsmechanismus, welcher zu einem akuten Nierenversagen führen kann, ist gekennzeichnet durch renal parenchymatöse Verkalkungen infolge eines erhöhten Kalzium-Phosphat-Produktes ($>5\ mmol^2/l^2$), insbesondere in alkalischer Umgebung.

Darüberhinaus kann es unter Therapie mit Xanthinoxidase-Hemmern bei ausgeprägtem Tumorlyse-Syndrom zu einer renalen Schädigung durch Xanthin-/Hypoxanthin-Kristallen, in Analogie zur Urat-Nephopathie, kommen.

Des Weiteren besteht die Gefahr einer tubulären Schädigung durch freigesetzte Zytokine.

Übersicht

Die wichtigsten Schädigungsmechanismen beim akuten Nierenversagen im Rahmen eines Tumorlyse-Syndroms:

- Tubuläre Ausfällung von Uratkristallen
- Renal parenchymatöse Verkalkungen infolge eines erhöhten Kalzium-Phosphat-Produktes
- Ausfällung von Xanthin-/Hypoxanthin-Kristallen

Die Behandlung des Tumorlyse-Syndroms umfasst neben der symptomatischen Therapie der begleitenden laborchemischen Veränderungen (bis hin zur Dialysebehandlung), die intensivierte intravenöse Flüssigkeitsgabe sowie die (prophylaktische) Verabreichung von Xanthinoxidase-Inhibitoren (Allopurinol, Febuxostat). Bei schwerer Hyperurikämie kann der Einsatz von Rasburicase erwogen werden, welche Harnsäure in Allantoin, ein hoch wasserlösliches Produkt, umwandelt. Zur Prävention des Tumorlyse-Syndroms sind prophylaktische Maßnahmen, unter anderem in Form von intensivierter Hydratation, unerlässlich. Aufgrund der präventiven Maßnahmen ist das Auftreten eines sogenannten klinischen Tumorlyse-Syndroms (akutes Nierenversagen, Herzrhythmusstörungen, Krampfanfälle) seltener geworden.

18.3.3 Kardiotoxizität

Eine weitere indirekte renale Komplikation ist das Auftreten einer Kardiotoxizität durch kardiotoxische Substanzen. Eine so entstandene Herzinsuffizienz kann im Sinne eines kardio-renalen Syndroms eine Nierenfunktions-Verschlechterung bewirken. Während eine eingeschränkte Nierenfunktion bei einem kardio-renalen Syndrom durch eine Herzinsuffizienz bedingt sein kann, erhöht umgekehrt eine reduzierte Nierenfunktion das Risiko für Kardiotoxizitäten. Die „klassische" direkte Kardiotoxizität wird durch Anthrazykline (z. B. Doxorubicin, Daunorubicin, Epirubicin, Idarubicin, Mitoxantron) verursacht, die einen irreversiblen Myokardzelltod hervorrufen (Florescu et al. 2013). Im Gegensatz dazu induzieren Rezeptorblocker des epidermalen Wachstumsfaktorrezeptors 2 (HER2/neu) wie Trastuzumab oder Pertuzumab eine reversible Herzinsuffizienz. Nach Therapiebeendigung und Beginn einer Herzinsuffizienztherapie kann es zu einer vollständigen Genesung der Herzinsuffizienz kommen (Florescu et al. 2013).

Literatur

Aronoff GR, Bennett WM et al (2007) Drug prescribing in renal failure: dosing guidelines for adults and children, 5. Aufl. American College of Physicians, Philadelphia

Brahmer JR, Lacchetti C, Schneider BJ et al (2018) Management of immune-related adverse events in patients treated with immune checkpoint inhibitor therapy: American society of clinical oncology clinical practice guideline. J Clin Oncol 36:1714–1768. https://doi.org/10.1200/JCO.2017.77.6385

Calvert AH, Newell DR, Gumbrell LA et al (1989) Carboplatin dosage: prospective evaluation of a simple formula based on renal function. J Clin Oncol 7:1748–1756. https://doi.org/10.1200/JCO.1989.7.11.1748

Christiansen CF, Johansen MB, Langeberg WJ et al (2011) Incidence of acute kidney injury in cancer patients: a Danish population-based cohort study. Eur J Intern Med 22:399–406. https://doi.org/10.1016/j.ejim.2011.05.005

Eremina V, Jefferson JA, Kowalewska J et al (2008) VEGF inhibition and renal thrombotic microangiopathy. N Engl j med 358:1129–1136. https://doi.org/10.1056/NEJMoa0707330

Filipski KK, Loos WJ, Verweij J et al (2008) Interaction of Cisplatin with the human organic cation transporter 2. Clin Cancer Res 14:3875–3880. https://doi.org/10.1158/1078-0432.CCR-07-4793

Florescu M, Cinteza M, Vinereanu D (2013) Chemotherapy-induced Cardiotoxicity. Maedica (Buchar) 8:59–67

Glezerman I, Kris MG, Miller V et al (2009) Gemcitabine nephrotoxicity and hemolytic uremic syndrome: report of 29 cases from a single institution. Clin Nephrol 71:130–139

Hudes G, Carducci M, Tomczak P et al (2007) Temsirolimus, interferon alfa, or both for advanced renal-cell carcinoma. N Engl j med 356:2271–2281. https://doi.org/10.1056/NEJMoa066838

Izzedine H, El-Fekih RK, Perazella MA (2016) The renal effects of ALK inhibitors. Invest N Drugs 34:643–649. https://doi.org/10.1007/s10637-016-0379-y

Janus N, Thariat J, Boulanger H et al (2010) Proposal for dosage adjustment and timing of chemotherapy in hemodialyzed patients. Ann Oncol 21:1395–1403. https://doi.org/10.1093/annonc/mdp598

Kemp G, Rose P, Lurain J et al (1996) Amifostine pretreatment for protection against cyclophosphamide-induced and cisplatin-induced toxicities: results of a randomized control trial in patients with advanced ovarian cancer. J Clin Oncol 14:2101–2112. https://doi.org/10.1200/JCO.1996.14.7.2101

Kidera Y, Kawakami H, Sakiyama T et al (2014) Risk factors for cisplatin-induced nephrotoxicity and potential of magnesium supplementation for renal protection. PLoS ONE 9:e101902. https://doi.org/10.1371/journal.pone.0101902

Kintzel PE, Dorr RT (1995) Anticancer drug renal toxicity and elimination: dosing guidelines for altered renal function. Cancer Treat Rev 21:33–64

Kremer JM, Petrillo GF, Hamilton RA (1995) Pharmacokinetics and renal function in patients with rheumatoid arthritis receiving a standard dose of oral weekly methotrexate: association with significant decreases in creatinine clearance and renal clearance of the drug after 6 months of therapy. J Rheumatol 22:38–40

Launay-Vacher V (2010) Epidemiology of chronic kidney disease in cancer patients: lessons from the IRMA study group. Semin Nephrol 30:548–556. https://doi.org/10.1016/j.semnephrol.2010.09.003

Leal F, Macedo LT, Carvalheira JB (2014) Gemcitabine-related thrombotic microangiopathy: a single-centre retrospective series. J Chemother 26:169–172. https://doi.org/10.1179/1973947813Y.0000000122

Maanaoui M, Saint-Jacques C, Gnemmi V et al (2017) Glomerulonephritis and granulomatous vasculitis in kidney as a complication of the use of BRAF and MEK inhibitors in the treatment of metastatic melanoma: a case report. Medicine (Baltimore) 96:e7196. https://doi.org/10.1097/MD.0000000000007196

Markowitz GS, Nasr SH, Stokes MB et al (2010) Treatment with IFN-α, -β, or -γ is associated with collapsing focal segmental glomerulosclerosis. Clin j Am Soc Nephrol: CJASN 5:607–615. https://doi.org/10.2215/CJN.07311009

Markowitz GS, Bomback AS, Perazella MA (2015) Drug-induced glomerular disease: direct cellular injury. Clin j Am Soc Nephrol: CJASN 10:1291–1299. https://doi.org/10.2215/CJN.00860115

Motwani SS, McMahon GM, Humphreys BD et al (2018) Development and validation of a risk prediction model for acute kidney injury after the first course of cisplatin. J Clin Oncol 36:682–688. https://doi.org/10.1200/JCO.2017.75.7161

Pabla N, Dong Z (2008) Cisplatin nephrotoxicity: mechanisms and renoprotective strategies. Kidney Int 73:994–1007. https://doi.org/10.1038/sj.ki.5002786

Perazella MA (2009) Renal vulnerability to drug toxicity. Clin j Am Soc Nephrol: CJASN 4:1275–1283. https://doi.org/10.2215/CJN.02050309

Perazella MA, Markowitz GS (2008) Bisphosphonate nephrotoxicity. Kidney Int 74:1385–1393. https://doi.org/10.1038/ki.2008.356

Perico L, Mandala M, Schieppati A et al (2017) BRAF signaling pathway inhibition, podocyte injury, and nephrotic syndrome. Am J Kidney Dis 70:145–150. https://doi.org/10.1053/j.ajkd.2016.12.013

Skinner R (2011) Nephrotoxicity–what do we know and what don't we know? J Pediatr Hematol Oncol 33:128–134. https://doi.org/10.1097/MPH.0b013e3181f8cac0

Unger JM, Barlow WE, Martin DP et al (2014) Comparison of survival outcomes among cancer patients treated in and out of clinical trials. J Natl Cancer Inst 106:dju002. https://doi.org/10.1093/jnci/dju002

Wanchoo R, Jhaveri KD, Deray G et al (2016) Renal effects of BRAF inhibitors: a systematic review by the cancer and the kidney international network. Clin Kidney J 9:245–251. https://doi.org/10.1093/ckj/sfv149

Wanchoo R, Karam S, Uppal NN et al (2017) Adverse renal effects of immune checkpoint inhibitors: a narrative review. Am J Nephrol 45:160–169. https://doi.org/10.1159/000455014

Widemann BC, Balis FM, Kempf-Bielack B et al (2004) High-dose methotrexate-induced nephrotoxicity in patients with osteosarcoma. Cancer 100:2222–2232. https://doi.org/10.1002/cncr.20255

Yao JC, Shah MH, Ito T et al (2011) Everolimus for advanced pancreatic neuroendocrine tumors. N Engl j med 364:514–523. https://doi.org/10.1056/NEJMoa1009290

Yilmaz M, Lahoti A, O'Brien S et al (2015) Estimated glomerular filtration rate changes in patients with chronic myeloid leukemia treated with tyrosine kinase inhibitors. Cancer 121:3894–3904. https://doi.org/10.1002/cncr.29587

Pharmakokinetik von Tumortherapeutika bei normaler und eingeschränkter Nierenfunktion

19

David Czock und Claudia Sommerer

Inhaltsverzeichnis

D. Czock (✉)
Medizinische Klinik, Universitätsklinikum Heidelberg, Heidelberg, Deutschland
E-Mail: david.czock@med.uni-heidelberg.de

C. Sommerer
Nephrologie, Universitätsklinikum Heidelberg, Heidelberg, Deutschland
E-Mail: claudia.sommerer@med.uni-heidelberg.de

D. Jäger und M. Zeier (Hrsg.), *Onko-Nephrologie,*
https://doi.org/10.1007/978-3-662-59911-2_19

19.1 Hintergrund

Klinische Pharmakokinetik

Die pharmakokinetischen Prozesse sind *Absorption, Distribution, Metabolisierung,* und *Exkretion* (ADME). Absorption ist die Aufnahme eines Arzneimittels vom Applikationsort, Distribution die Verteilung im Körper, Metabolisierung die chemische Modifikation eines Arzneistoffs, bei der dieser in Metaboliten umgewandelt wird (z. B. hepatische Metabolisierung) und Exkretion die Ausscheidung von Arzneistoffen und Metaboliten aus dem Körper (z. B. biliäre Exkretion, renale Exkretion). *Elimination* ist die Folge von Metabolisierung und Exkretion.

Anmerkungen Nach Umwandlung eines Arzneistoff-Moleküls in einen Metaboliten ist nach pharmakokinetischer Sichtweise das Arzneistoff-Molekül eliminiert, auch wenn sich der Metabolit noch im Kreislauf oder im Gewebe befindet. Ein Arzneistoff-Molekül, das biliär sezerniert wurde, ist eliminiert, auch wenn es sich noch im Gallenweg oder im Darm befindet.

Die zentralen pharmakokinetischen Parameter sind *Arzneimittelclearance* (CL), *scheinbares Verteilungsvolumen* (V) und *Halbwertszeit* ($t_{1/2}$).

Der Parameter *Arzneimittelclearance* (CL; Einheit z. B. l/h) beschreibt die totale Eliminationskapazität des Körpers und wird in pharmakokinetischen Studien aus der verabreichten *Dosis* (D; Einheit z. B. mg) und der Fläche unter der Konzentrationskurve (AUC, area under the curve; Einheit z. B. h · mg/ l) berechnet.

$$CL = \frac{D}{AUC}$$

Bei intravenöser Anwendung entspricht dies der systemischen Arzneimittelclearance. Bei nicht-intravenöser Anwendung ist die *systemische Verfügbarkeit* (F; keine Einheit) zu berücksichtigen, wobei F = 1 für eine vollständige systemische Verfügbarkeit steht.

$$CL = \frac{F \cdot D}{AUC}$$

Oft wird der Parameter *scheinbare Clearance nach nicht-intravenöser Anwendung* ($CL_F = CL/F$) verwendet, da bei nicht-intravenöser Anwendung F im Einzelfall unbekannt ist.

$$CL_F = \frac{D}{AUC}$$

Anmerkung CL_F ist demnach ein Hybrid-Parameter, der die systemische Arzneimittelclearance *und* die systemische Verfügbarkeit reflektiert. Eine beobachtete Abnahme von CL_F kann deshalb auf einer Abnahme von CL, einer Zunahme von F oder einer Kombination aus beidem beruhen.

Der Parameter *renale Arzneimittelclearance* (CL_{ren}; Einheit z. B. l/h) beschreibt den Teil der Arzneimittelclearance, der durch renale Exkretion unveränderter Substanz erfolgt. Diese wird in Studien anhand der unverändert im Urin wiedergefundenen Arzneistoff-Menge (U_R, urinary recovery; Einheit z. B. mg) berechnet.

$$CL_{ren} = \frac{U_R}{AUC}$$

Anmerkungen Bei Messung der renalen Clearance ergibt sich immer CL_{ren}, unabhängig davon, ob das Arzneimittel intravenös oder nicht-intravenös verabreicht wurde. F spielt hier keine Rolle. Wichtig ist, dass der komplette Urin gesammelt und die unveränderte Substanz gemessen wird, und dass diese im Urin stabil ist.

Der Parameter *scheinbares Verteilungsvolumen* (V; Einheit z. B. l) setzt die Stoffmenge im Körper mit der Konzentration im Plasma ins Verhältnis. Dieser Parameter entspricht keinem physikalischen Raum im Körper, ist aber ein Indikator für die Verteilung des Arzneimittels im Körper. Ein hohes Verteilungsvolumen spricht für eine ausgeprägte Verteilung ins Gewebe, wobei offen bleibt, um welches Gewebekompartiment es sich im Einzelnen handelt.

Die Halbwertszeit ($t_{1/2}$) ist, mechanistisch betrachtet, eine Konsequenz aus Verteilungs- und Eliminationsprozessen und beschreibt die Zeit, in der die Arzneimittelkonzentration im Plasma um die Hälfte abnimmt. Diese berechnet sich aus der *Eliminationskonstanten* (λ), die man in Studien aus dem Konzentrationsverlauf ableitet und dem natürlichen Logarithmus von 2.

$$t_{1/2} = \frac{\ln(2)}{\lambda}$$

Im einfachsten Fall hat ein Arzneimittel nur eine Halbwertszeit, sodass angenommen werden kann, dass innerhalb einer Halbwertszeit die Hälfte des Arzneimittels aus dem Körper eliminiert wird. Oftmals fallen die Plasma-Konzentrationen jedoch kurz nach Arzneimittelverabreichung rasch und im Verlauf dann langsamer ab (Abb. 19.1). Dieser rasche initiale Abfall reflektiert die Verteilung des Arzneimittels ins Gewebe. Man spricht in solchen Fällen auch von einer Mehrkompartiment-Pharmakokinetik. Es können mehrere Halbwertszeiten abgeleitet werden. Am hilfreichsten ist meist die Halbwertszeit, die von Konzentrationen am Ende der Konzentrations-Kurve abgeleitet wurde *(terminale Halbwertszeit)*, da diese wiederum primär die Elimination aus dem Körper reflektiert.

Anmerkungen Ein Spezialfall sind Arzneimittel, bei denen es eine terminale Phase mit niedrigen Konzentrationen und sehr langer Halbwertszeit gibt, z. B. Aminoglykoside und Bisphosphonate (Gentamicin: 110 h; Alendronat; 11 Jahre). Eine solche Halbwertszeit reflektiert primär Verteilungsprozesse, nämlich die langsame Freisetzung aus Geweben (manchmal dann auch als „tiefes Kompartiment" bezeichnet).

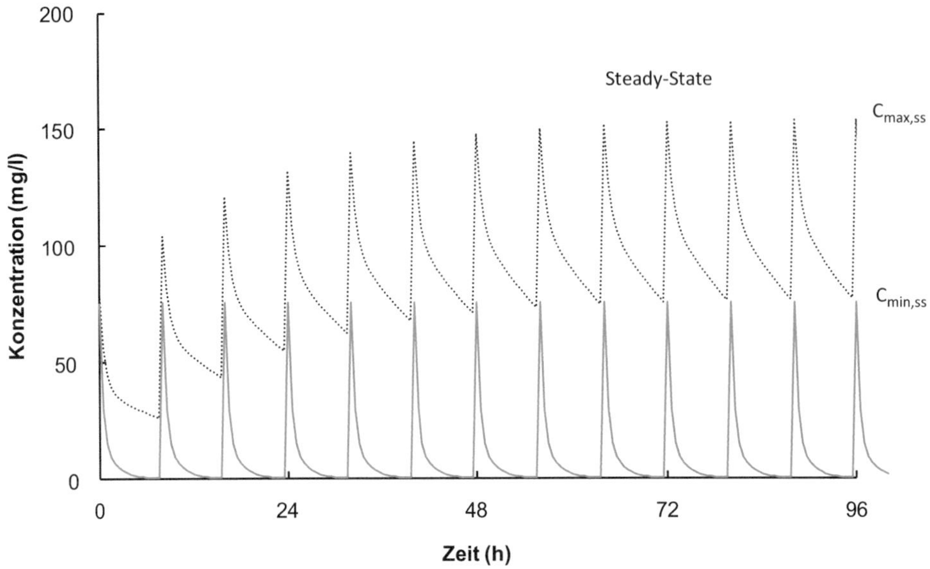

Abb. 19.1 Wiederholte Anwendung eines Arzneimittels mit einer terminalen Halbwertszeit von 1,2 h (kontinuierliche Linie) oder 13,6 h (gestrichelte Linie). Bei der längeren Halbwertszeit kommt es zu einer Akkumulation, bis ein pharmakokinetischer Gleichgewichtszustand (Steady-State) erreicht ist. Im Steady-State fluktuieren die Konzentrationen zwischen dem Spitzenspiegel ($C_{max,ss}$) und dem Talspiegel ($C_{min,ss}$)

Die Pharmakokinetik eines Arzneimittels wird als *linear* bezeichnet, wenn die pharmakokinetischen Parameter unabhängig von der Dosis sind und auch bei wiederholter Anwendung unverändert bleiben.

19.1.1 Pharmakokinetik bei Niereninsuffizienz

Die totale Arzneimittelclearance (CL) kann als Summe einer renalen (CL_{ren}) und einer nicht-renalen Clearance ($CL_{non\text{-}ren}$) betrachtet werden.

$$CL = CL_{non\text{-}ren} + CL_{ren}$$

Die Änderung der Eliminationskapazität und damit CL bei Niereninsuffizienz hängt in erster Linie vom renal eliminierten Anteil eines Arzneimittels ab. Bei Arzneimitteln, die bei Nierengesunden zu 90 % renal eliminiert werden, ist bei funktionell anurischen Patienten eine Arzneimittelclearance von etwa 10 % zu erwarten. Ändert sich das Verteilungsvolumen nicht, ist eine 10-fach verlängerte Halbwertszeit wahrscheinlich. Allerdings können primär hepatisch/biliär eliminierte Arzneimittel ebenfalls durch Niereninsuffizienz beeinflusst werden, das Ausmaß ist jedoch geringer. Ein Mechanismus ist die Hemmung der Arzneimittelaufnahme in die Leber durch Hemmung von hepatischen Uptake-Transportern durch Urämie-Toxine (Tan 2018; Yoshida 2016). Das Arzneimittel kommt dadurch langsamer an den Ort, an dem es metabolisiert wird. Dieser Mechanismus ist bisher nur für wenige Arzneimittel untersucht. Er scheint eher erst bei hochgradiger Niereninsuffizienz relevant zu sein und führt typischerweise nur zu einer Abnahme der Arzneimittelclearance auf die Hälfte sowie zu einer Verdoppelung der durchschnittlichen Konzentrationen.

Das scheinbare Verteilungsvolumen (V) ändert sich bei Niereninsuffizienz verhältnismäßig wenig. Ein gut bekanntes Beispiel ist Digoxin, dessen Verteilungsvolumen bei terminaler Niereninsuffizienz auf etwa 70 % reduziert ist. Kommen weitere Faktoren hinzu, kann das Verteilungsvolumen auch vergrößert sein, z. B. bei kritisch kranken Patienten mit Sepsis und akuter Nierenschädigung. Dies kann Einfluss auf die Wahl der Start-Dosis eines Arzneimittels haben.

Die Halbwertszeit ($t_{1/2}$) von renal eliminierten Arzneimitteln ändert sich bei Niereninsuffizienz in vielen Fällen annähernd parallel zur eingeschränkten Eliminationskapazität. Die Halbwertszeit ist wichtig zum Verständnis der Akkumulation eines Arzneimittels bei wiederholter Anwendung (Abb. 19.1). Aus einer verlängerten Halbwertszeit folgt zum einen, dass bei wiederholter Anwendung höhere Konzentrationen erreicht werden. Zum anderen wird der pharmakokinetische Gleichgewichtszustand (Steady-State) erst zu einem späteren Zeitpunkt als bei Nierengesunden erreicht (95 % des Steady-State werden nach 4,32 Halbwertszeiten erreicht). Deshalb treten unerwünschte Arzneimittelwirkungen (UAW) bei Patienten mit Niereninsuffizienz oft zeitverzögert auf und die Verträglichkeit (auch einer angepassten Dosierung) sollte deshalb klinisch auch erst zu einem späteren Zeitpunkt als bei Nierengesunden abschließend beurteilt werden.

Anmerkungen Die terminale Halbwertszeit eines Arzneimittels ist auch dann zur Beschreibung bzw. zur Vorhersage der Akkumulation eines Arzneimittels bei wiederholter Anwendung geeignet, wenn dieses einer Mehrkompartiment-Pharmakokinetik folgt. Bei Anwendung eines Einkompartiment-Modells werden auch in diesem Fall die terminale Phase und die Talspiegel gut wiedergegeben, die initialen Konzentrationsspitzen werden jedoch nicht berücksichtigt.

Änderungen der systemischen Verfügbarkeit (F) und der *Proteinbindung* (PB) können bei einigen Arzneimitteln relevant sein. Eine Abnahme der Proteinbindung eines Arzneimittels führt zu einer erhöhten freien Fraktion (fu, fraction unbound) des Arzneimittels, was komplexe Konsequenzen haben kann. Bei erhöhter fu ist einerseits der wirksame Anteil erhöht, andererseits steht auch mehr ungebundene Substanz zur Elimination zur Verfügung. Deshalb ist bei vielen Arzneimitteln eine Änderung von fu wenig relevant (Benet 2002). Mögliche Änderungen von fu sollten aber bei der Interpretation von Ergebnissen aus dem therapeutischen Drug Monitoring (TDM) berücksichtigt werden und können zu einer veränderten Elimination durch extrakorporale Eliminationsverfahren führen.

Wenn bei einem Arzneimittel aktive Metaboliten eine Rolle spielen, ist deren Relevanz bei Niereninsuffizienz kaum vorherzusagen. Aktive Metaboliten, die nicht im Urin nachweisbar sind, liegen bei Niereninsuffizienz meist in ähnlichen

Plasma-Konzentrationen wie bei Nierengesunden vor. Bei aktiven Metaboliten, die im Urin nachweisbar sind, ist bei Niereninsuffizienz mit erhöhten Plasma-Konzentrationen zu rechnen. Das Ausmaß der Erhöhung kann kaum vorausgesagt werden, da die Fraktion des Arzneimittels, die in einen spezifischen Metaboliten umgewandelt wird, in der Regel nicht bekannt ist.

Anmerkungen Wenn ein aktiver Metabolit bei Nierengesunden als nicht relevant angesehen wird, z. B. wenn dessen durchschnittliche Konzentration nur 1/10tel der Konzentration der Muttersubstanz beträgt und die Potenz des Metaboliten vergleichbar ist, kann dies nicht einfach auf Patienten mit Niereninsuffizienz übertragen werden, da die Konzentrationen des Metaboliten dort deutlich höher sein können.

Inaktive Metaboliten stehen oftmals am Ende eines, manchmal auch mehrschrittigen, Metabolisierungsprozesses. Solche Metaboliten sind meist polar und werden über die Nieren eliminiert. Bei Niereninsuffizienz können deutlich erhöhte Konzentrationen vorliegen (z. B. konjugierte Amitriptylin-Metaboliten: 10–15-fach). Wenn ein Risiko nicht belegt ist, können diese bei der Entscheidung für ein Arzneimittel üblicherweise vernachlässigt werden, sofern eine medizinisch notwendige Indikation für das Arzneimittel besteht.

Pharmakokinetik-Studien werden oftmals in Patienten mit chronischer Niereninsuffizienz durchgeführt. Die Pharmakokinetik eines Arzneimittels bei akuter Nierenschädigung ist, bei vergleichbarem Ausmaß der Schädigung, der Pharmakokinetik bei chronischer Niereninsuffizienz vergleichbar. Sie kann jedoch abweichen, insbesondere wenn weitere Einflussfaktoren hinzukommen (z. B. Einfluss einer Sepsis auf pharmakokinetische Prozesse). Deshalb sollten Dosierungsentscheidungen bei Patienten mit akuter Nierenschädigung möglichst auf Studien in solchen Patienten basieren. Wenn keine Daten aus Studien in Patienten mit akuter Nierenschädigung verfügbar sind, muss man von Patienten mit chronischer Niereninsuffizienz extrapolieren und sollte die dadurch bestehende Unsicherheit in die Therapieentscheidung mit einfließen lassen.

Studien bei Patienten mit Niereninsuffizienz sind grundsätzlich wünschenswert. Insbesondere bei vielen Zytostatika ist die Pharmakokinetik bei Niereninsuffizienz nicht ausreichend vorhersagbar. Gründe sind die teilweise nicht-lineare Pharmakokinetik, oftmals vorhandene aktive/toxische Metaboliten, die Unsicherheit der Relevanz von Metaboliten mit fraglicher Aktivität und der Einfluss von Urämie-Toxinen auf Metabolisierung und Exkretion, insbesondere bei Arzneimitteln mit geringer therapeutischer Breite.

19.1.2 Einfluss von Nierenersatzverfahren

Molekulargewicht, Proteinbindung und Verteilung eines Arzneimittels im Körper sind entscheidend dafür, wie viel von einem Arzneimittel durch ein extrakorporales Nierenersatzverfahren eliminiert werden kann. Ein hohes Molekulargewicht, eine hohe Proteinbindung und eine ausgeprägte Verteilung ins Gewebe führen zu einer geringen extrakorporalen Elimination. Wenn alle drei Faktoren „günstig" sind, ist eine effektive Elimination möglich. Für das genaue Ausmaß der Elimination spielen dann zusätzlich Prozessfaktoren eine Rolle (Dauer der Behandlung, verwendete Dialysemembran, Blutfluss, Ultrafiltratfluss, etc.). Da dies nicht sicher vorhersagbar ist, sollten möglichst immer Pharmakokinetik-Studien zugrunde gelegt werden. Wenn solche Studien nicht verfügbar sind, kann nur eine ungefähre Schätzung erfolgen. Dabei sprechen ein Molekulargewicht < 1000 Da (bei low-flux-Membranen) bzw. < 20.000 Da (bei high-flux-Membranen), eine Proteinbindung < 80 % *und* ein scheinbares Verteilungsvolumen < 0,7 l/kg für eine gute Eliminierbarkeit.

Anmerkung Zusätzlich kann ggf. eine Adsorption des Arzneimittels an die Dialysemembran eine Rolle spielen, wodurch die Elimination gesteigert wird. Dies ist für die meisten Arzneimittel nicht gesondert untersucht, kann jedoch bei pharmakokinetischen Studien, je nach gewählter Methodik, indirekt mit erfasst sein.

Ob die eliminierte Menge klinisch relevant ist, hängt von Überlegungen zur Wirksamkeit und zur Toxizität des jeweiligen Arzneimittels ab. Eine Elimination von < 20 % eines Arzneimittels durch eine intermittierende Hämodialyse bzw. eine Erhöhung der Gesamt-Arzneimittelclearance um 25 % bei einem kontinuierlichen Nierenersatzverfahren ist selten relevant, muss aber für das jeweilige Arzneimittel eingeschätzt werden.

Auch bei kontinuierlichen Nierenersatzverfahren (z. B. CVVHDF) sollten primär Daten aus Pharmakokinetik-Studien mit solchen Verfahren zugrunde gelegt werden. Sind solche nicht verfügbar, muss eine Extrapolation von Studien mit intermittierenden Dialyseverfahren erfolgen. Dabei ist jedoch Vorsicht geboten, da eine geringe, nicht-relevante Elimination (z. B. 10 % durch eine 4-h-Hämodialyse) bei kontinuierlicher Nierenersatztherapie relevant werden kann.

Bei Peritoneal-Dialyse (z. B. CAPD) ist die zusätzliche Arzneimittelelimination selten relevant, da die zusätzliche Arzneimittelclearance durch Peritoneal-Dialyse in aller Regel bei ≤ 5 ml/min (≤ 0,3 l/h) liegt, was gegenüber der körpereigenen Arzneimittel-Clearance bei Anurie bei vielen Arzneimitteln vernachlässigbar ist. Bei Arzneimitteln mit besonders niedriger Clearance bei Anurie kann die zusätzliche Clearance durch CAPD jedoch eine Rolle spielen (z. B. Vancomycin, Aminoglykoside).

19.2 Praktisches Vorgehen

19.2.1 Schätzung der Nierenfunktion

Das optimale Vorgehen zur Schätzung der Nierenfunktion ist nicht endgültig geklärt. Bei Schätzung der Nierenfunktion zur Diagnose bzw. zum Staging einer chronischen Nierenerkrankung (CKD, chronic kidney disease) bei Erwachsenen hat sich die

Kreatinin-basierte CKD-EPI-Formel etabliert, die eine Schätzung der GFR mit der Einheit ml/min/1,73 m^2 liefert.

Bei Schätzung der Nierenfunktion zur Dosisanpassung von Arzneimitteln bzw. zur Feststellung einer Gegenanzeige ist die Situation weniger klar. Das Grundprinzip sollte sein, möglichst nah an die Methode heranzukommen, die im Rahmen der Zulassungsstudien eines Arzneimittels verwendet wurde bzw. die in der Fachinformation empfohlen wird, insbesondere bei Arzneimitteln mit enger therapeutischer Breite.

Bei Empfehlung zur Dosierung nach Kreatinin-Clearance sollte demnach eine Schätzung der Kreatinin-Clearance erfolgen. Dazu hat sich die Cockcroft&Gault-Formel etabliert, welche eine Schätzung der Kreatinin-Clearance in ml/min liefert. Dabei wird das Alter in Jahren, das Gewicht in kg und der Kreatininwert in mg/dl verwendet.

$$\text{Kreatinin-Clearance} = \frac{(140 - \text{Alter}) \cdot \text{Gewicht}}{\text{Kreatinin} \cdot 72} \cdot [0,85 \text{ bei Frauen}]$$

Anmerkungen Voraussetzungen sind 1) erwachsener Patient, 2) stabile Nierenfunktion und 3) kein Nierenersatzverfahren.

Bei adipösen Patienten führt diese Formel zu einer Überschätzung der Kreatinin-Clearance. Deshalb sollte bei einem BMI>30 kg/m^2 nicht das tatsächliche Gewicht (TBW, total body weight), sondern das adjustierte Körpergewicht (ABW) verwendet werden. Dabei ist noch unklar, ob bei einem BMI>40 kg/m^2 andere Gewichtsmaße evtl. besser sind (z. B. LBW, lean body weight). Für die Berechnung des ABWs muss zunächst das ideale Körpergewicht (IBW, ideal body weight) berechnet werden, mit Körpergröße in cm.

$$\text{IBW(Männer)} = 50 + 2,3 \times \left(\frac{\text{Größe}}{2,54} - 60\right)$$

$$\text{IBW(Frauen)} = 45,5 + 2,3 \times \left(\frac{\text{Größe}}{2,54} - 60\right)$$

$$\text{ABW} = \text{IBW} + 0,4 \cdot (\text{TBW} - \text{IBW})$$

Erscheint eine Schätzung der Kreatinin-Clearance mit diesen Formeln nicht zuverlässig, bei sehr geringer (z. B. bei Kachexie, Amputation von Extremitäten, Querschnittslähmung) oder bei hoher Muskelmasse (Bodybuilder), sollten Alternativen erwogen werden: 1) endogene Kreatinin-Clearance mit 24-h-Sammelurin, 2) GFR-Schätzung oder Messung.

Bei Empfehlung zur Dosierung nach GFR mit der Einheit ml/min/1,73 m^2 sollte die CKD-EPI-Formel verwendet werden.

Anmerkungen Voraussetzungen sind 1) erwachsener Patient, 2) stabile Nierenfunktion und 3) kein Nierenersatzverfahren. Eine Überlegenheit der CKD-EPI-Formel gegenüber der MDRD-Formel ist im Hinblick auf Arzneimitteldosierung nicht belegt, sodass die Anwendung der MDRD-Formel ebenfalls vertretbar ist. Bei adipösen Patienten führen diese Formeln zu einer Unterschätzung der GFR. Deshalb sollte bei BMI>30 kg/m^2 eine Umrechnung in ml/min erfolgen.

Bei Empfehlung zur Dosierung nach GFR mit der Einheit ml/min sollte das Ergebnis entsprechend umgerechnet werden. Zur Schätzung der Körperoberfläche (BSA, body surface area) sind die DuBois-Formel und die Mosteller-Formel gebräuchlich, mit Gewicht in kg und Größe in cm.

$$\mathrm{BSA}_{\mathrm{DuBois}} = \mathrm{Gewicht}^{0{,}425} \cdot \mathrm{Größe}^{0{,}725} \cdot 0{,}007184$$

$$\mathrm{BSA}_{\mathrm{Mosteller}} = \sqrt{\frac{\mathrm{Gewicht} \cdot \mathrm{Größe}}{3600}}$$

$$\mathrm{GFR}\{\mathrm{ml/min}\} = \frac{\mathrm{GFR}\left\{\mathrm{ml/min/1{,}73m^2}\right\}}{1{,}73} \cdot \mathrm{BSA}$$

Erscheint eine Schätzung der GFR mit diesen Formeln nicht zuverlässig (insbesondere bei sehr geringer oder überdurchschnittlich hoher Muskelmasse), sollten Alternativen erwogen werden: 1) Cystatin-C-basierte Formel, 2) GFR-Messung mit einem exogenen Marker (z. B. Iohexol), 3) endogene Kreatinin-Clearance mit 24-h-Sammelurin.

Bei akuter Nierenschädigung mit sich rasch ändernder Nierenfunktion ist eine akkurate Schätzung der Nierenfunktion mit oben genannten Formeln nicht möglich. Die endogene Kreatinin-Clearance mit 24 h Sammelurin reflektiert (bei akkurater Urinsammlung) die Kreatinin-Clearance im Untersuchungszeitraum. Bei rascher Änderung der Nierenfunktion ist diese jedoch ebenfalls nur begrenzt hilfreich.

19.2.2 Entscheidung für/gegen eine Anwendung

Die Entscheidung zur Anwendung eines onkologischen Arzneimittels in Patienten mit Niereninsuffizienz sollte im Einzelfall getroffen werden. Bei dieser Entscheidung sind mindestens folgende Faktoren zu berücksichtigen:

- Erwarteter Nutzen (kurativ/palliativ)
- Besondere Risiken (z. B. Nephrotoxizität)
- Datenlage (z. B. Unsicherheit bezüglich Dosierung)

- Überwachungsmöglichkeiten
- Patientenpräferenzen

19.2.3 Datenlage

Die Datenlage zu Dosierungsempfehlungen, Gegenanzeigen, Nutzen und Risiken beinhaltet

- Herstellerempfehlungen laut Fachinformation
- Publizierte klinische Studien
- Publizierte Fallberichte
- Publizierte Berechnungen
  - basierend auf der Pharmakokinetik von Patienten mit CKD
  - basierend auf der Pharmakokinetik in Gesunden
- Eigene Erfahrungen und Berechnungen

Wie verschiedene Daten und Empfehlungen zur Dosierung bei Niereninsuffizienz gewichtet werden, ist eine schwierige Frage. Bei Tumortherapeutika kommen oft unterschiedliche verkomplizierende Faktoren zusammen (z. B. nicht-lineare Pharmakokinetik, aktive/toxische Metaboliten, unklare Pharmakodynamik), die konkrete Berechnungen erschweren. Deshalb liegt der Schwerpunkt bei solchen Arzneimitteln eher auf Herstellerempfehlungen und Studien/Berichten mit Anwendung bei Patienten mit Niereninsuffizienz.

Nach unserer Erfahrung wird in publizierten Fallberichten, angesichts bestehender Unsicherheiten, manchmal eine verhältnismäßig vorsichtige Dosierung gewählt. Deshalb sollten solche Dosierungen kritisch hinterfragt werden. Bei dem Bericht einer niedrigen initialen Dosierung, die im Verlauf erhöht wurde, kann schwer zu trennen sein, ob die initiale Dosierung zu vorsichtig (und bei zukünftigen Patienten vernachlässigt werden kann) oder berechtigt war (und bei zukünftigen Patienten ebenfalls angewendet werden sollte). Bei palliativer Intention sollte initial eher eine vorsichtige Dosierung erwogen werden. Diese sollte dann im Verlauf, bei ausreichender Verträglichkeit, jedoch erhöht werden. Letzteres erfordert besondere Aufmerksamkeit, insbesondere bei Arzneimitteln, deren Dosierung üblicherweise (bei normaler Nierenfunktion) im Verlauf unverändert bleibt.

Die Festlegung von standardisierten Behandlungsschemata zur Dosierung eines Arzneimittels bei unterschiedlicher Schwere einer Niereninsuffizienz ist sinnvoll. Im konkreten Fall sollte jedoch die Datenlage ggf. erneut recherchiert werden (z. B. PubMed), insbesondere, wenn es sich um ein Arzneimittel mit enger therapeutischer Breite handelt und die bisherige Datenlage begrenzt ist.

19.2.4 Dosierung

Ziele der Dosisanpassung von Arzneimitteln bei Patienten mit Niereninsuffizienz sind

- Toxizität im Bereich nierengesunder Patienten
- Wirkung im Bereich nierengesunder Patienten

Die Möglichkeiten für eine Dosisanpassung sind vielfältig.

- Bei regelmäßiger Anwendung (mit kurzen Abständen, z. B. einmal pro Tag)
  - Reduktion der Einzeldosis
  - Verlängerung des Dosierungsintervalls
  - Kombination aus reduzierter Dosis und verlängertem Intervall
- Bei zyklischer, einmaliger Anwendung (z. B. einmal alle drei Wochen)
  - Reduktion der Einzeldosis
  - Verlängerung des Zyklus
- Bei zyklischer, mehrmaliger Anwendung (z. B. einmal pro Tag für fünf Tage alle drei Wochen)
  - Reduktion der Einzeldosis
  - Verkürzung der Anwendungsphase
  - Verlängerung des Zyklus

Dabei ist in vielen Fällen unklar, welche Möglichkeit am besten ist. Bei zyklischer Anwendung sollte die Verlängerung eines Zyklus (z. B. normale Dosis alle vier Wochen anstelle alle drei Wochen) unseres Erachtens jedoch eher nicht gewählt werden (sofern es keine klinischen Daten gibt, die dafür sprechen), da eine hohe Toxizität zu befürchten ist.

Einen allgemeinen Algorithmus für die Dosisanpassung gibt es bisher nicht. Gerade in der Onkologie beruhen Empfehlungen oftmals auf publizierten Daten. Im Einzelfall kann es aber nötig sein, entsprechende Berechnungen selber durchzuführen. In diesem Fall sollten neben pharmakokinetischen Berechnungen auch pharmakodynamische Überlegungen einfließen. In der Regel geht man davon aus, dass sich bei Niereninsuffizienz primär die Pharmakokinetik verändert, die Pharmakodynamik jedoch unverändert ist (solange keine Belege für eine veränderte Pharmakodynamik vorliegen). Klare Belege für eine veränderte Pharmakodynamik bei Tumortherapeutika gibt es bisher nicht. Es ist jedoch zu vermuten, dass onkologische Impfstrategien ggf. zu einem reduzierten Ansprechen bei Niereninsuffizienz führen können, wie es für klassische Impfungen bekannt ist (z. B. Hepatitis-B-Impfung bei Dialysepatienten).

Dosisanpassung bezieht sich bei Tumortherapeutika in erster Linie auf die initiale Dosierung (z. B. ein oder zwei Zyklen, je nach Arzneimittel und erwartetem zeitlichem Verlauf der unerwünschten Arzneimittelwirkungen). Im Verlauf sollte die übliche individuelle Anpassung nach Verträglichkeit erfolgen. Insbesondere, wenn Zweifel bestehen, ob die gewählte initiale Dosierung zur üblichen Exposition führt, sollte im Verlauf auch eine Dosiserhöhung erwogen werden.

Bei Dialysepatienten, die mit intermittierender Hämodialyse behandelt werden, muss ggf. zusätzlich das Timing der Arzneimittelgabe im Verhältnis zur Hämodialyse festgelegt werden. Dies ist bei relevanter Elimination des Arzneimittels durch die Hämodialyse wichtig. Einerseits soll eine zu niedrige Exposition mit dem Arzneimittel vermieden werden. Andererseits kann die Hämodialyse auch dazu genutzt werden, die Arzneimittelwirkung zu begrenzen, indem die Dialyse nach einem definierten Zeitabstand erfolgt (z. B. nach Cyclophosphamid-Pulstherapie). Im Gegensatz dazu führt Peritonealdialyse nur selten zu einer relevanten Arzneimittelelimination (siehe oben).

In kritisch kranken Patienten mit akuter Nierenschädigung und Nierenersatztherapie muss ebenfalls die zusätzliche extrakorporale Elimination des Arzneimittels berücksichtigt werden. Dabei sind unterschiedliche Faktoren zu berücksichtigen (siehe oben). Liegen Studien zur Dosierung bzw. Pharmakokinetik bei solchen Patienten vor, sollten diese Informationen verwendet werden. Liegen diese nicht vor, ist eine Extrapolation von chronischen Dialysepatienten nötig.

19.2.5 Begleittherapie

Bei Patienten mit Niereninsuffizienz sollte auch die Begleittherapie kritisch hinterfragt werden. Maßnahmen zum Schutz vor nephrotoxischen Wirkungen (z. B. Hydrierung) sollten besonders sorgfältig durchgeführt werden. Bei dialysepflichtiger Niereninsuffizienz ist hingegen eine reduzierte Hydrierung zu erwägen, um das Risiko eines Lungenödems zu verringern. Im Zweifelsfall sollte Rücksprache mit einem Apotheker/einer Apothekerin gehalten werden, ob ein Arzneimittel zur intravenösen Anwendung auch in einem geringeren als dem üblichen Volumen gelöst werden könnte. Das bei intravenöser Anwendung verabreichte Volumen sollte, unter Berücksichtigung der Restausscheidung eines Patienten, in die Entscheidung zum Timing der Hämodialyse einfließen.

19.2.6 Überwachung

Die Überwachung erfolgt mit üblichen klinischen und laborchemischen Methoden. Dabei ist jedoch zu beachten, dass der Steady-State, bei wiederholter Anwendung von renal eliminierten Arzneimitteln bzw. dessen Metaboliten, aufgrund der verlängerten Halbwertszeit später als bei Nierengesunden zu erwarten ist. Demnach kann eine längere Überwachungsdauer notwendig sein.

19.3 Ausgewählte Beispiele

Im Folgenden werden ausgewählte Beispiele für Arzneimittel mit überwiegend renaler Elimination und klassischer Dosisanpassung (Carboplatin), Arzneimittel mit überwiegend nicht-renaler Elimination ohne Notwendigkeit einer Dosisanpassung (Fluorouracil, Bevacizumab, Tyrosinkinase-Hemmer) und Arzneimittel mit überwiegend nicht-renaler Elimination, bei denen dennoch eine Dosisanpassung notwendig ist (Capecitabin, Irinotecan), diskutiert.

19.3.1 Carboplatin

Pharmakokinetik Carboplatin wird überwiegend renal eliminiert. Bei Dialysepatienten nimmt die Carboplatin-Clearance von 130 ml/min bei Nierengesunden auf etwa 20 ml/min ab. Die Halbwertszeit verlängert sich von etwa 3.8 auf 22 h. Freies Carboplatin ist effektiv dialysierbar. Die Halbwertszeit während Hämodialyse beträgt etwa 2,3 h.

Pharmakodynamik Wirkung und Nebenwirkungen sind eng mit der Carboplatin-AUC assoziiert.

Dosierung Bei GFR <60 ml/min wird die Dosis üblicherweise mit der Calvert-Formel berechnet, unter Verwendung einer Ziel-AUC (meist 4–7 mg/ml/min, je nach Begleittherapie und Vorbehandlung). Wichtig ist, dass diese Formel die absolute Dosis in mg (!) und nicht, wie sonst bei Carboplatin üblich, in mg/m^2 liefert.

$$\text{Dosis}\{\text{mg}\} = \text{AUC} \cdot (\text{GFR} + 25)$$

Nierenfunktionsschätzung Die GFR kann entweder mit einem exogenen Marker gemessen oder mit einer Schätzformel geschätzt werden. In einer aktuellen Studie lieferte die CKD-EPI-Formel mit Umrechnung der Einheit in ml/min die beste Schätzung der GFR (Janowitz 2017). In dieser Studie wurde eine neue Formel hergeleitet, die im untersuchten Kollektiv noch etwas besser war. Diese Formel sollte jedoch erst noch in weiteren Studien evaluiert werden.

Hämodialysepatienten Bei Hämodialyse ist das Timing der Carboplatin-Gabe essenziell. Bei Anwendung einer angepassten Dosis (Calvert-Formel mit GFR = 0 ml/min) sollte die Hämodialyse 16–24 h später erfolgen. Falls eine hohe Dosis gewählt wird (in Fallberichten 200–300 mg/m^2), muss die Hämodialyse nach einer (bis zwei) Stunden beginnen. Manche bevorzugen nach Carboplatin-Gabe eine tägliche Hämodialyse über drei Tage.

TDM Ein TDM von Carboplatin ist nicht etabliert. TDM hat das Potenzial, die Dosierung von Carboplatin zu verbessern (Moeung 2017), der klinische Nutzen ist jedoch noch unklar.

19.3.2 Fluorouracil/Capecitabin

Pharmakokinetik Die Pharmakokinetik von Fluorouracil ist im Wesentlichen nierenunabhängig. Nur etwa 10–15 % werden unverändert renal eliminiert. Die Pharmakokinetik ist nicht-linear.

Capecitabin ist ein Prodrug von Fluorouracil. Capecitabin an sich wird nur geringfügig im Urin ausgeschieden. Allerdings ist der intermediäre Metabolit 5'-DFUR bei Niereninsuffizienz im Plasma erhöht und mit dem Risiko für Nebenwirkungen assoziiert (Poole 2002). Die Pharmakokinetik ist nicht-linear.

Pharmakodynamik Es scheint ein Zusammenhang zwischen der AUC und/oder der Maximal-Konzentration (C_{max}) und der Wirksamkeit von Fluorouracil zu bestehen.

Dosierung Fluorouracil kann bei Niereninsuffizienz normal dosiert werden.

Bei Capecitabin ist eine Dosisanpassung notwendig, die von der Anfangsdosis abhängt. Würde man normalerweise 1250 mg/m^2 wählen, sollte diese bei Kreatinin-Clearance 30–50 ml/min auf 75 % reduziert werden. Würde man normalerweise 1000 mg/m^2 wählen, kann dies bei einer Kreatinin-Clearance 30–50 ml/ min unverändert bleiben. Laut Zulassung besteht eine Kontraindikation bei einer Kreatinin-Clearance<30 ml/min. In einer Fallserie von 12 Patienten mit hochgradiger Niereninsuffizienz (darunter zwei Hämodialyse-Patienten) erschien eine Anwendung mit Dosisreduktion um 50–80 % (also auf 20–50 %) vertretbar (Jhaveri 2012).

Nierenfunktionsschätzung Bei Anwendung von Fluorouracil ist keine Nierenfunktionsschätzung notwendig.

Bei Anwendung von Capecitabin wird in der Fachinformation eine Berechnung mit der Cockcroft&Gault-Formel vorgegeben.

Hämodialysepatienten Ob Fluorouracil durch Hämodialyse eliminiert wird, ist unklar. Sicherheitshalber sollte die Anwendung nicht während der Hämodialyse erfolgen.

TDM TDM hat das Potenzial, die Therapie mit Fluorouracil zu verbessern (Gamelin 2008).

19.3.3 Bevacizumab

Pharmakokinetik Bei therapeutischen Antikörpern geht man in der Regel von einem proteolytischen Abbau aus, unter anderem in Endothelzellen. Bevacizumab hat ein Molekulargewicht von 149.000 Dalton, sodass keine renale Elimination zu erwarten ist und für die Zulassung keine Studie in Patienten mit Niereninsuffizienz durchgeführt werden musste. In einem Fallbericht wurde die Pharmakokinetik von Bevacizumab in einem Dialysepatienten berichtet, welche im erwarteten Bereich lag (Garnier-Viougeat 2007).

> **Anmerkungen** Die renale Elimination von Proteinen hängt von deren Molekülgröße, Form und Ladung ab und ist nicht leicht zu bestimmen. Die Ausscheidung von unveränderter Substanz im Urin von Nierengesunden ist hier nicht aussagekräftig, da glomerulär-filtrierte Proteine reabsorbiert und in den Nieren metabolisiert werden können. Der Anteil der Nieren an der Elimination von Proteinen kann deshalb nur anhand pharmakokinetischer Änderungen in Patienten mit hochgradiger Niereninsuffizienz geschätzt werden. Bei einer Molekülgröße über 50.000 Dalton ist eine relevante renale Elimination kaum zu erwarten (Czock 2012).

Antikörper haben in der Regel keine aktiven Metaboliten. Im Fall von Antikörper-Konjugaten sollte jedoch die Frage gestellt werden, ob diese im Körper aufgespalten werden und die einzelnen Bestandteile noch wirksam sein können. In diesem Fall sollte das Molekulargewicht der einzelnen Bestandteile berücksichtigt werden und nicht das Gesamtgewicht.

Pharmakodynamik Die Wirksamkeit von therapeutischen Antikörpern korreliert mutmaßlich mit der Zeit, über die das Target zu einem definierten Anteil besetzt ist. Demnach ist eine Korrelation mit Talspiegeln (C_{min}) zu vermuten. Allerdings werden bei der Arzneimittelentwicklung die Dosierungsschemata von therapeutischen Antikörpern oftmals so gewählt, dass über den Zeitraum bis zur nächsten Anwendung eine maximale Hemmung des Targets gewährleistet ist. In diesem Fall ist keine Korrelation zwischen C_{min} und der Wirksamkeit zu erwarten.

Dosierung Bevacizumab kann bei jeder Nierenfunktion normal dosiert werden. Bei Verschlechterung der Nierenfunktion sollte jedoch an die Möglichkeit einer thrombotischen Mikroangiopathie gedacht werden.

Nierenfunktionsschätzung Eine Schätzung der Nierenfunktion ist nicht notwendig. Zur Überwachung auf mögliche UAW an den Nieren sind das Plasma-Kreatinin und die Proteinausscheidung im Urin ausreichend.

Hämodialysepatienten Bevacizumab kann normal dosiert werden. Eine Elimination durch Hämodialyse ist nicht zu erwarten.

TDM Ein TDM von Antikörpern ist nicht etabliert.

Anmerkung Dieses wird jedoch in Studien untersucht und könnte z. B. bei Antikörpern sinnvoll sein, die bei chronisch entzündlichen Erkrankungen eingesetzt werden (z. B. Infliximab).

19.3.4 Tyrosinkinase-Hemmer

Pharmakokinetik Tyrosinkinase-Hemmer (TKI) werden in der Regel durch Metabolisierung eliminiert. Oftmals entstehen aktive Metaboliten, die weiter metabolisiert und/oder biliär oder renal ausgeschieden werden.

Pharmakodynamik Die Wirksamkeit von TKI hängt mit der Zeit zusammen, in der das Target ausreichend supprimiert ist. Demnach ist ein Zusammenhang mit Talspiegeln (C_{min}) zu vermuten. Eine Korrelation zwischen Talspiegeln und klinischen Endpunkten wurde bereits für einige TKI gezeigt (Lankheet 2017; Natarajan 2018), für viele TKI ist dies jedoch unklar.

Dosierung TKI können bei Niereninsuffizienz in der Regel normal dosiert werden. Die genauen Empfehlungen unterscheiden sich zwischen den TKI.

Anmerkungen Die explizite Empfehlung bei hochgradiger Niereninsuffizienz keine Dosisanpassung vorzunehmen (also eine normale Dosierung zu verabreichen) wird üblicherweise dann gegeben, wenn es eine Pharmakokinetik-Studie bei hochgradiger Niereninsuffizienz gibt, in der keine relevante Änderung der Pharmakokinetik gesehen wurde (z. B. Sunitinib) und/oder wenn die renale Exkretion von Muttersubstanz und aktiven Metaboliten bei Nierengesunden sehr gering ist (z. B. Alectinib).

In vielen Fällen wird eine Anwendung bei hochgradiger Niereninsuffizienz „mit Vorsicht" empfohlen, z. B. wenn es keine PK-Studie bei hochgradiger Niereninsuffizienz gibt und die renale Exkretion zwar „relativ gering", aber nicht „sehr gering" ist (z. B. Gefitinib, Dabrafenib). Diese Empfehlung impliziert ebenfalls eine normale Dosierung, aber eine enge Indikationsstellung (es sollte geprüft werden, ob gleichwertige Alternativen mit besserer Datenlage verfügbar sind), besonders engmaschige klinische Überwachung (bekannte Toxizitätsparameter der Substanz, aber auch sorgfältige Abklärung von unklaren Symptomen) und ggf. eine besonders vorsichtige Dosistitration. Gestützt wird eine Anwendung in normaler Dosierung, wenn es Fallberichte mit entsprechender Anwendung in Dialysepatienten gibt (z. B. Gefitinib, Dabrafenib).

In manchen Fällen wird eine Anwendung bei hochgradiger Niereninsuffizienz „nicht empfohlen", aber unter Punkt 4.3 der Fachinformation auch keine Gegenanzeige ausgesprochen (z. B. Cabozantinib). Dies kann dann der Fall sein, wenn Muttersubstanz oder aktive Metaboliten in nicht geringer Menge im Urin ausgeschieden werden, oder wenn Metaboliten nicht identifiziert sind oder deren Aktivität unklar ist. In diesem Fall sollte mit einem anderen Arzneimittel mit besserer Datenlage behandelt werden. Steht ein solches nicht zur Verfügung, kann nach kritischer individueller Abwägung von Nutzen und Risiken die Anwendung vertretbar sein.

Nierenfunktionsschätzung Eine Schätzung der Nierenfunktion ist meistens nicht notwendig. Zur Überwachung auf mögliche UAW an den Nieren ist das Plasma-Kreatinin und ggf. die Proteinausscheidung im Urin ausreichend. Letztere ist vor allem dann relevant, wenn der Vascular Endothelial Growth Factor (VEGF) gehemmt wird.

Hämodialysepatienten Es sollte im Einzelfall eine Recherche für das jeweilige TKI durchgeführt werden, ob Erfahrungen mit Dialysepatienten vorliegen. In vielen Fällen erscheint eine Behandlung in normaler Dosierung vertretbar.

TDM TDM hat das Potenzial, die Therapie mit TKI zu verbessern (z. B. Imatinib-Talspiegel), dazu muss aber für den jeweiligen TKI ein Zusammenhang zwischen Konzentrationen und Wirksamkeit und/oder Toxizität gezeigt sein und Zielspiegel festgelegt werden.

19.3.5 Irinotecan

Pharmakokinetik Irinotecan und dessen aktiver Metabolit (SN-38) werden überwiegend durch Metabolisierung eliminiert. Dennoch sind Konzentrationen von SN-38 und die Toxizität bei Patienten mit Niereninsuffizienz deutlich erhöht. Bei hochgradiger Niereninsuffizienz kann bereits eine Dosis zu schwerwiegenden UAW führen (Czock 2009; de Jong 2008). Ursächlich sind vermutlich eine verlangsamte Elimination (Hemmung der Aufnahme von SN-38 in die Leberzellen durch Urämie-Toxine) und eine verminderte Proteinbindung bzw. eine erhöhte freie Fraktion.

Anmerkung SN-38 wird durch die Arzneimitteltransporter OATP1B1 und OATP1B3 in Leberzellen aufgenommen, was Voraussetzung für dessen Metabolisierung zum inaktiven SN-38-Glukuronid ist. Der Einfluss von Urämie-Toxinen beruht vermutlich auf einer Kombination aus Down-Regulation und Hemmung der Transporter.

Pharmakodynamik Der Zusammenhang zwischen PK-PD-Indices, Wirkung und Toxizität von Irinotecan ist unklar.

Dosierung Aufgrund der bekannten Pharmakokinetik ist zu vermuten, dass die Exposition mit Irinotecan und SN-38 bei höhergradiger Niereninsuffizienz überproportional ansteigt (d. h. ein linearer Zusammenhang zwischen Nierenfunktion und Eliminationskapazität kann in diesem Fall nicht angenommen werden).

Laut Fachinformation wird eine Anwendung von Irinotecan bei Patienten mit eingeschränkter Nierenfunktion „nicht empfohlen“. Eine Gegenanzeige (Punkt 4.3 der

Fachinformation) wird nicht genannt. Nach aktueller Guideline der europäischen Zulassungsbehörde EMA (EMA/83874/2014) besteht eine eingeschränkte Nierenfunktion bei GFR <90 ml/min.

Anmerkung Abweichend sind die Empfehlungen bei *liposomalem* Irinotecan, welches niedriger dosiert alle zwei Wochen angewendet wird. Dieses kann bei Kreatinin-Clearance ≥30 ml/min unverändert dosiert werden. Bei Kreatinin-Clearance <30 ml/min wird eine Anwendung „nicht empfohlen".

Deshalb sollte bei GFR <90 ml/min geprüft werden, ob ein anderes geeignetes Arzneimittel bzw. Chemotherapie-Regime verfügbar ist, und wie dessen Nutzen und Risiken im aktuellen Fall eingeschätzt werden. Bei Indikationsstellung für Irinotecan sollte eine empirische Dosisreduktion erwogen werden. Dabei sollte jedoch auch das Risiko eines möglicherweise unzureichenden klinischen Effekts abgewogen werden.

Bei hochgradiger Niereninsuffizienz ist von einem hohen Risiko für schwerwiegende Hämatotoxizität auszugehen. Eine Dosisreduktion ist hier dringend anzuraten.

Anmerkung Es ist denkbar, dass die Exposition mit SN-38 in Patienten mit GFR um 15 ml/min, die noch nicht dialysiert werden, höher ist als in Patienten, die regelmäßig dialysiert werden. Bei anderen Arzneimitteln stellt üblicherweise der funktionell anurische Dialysepatient das „pharmakokinetische Extrem" dar. Bei Arzneimitteln deren pharmakokinetische Veränderungen hautsächlich durch Urämie-Toxine verursacht werden, ist es jedoch möglich, dass Patienten die hochgradig niereninsuffizient sind, aber noch nicht dialysiert werden, die stärksten Veränderungen der PK zeigen.

Bei terminaler Niereninsuffizienz sollte erwogen werden, ob ein Dosierungsschema mit Irinotecan 50–80 mg/m^2 einmal pro Woche (für drei Wochen, dann eine Woche Pause) vertretbar ist, welches in Fallberichten ausreichend vertragen wurde (Czock 2009). Eine komplexe pharmakokinetische Analyse spricht für eine Dosisreduktion auf 1/3 (Fujita 2016).

Anmerkung Die Autoren dieser Studie sprechen von hochgradiger Niereninsuffizienz. Die verwendeten Daten stammen jedoch aus einer Vorstudie der Autoren, in die dialysepflichtige Patienten einbezogen wurden. Deshalb sollten die Ergebnisse entsprechend interpretiert werden.

Nierenfunktionsschätzung Eine Methode ist nicht festgelegt. In einer Studie wurde ein Zusammenhang zwischen der geschätzten Clearance nach Cockcroft&Gault und dem Risiko für eine schwere Neutropenie gefunden (de Jong 2008). Demnach kann diese verwendet werden, um das Risiko einzuschätzen.

Hämodialysepatienten Eine Dosisanpassung ist erforderlich (siehe oben). Zur Elimination von Irinotecan und SN-38 durch Hämodialyse finden sich widersprüchliche Angaben in der Literatur. Eine ausgeprägte extrakorporale Elimination von Irinotecan (Verteilungsvolumen ca. 3–4 l/kg) oder von SN-38 (Proteinbindung ca. 97 %) erscheint jedoch unwahrscheinlich. In Fallserien wurde Irinotecan am Nicht-Dialyse-Tag verabreicht.

TDM Ein TDM von Irinotecan oder SN-38 ist nicht etabliert.

19.4 Informationsquellen

Vor der Entscheidung für ein bestimmtes Arzneimittel sollte eine erneute Literaturrecherche erwogen werden, insbesondere bei Tumortherapeutika, die eher selten eingesetzt werden, und bei denen die Datenlage begrenzt ist. Dazu sollten regelhaft mehrere unterschiedliche Informationsquellen genutzt werden.

Basis sind die behördlich genehmigten Empfehlungen der Hersteller.

- Deutsche Fachinformation (z. B. via www.fachinfo.de)
- Amerikanisches Drug-Label (z. B. via www.dailymed.nlm.nih.gov/dailymed/)

Dazu kommen Daten und Empfehlungen aus Primär- und Sekundärliteratur im Internet.

- PubMed (www.ncbi.nlm.nih.gov/pubmed)
- Dosing (www.dosing.de)
- Cancer Drug Manual (http://www.bccancer.bc.ca/health-professionals/clinical-resources/cancer-drug-manual)

Ferner kommen Daten und Empfehlungen aus Büchern hinzu.

- Aronoff GR, Bennett WM, Berns JS, Brier ME, Kasbekar N, Mueller BA, Pasko DA, Smoyer WE. Drug Prescribing in Renal Failure: Dosing Guidelines for Adults and Children. 5th ed. Philadelphia: American College of Physicians; 2007.
- Grochow LB, Ames MM (Editors). A Clinician's Guide to Chemotherapy Pharmacokinetics and Pharmacodynamics. Baltimore: Williams & Wilkins; 1998.

Ausgewählte Literatur (Dosierung)

- Hann A, Nosalski E, Hermann PC, Egger J, Seufferlein T, Keller F. Chemotherapeutic agents eligible for prior dosing in pancreatic cancer patients requiring hemodialysis: a systematic review. Clin Nephrol 2018;90:125–41.

- Janus N, Launay-Vacher V. Pharmacokinetic/pharmacodynamic considerations for cancer patients undergoing hemodialysis. Expert Opin Drug Metab Toxicol 2017;13:617–23.
- Janus N, Thariat J, Boulanger H, Deray G, Launay-Vacher V. Proposal for dosage adjustment and timing of chemotherapy in hemodialyzed patients. Ann Oncol 2010;21:1395–1403.
- Li YF, Fu S, Hu W, Liu JH, Finkel KW, Gershenson DM, Kavanagh JJ. Systemic anticancer therapy in gynecological cancer patients with renal dysfunction. Int J Gynecol Cancer 2007;17:739–763.
- Lichtman SM, Wildiers H, Launay-Vacher V, Steer C, Chatelut E, Aapro M. International Society of Geriatric Oncology (SIOG) recommendations for the adjustment of dosing in elderly cancer patients with renal insufficiency. Eur J Cancer 2007;43:14–134.

Ausgewählte Literatur (Nephrotoxizität)

- Czock D, Keller F. Arzneimittelinduzierte Nephrotoxizität. In: Haase M, Haase-Fielitz A (Hrsg). Akute Nierenschädigung. 1. Auflage. Heidelberg: Springer; 2015. S. 117–131.
- Rosner MH, Perazella MA. Acute kidney injury in patients with cancer. N Engl J Med 2017;376:1770–1781.
- Wanchoo R, Karam S, Uppal NN, Barta VS, Deray G, Devoe C, Launay-Vacher V, Jhaveri KD. Adverse renal effects of immune checkpoint inhibitors: A narrative review. Am J Nephrol 2017;45:160–169.

Literatur

Benet LZ, Hoener BA (2002) Changes in plasma protein binding have little clinical relevance. Clin Pharmacol Ther 71:115–121

Czock D, Keller F, Seidling HM (2012) Pharmacokinetic predictions for patients with renal impairment: focus on peptides and protein drugs. Br J Clin Pharmacol 74:66–74

Czock D, Rasche FM, Boesler B, Shipkova M, Keller F (2009) Irinotecan in cancer patients with end-stage renal failure. Ann Pharmacother 43:363–369

de Jong FA, van der Bol JM, Mathijssen RH, van Gelder T, Wiemer EA, Sparreboom A, Verweij J (2008) Renal function as a predictor of irinotecan-induced neutropenia. Clin Pharmacol Ther 84:254–262

Fujita K, Masuo Y, Okumura H, Watanabe Y, Suzuki H, Sunakawa Y, Shimada K, Kawara K, Akiyama Y, Kitamura M, Kunishima M, Sasaki Y, Kato Y (2016) Increased plasma concentrations of unbound SN-38, the active metabolite of irinotecan, in cancer patients with severe renal failure. Pharm Res 33:269–282

Gamelin E, Delva R, Jacob J, Merrouche Y, Raoul JL, Pezet D, Dorval E, Piot G, Morel A, Boisdron-Celle M (2008) Individual fluorouracil dose adjustment based on pharmacokinetic follow-up compared with conventional dosage: results of a multicenter randomized trial of patients with metastatic colorectal cancer. J Clin Oncol 26:2099–2105

Garnier-Viougeat N, Rixe O, Paintaud G, Ternant D, Degenne D, Mouawad R, Deray G, Izzedine H (2007) Pharmacokinetics of bevacizumab in haemodialysis. Nephrol Dial Transplant 22:975

Janowitz T, Williams EH, Marshall A, Ainsworth N, Thomas PB, Sammut SJ, Shepherd S, White J, Mark PB, Lynch AG, Jodrell DI, Tavaré S, Earl H (2017) New model for estimating glomerular filtration rate in patients with cancer. J Clin Oncol 35:2798–2805

Jhaveri KD, Flombaum C, Shah M, Latcha S (2012) A retrospective observational study on the use of capecitabine in patients with severe renal impairment (GFR <30 mL/min) and end stage renal disease on hemodialysis. J Oncol Pharm Pract 18:140–147

Lankheet NAG, Desar IME, Mulder SF, Burger DM, Kweekel DM, van Herpen CML, van der Graaf WTA, van Erp NP (2017) Optimizing the dose in cancer patients treated with imatinib, sunitinib and pazopanib. Br J Clin Pharmacol 83:2195–2204

Moeung S, Chevreau C, Broutin S, Guitton J, Lelièvre B, Ciccolini J, Massart C, Fléchon A, Delva R, Gravis G, Lotz JP, Bay JO, Gross-Goupil M, Paci A, Marsili S, Malard L, Chatelut E, Thomas F (2017) Therapeutic drug monitoring of carboplatin in high-dose protocol (TI-CE) for advanced germ cell tumors: Pharmacokinetic results of a phase II multicenter study. Clin Cancer Res 23:7171–7179

Natarajan H, Kumar L, Bakhshi S, Sharma A, Velpandian T, Kabra M, Gogia A, Ranjan Biswas N, Gupta YK (2018) Imatinib trough levels: a potential biomarker to predict cytogenetic and molecular response in newly diagnosed patients with chronic myeloid leukemia. Leuk Lymphoma 60:1–8

Poole C, Gardiner J, Twelves C, Johnston P, Harper P, Cassidy J, Monkhouse J, Banken L, Weidekamm E, Reigner B (2002) Effect of renal impairment on the pharmacokinetics and tolerability of capecitabine (Xeloda) in cancer patients. Cancer Chemother Pharmacol 49:225–234

Tan ML, Yoshida K, Zhao P, Zhang L, Nolin TD, Piquette-Miller M, Galetin A, Huang SM (2018) Effect of chronic kidney disease on nonrenal elimination pathways: A systematic assessment of CYP1A2, CYP2C8, CYP2C9, CYP2C19, and OATP. Clin Pharmacol Ther 103:854–867

Yoshida K, Sun B, Zhang L, Zhao P, Abernethy DR, Nolin TD, Rostami-Hodjegan A, Zineh I, Huang SM (2016) Systematic and quantitative assessment of the effect of chronic kidney disease on CYP2D6 and CYP3A4/5. Clin Pharmacol Ther 100:75–87

Tumorlysesyndrom

20

Nina Rosa Neuendorff

Inhaltsverzeichnis

Das Tumorlysesyndrom (TLS) ist ein potenziell lebensbedrohliches Krankheitsbild, das durch den raschen Zellzerfall schnellwachsender Tumore entsteht. Es ist charakterisiert durch laborchemische Veränderungen wie Hyperkaliämie, Hyperurikämie, Hyperphosphatämie und sekundärer Hypokalzämie. Die klinischen Manifestationen umfassen das akute Nierenversagen, kardiale Arrhythmien und Krampfanfälle. Das TLS tritt entweder spontan, häufiger jedoch nach Einleitung

N. R. Neuendorff (✉)
Medizinische Klinik, Universitätsklinikum Heidelberg, Heidelberg, Deutschland
E-Mail: ninarosa.neuendorff@med.uni-heidelberg.de

D. Jäger und M. Zeier (Hrsg.), *Onko-Nephrologie*,
https://doi.org/10.1007/978-3-662-59911-2_20

einer zytostatischen Therapie auf. Die Prävention mit großzügiger Volumengabe, Harnsäurereduktion, Elektrolytkontrolle und engmaschigen klinischen und laborchemischen Kontrollen erhält eine Schlüsselrolle. Bei einem klinisch-manifesten TLS sind ein engmaschiges Monitoring und ggf. die Einleitung einer Hämodialyse erforderlich.

▶ **Definition** Das Tumorlysesyndrom (TLS) entsteht durch den raschen Zellzerfall maligner Tumore. Die dabei freigesetzten intrazellulären Bestandteile und Mediatoren führen zu Elektrolytverschiebungen, Uratnephropathie mit akutem Nierenversagen und im schlimmsten Fall zum Tod. Die gängigste Klassifikation ist die Cairo-Bishop-Klassifikation. Diese umfasst ein laborchemisch-definiertes Tumorlysesyndrom, ein klinisches TLS sowie eine Schweregradeinteilung. Ein wesentliches Defizit dieser Klassifikation ist, dass sie keine Kriterien zur Differenzierung eines spontanen (d. h. vor Therapieeinleitung bestehenden TLS) von einem akuten Nierenversagen anderer Genese oder einer chronischen Niereninsuffizienz beinhaltet.

Die in Tab 20.1 aufgeführten Kriterien gelten innerhalb von drei Tagen vor bis zu sieben Tagen nach Beginn einer antineoplastischen Therapie. Ein laborchemisches TLS liegt vor, wenn sich ≥2 der angegebenen Parameter im pathologischen Bereich bewegen. Zur Diagnose eines klinischen TLS reicht das Erfüllen eines Kriteriums bei Vorliegen eines laborchemischen TLS (Tab. 20.1). Die Schweregradeinteilung findet sich in Tab. 20.2.

20.1 Ätiologie und Risikofaktoren

Das Tumorlysesyndrom tritt spontan und unter konventioneller zytostatischer oder molekular-gezielter Therapie auf. Ein hohes Risiko besteht v. a. bei hochproliferativen Neoplasien mit großen Tumorvolumina und hoher Chemotherapiesensitivität. Zu den

Tab. 20.1 Kriterien des Tumorlysesyndroms nach Cairo und Bishop. (Modifiziert nach Cairo und Bishop 2004)

Laborchemisches Tumorlysesyndrom		Klinisches Tumorlysesyndrom	
Harnsäure	≥8 mg/dl oder Anstieg um 25 % des Ausgangswertes	Kreatinin	≥1,5-facher Normwert
Kalium	≥6 mmol/l oder Anstieg um 25 % des Ausgangswertes	Kardiale Arrhythmien oder plötzlicher Herztod	
Phosphat	≥1,45 mmol/l oder Anstieg um 25 % des Ausgangswertes	Krampfanfall	
Calcium	≤1,75 mmol/l oder Abfall um 25 % des Ausgangswertes		

Tab. 20.2 Schweregrade des Tumorlysesyndroms nach Cairo & Bishop (NW = Normwert). (Modifiziert nach Cairo und Bishop 2004)

Parameter	Grad 0	Grad 1	Grad 2	Grad 3	Grad 4	Grad 5
Laborchemisches TLS	–	+	+	+	+	+
Kreatinin	≤ NW	1,5x NW	1,5–3x NW	>3–6x NW	>6x NW	Tod
Arrhythmien	–	Keine Intervention erforderlich	Keine dringende Intervention erforderlich	Symptomatisch oder medikamentös/ interventionell schlecht kontrollierbar	Lebensbedrohlich (Hypotension, Herzversagen u. ä.)	Tod
Krampfanfall	–	–	Kurzes Krampfereignis	Krampfereignis mit Bewusstseinsverlust	Prolongierte oder repetitive Krampfereignisse	Tod

Risikofaktoren unter konventioneller Chemotherapie gehören neben der hohen Tumorlast eine vorbestehende Niereninsuffizienz oder Infiltration der Nieren durch die Neoplasie sowie ein höheres Alter (Jones GL et al. 2015). Auch wenn ein TLS prinzipiell bei jeder Tumorentität auftreten kann, sind verschiedene Tumorentitäten mit unterschiedlichen Risiken behaftet: Das höchste Risiko für ein TLS besteht bei hochproliferativen hämatologischen Neoplasien (Burkitt-Lymphom, Lymphoblastisches Lymphom, akute lymphatische Leukämie mit Hyperleukozytose, akute myeloische Leukämie mit Leukozytose ≥50.000/μl). In der intermediären Risikogruppe befinden sich das diffus-großzellige B-Zell-Lymphom (je nach Tumorlast) sowie die akuten Leukämien mit moderater Leukozytose (Abu-Alfa AK und Younes A 2010). Bei soliden Tumoren ist das TLS selten, kann jedoch dennoch auftreten, v. a. bei hochproliferativen Neoplasien wie den Hodentumoren oder kleinzelligen Bronchialkarzinomen.

In den letzten Jahren wurden zunehmend auch unter den neueren Substanzen Tumorlysesyndrome außerhalb der bekannten Hochrisiko-Kollektive beschrieben. Zu diesen Substanzen zählen in erster Linie die Bcl-2-Inhibitoren wie Venetoclax, neuere Antikörper wie Blinatumumab und Inotuzumab sowie CAR-(chimeric antigen receptor-) T-Zell Therapien.

Unter konventioneller Chemotherapie wurde bei der chronischen lymphatischen Leukämie (CLL) eine geringe Rate an Tumorlysesyndromen beschrieben; bereits in den initialen Studien zu Venetoclax in der CLL-Therapie gab es jedoch mehrere Todesfälle aufgrund eines TLS. Dies führte zu Risiko-adaptierten Empfehlungen mit vorsichtiger Aufdosierung des Medikamentes, strikten präventiven Maßnahmen, wie einer konsequenten Hydrierung und Harnsäurereduktion bereits vor Therapieeinleitung, laborchemischen Kontrollen zu festgelegten Zeitpunkten sowie klaren Maßgaben zur Dosisanpassung und ggf. Pausierung von Venetoclax (Cheson BD et al. 2017). Als Risikofaktoren gelten eine Lymphadenopathie von ≥5 cm, eine Lymphozytose von ≥25.000/μl oder eine bereits vor Therapieeinleitung eingeschränkte Nierenfunktion (Cheson BD et al. 2017).

20.2 Pathophysiologie

Die Pathophysiologie des TLS ist wesentlich durch die Effekte der freiwerdenden intrazellulären Bestandteile bestimmt. Im Folgenden werden die einzelnen Metabolite und ihre Folgen näher beschrieben.

20.2.1 Hyperurikämie

Durch die im Zellzerfall freigesetzten intrazellulären Nukleinsäuren fallen größere Mengen an Purinen an. Diese werden durch die Xanthinoxidase zu Harnsäure

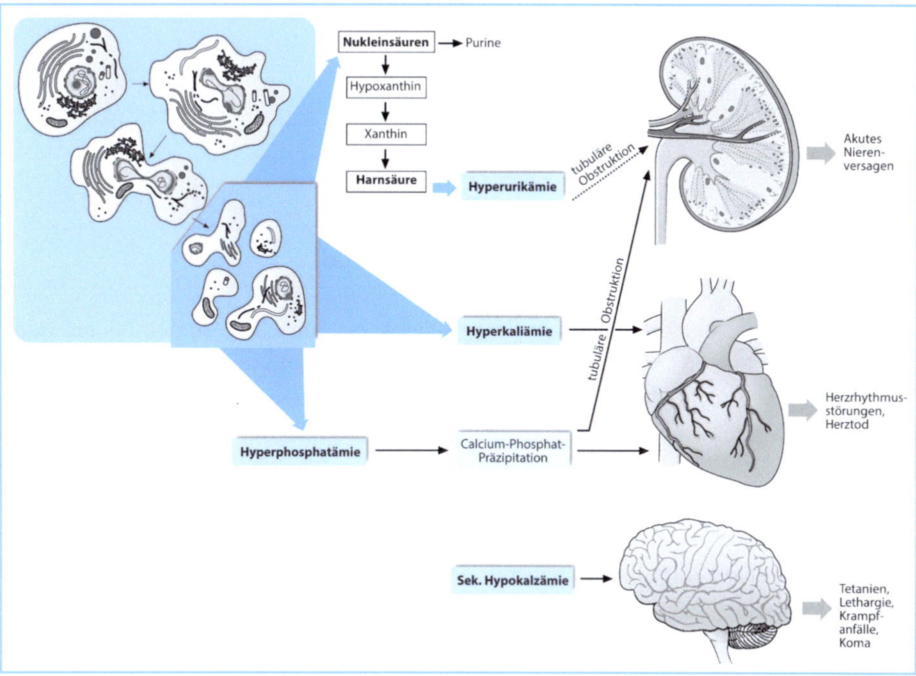

Abb. 20.1 Pathophysiologie des Tumorlysesyndroms Im Rahmen des raschen Zellunterganges werden Phosphat, Kalium sowie Harnsäure in großen Mengen freigesetzt. Aus der Hyperurikämie resultiert eine renal-tubuläre Obstruktion, welche durch die Präzipitation von Kalzium-Phosphat-Kristallen weiterhin verstärkt wird. So entsteht ein akutes Nierenversagen. Die Hyperkaliämie kann zu Herzrhythmusstörungen führen. Die Hyperphosphatämie führt zu einer Präzipitation von Kalzium-Phosphat-Kristallen, woraus eine Hypokalzämie resultiert. Letztere kann zu Tetanien führen.

katabolisiert (siehe Abb. 20.1). Die Harnsäureausscheidung wiederum erfolgt über die Nieren, wobei Harnsäure generell schlecht wasserlöslich ist. Bei steigenden Serumspiegeln bilden sich – verstärkt durch ein saures Milieu – Urat-Kristalle, die renal-tubulär präzipitieren und maßgeblich zur Entstehung des akuten Nierenversagens beitragen. Daneben gibt es zumindest aus Tierexperimenten Hinweise darauf, dass auch Konzentrationen von Harnsäure, die nicht zum Ausfallen führen, zur Entstehung eines akuten Nierenversagens beitragen können, wie beispielsweise durch eine renale Vasokonstriktion, Stimulation des RAAS sowie proinflammatorischen Effekten (Roncal CA et al. 2007).

20.2.2 Hyperkaliämie

Eine Hyperkaliämie resultiert ebenfalls aus der Freisetzung des intrazellulären Kaliums und wird potenziell durch das begleitende Nierenversagen verstärkt. Es besteht das Risiko von Herzrhythmusstörungen bis hin zum plötzlichen Herztod.

20.2.3 Hyperphosphatämie und Hypokalzämie

Der erhöhte Phosphatanfall kann physiologischerweise zunächst von den Nieren durch eine verstärkte Exkretion und verminderte tubuläre Reabsorption kompensiert werden. Nach Sättigung des tubulären Transportsystems kommt es zur Erhöhung der Phosphatkonzentration. Nach Überschreiten des Löslichkeitsproduktes für Kalzium und Phosphat entsteht ein signifikantes Risiko von Kalzium-Phosphat Präzipitationen in der Niere und anderen Organen mit der Entwicklung einer systemischen Hypokalzämie. Diese kann symptomatisch oder asymptomatisch verlaufen (Cairo und Bishop 2004). Präzipitationen in den Nierentubuli tragen entscheidend zur Entwicklung des akuten Nierenversagens bei; Präzipitationen im Herzmuskel können neben einer Hyperkaliämie wesentlich an der Genese von Herzrhythmusstörungen beteiligt sein.

20.3 Klinische Manifestationen

Die klinischen Manifestationen des TLS umfassen kardiale Arrhythmien bis hin zum plötzlichen Herztod, das akute Nierenversagen, respiratorisches Versagen durch Volumenexpansion, Krampfanfälle, Koma sowie generelles Unwohlsein. Die sekundär durch die Hyperphosphatämie auftretende Hypokalzämie ist selten symptomatisch, kann jedoch Tetanien auslösen. Auch wenn ein klinisches TLS insgesamt selten ist (je nach Quelle sind ca. 3–6 % der Patienten mit hochproliferativen Tumoren betroffen), hat dieses dennoch eine signifikante Mortalität und Morbidität, insbesondere bei dem Anteil der Hämodialyse-pflichtigen Patienten.

Die Prävention des TLS ist die wichtigste Maßnahme zur Vermeidung von Komplikationen. Zur Einschätzung der Dynamik sind engmaschige Laborkontrollen (Elektrolyte inklusive Phosphat, LDH, Retentionsparameter, Gerinnungsdiagnostik inklusive ATIII) unabdingbar.

20.3.1 Hydratation

Eine suffiziente Hydratation ist ein wichtiger Bestandteil der prophylaktischen Maßnahmen gegen ein TLS. Das entsprechende Volumen ist hier jedoch nicht genauer definiert, entspricht im Alltag meistens ca. drei Litern/Tag. Wichtig ist das Vermeiden von Kalium-, Kalzium- oder Phosphat-Zusätzen zur Infusionslösung.

20.3.2 Prävention der Uratnephropathie

Für die Prävention und Therapie einer Hyperurikämie im Rahmen eines TLS sind der Xathinoxidase-Inhibitor Allopurinol sowie die rekombinante Urat-Oxidase Rasburicase zugelassen.

Allopurinol inhibiert die Xanthinoxidase und damit die Produktion von Harnsäure. Hierdurch entsteht vermehrt Hypoxanthin und in geringerem Ausmaß auch Xanthin. Einen Einfluss auf den bestehenden Harnsäurespiegel hat Allopurinol nicht. Daher kommt es erst nach 48–72 h zu einem signifikanten Abfall des Harnsäurespiegels. Allopurinol sollte daher möglichst zwei bis drei Tage vor Einleitung der zytostatischen Therapie verabreicht werden.

Allopurinol ist in Europa die häufigste Ursache für die Entwicklung einer toxischen epidermalen Nekrolyse (TEN). Dieses Risiko ist dosisabhängig und steigt bei einer Einnahme $\geq$200 mg pro Tag an. Es tritt typischerweise innerhalb der ersten Wochen der Einnahme auf (https://www.akdae.de/Arzneimittelsicherheit/Bekanntgaben/Archiv/2009/20090904.html). Aufgrund der beträchtlichen Mortalität der TEN ist engmaschig auf Hautreaktionen zu achten. Weiterhin ist die gleichzeitige Gabe von 6-Mercaptopurin und Azathioprin zu vermeiden, da durch die Hemmung der Xanthinoxidase erhöhte Plasmakonzentrationen zu erwarten sind.

Rasburicase, eine rekombinante Urat-Oxidase, vermittelt die enzymatische Umwandlung von Harnsäure in das besser wasserlösliche Allantoin und senkt so den Harnsäurespiegel bereits innerhalb von vier Stunden. Rasburicase ist kontraindiziert bei Patienten mit Glukose-6-Phosphat-Dehydrogenase-Mangel, da es bei diesen zu Methämoglobinämien und hämolytischen Krisen führt. Nach Einsatz von Rasburicase sind aufgrund der ex vivo fortgesetzten Aktivität des rekombinanten Enzyms die Blutproben zur Bestimmung des Harnsäurespiegels gekühlt ins Labor zu verschicken, da sonst falsch-niedrige Werte resultieren. Die zugelassene Dosierung beträgt 0,2 mg/kg/Tag, empfohlen wird herkömmlicherweise eine Anwendung für 5–7 Tage. Hiermit sind jedoch erhebliche Kosten verbunden (für einen 70 kg Patienten ca. 3300 EUR für eine Therapiedauer von 5 Tagen). Daher evaluierten diverse Autoren die Gabe einer einzelnen Rasburicase-Dosis, entweder Gewichts-adaptiert (Vadhan-Raj S et al. 2011) oder als fixe Einzeldosis (u. a. Trifilio SM et al. 2011). Dies bestätigte sich auch in einer Metaanalyse (Feng X et al. 2013), sodass pragmatisch die prophylaktische Einzelgabe von 3 mg unter intensivem weiteren laborchemischen Monitoring sicher erscheint, zumal anaphylaktische Reaktionen besonders unter repetitiven Gaben von Rasburicase beschrieben sind.

20.3.3 Monitoring

Bei einer Hyperkaliämie von $\geq$6 mmol/l, einem raschen Kaliumanstieg oder einer relevanten Hypokalzämie sollte ein entsprechendes EKG-Monitoring erfolgen.

20.3.4 Stellenwert der Urinalkalisierung

Die Rationale der Urinalkalisierung besteht in einer verbesserten Löslichkeit von Harnsäure bei alkalischen pH. Da jedoch die Harnsäurekonzentration mit Rasburicase i. d. R. effizient gesenkt werden kann, wird hiervon mittlerweile abgeraten (Jones GL et al. 2015), da der alkalische pH eine Präzipitation von Xanthinkristallen fördert. Dies ist vor allem bei vorangegangener Therapie mit Allopurinol und dem damit verbundenen erhöhten Anfall von Xanthin von Bedeutung.

20.4 Management des manifesten TLS

Die wichtigste Maßnahme in der Therapie des manifesten TLS ist der Erhalt der Diurese durch gezielte Volumengaben ggf. in Kombination mit der Applikation von Schleifendiuretika. Anzustreben ist eine Diurese von 100 ml/m^2/Stunde (Jones GL et al. 2015). Die Rationale ist, der weiteren Präzipitation von Harnsäure sowie von Kalzium-Phosphat-Kristallen und damit der weiteren Verschlechterung der Nierenfunktion vorzubeugen.

Erhöhte Harnsäurespiegel sollten durch Rasburicase gesenkt werden, da im manifesten TLS die Gabe von Allopurinol aufgrund der verzögerten und fehlenden Wirkung auf die bestehende Harnsäurekonzentration keine Rolle spielt. Eine Ausnahme ist eine bekannte Glucose-6-Phosphat-Dehydrogenase-Defizienz.

Zur Kontrolle der Hyperphosphatämie wird zwar der Einsatz von oralen Phosphatbindern gelegentlich beschrieben, der Stellenwert ist jedoch unklar, weswegen der Gebrauch aktuell nicht empfohlen wird (Jones GL et al. 2015). Hypokalzämien sollten nur im Falle von entsprechenden Symptomen mit intravenöser Gabe von Kalziumgluconat ausgeglichen werden (Jones GL et al. 2015).

Hyperkaliämien können mit der Gabe von Schleifendiuretika, oralen Kationenaustauscherharzen und Glukose-Infusionen mit Insulin behandelt werden; steigt die Hyperkaliämie jedoch unter adäquater Volumengabe, ist meist eine Hämodialyse zur Kontrolle erforderlich.

Ist das TLS mit diesen Maßnahmen nicht zu kontrollieren oder besteht eine Oligo-/Anurie, die eine forcierte Hydrierung erschwert, sollte zeitnah eine Hämodialyse eingeleitet werden. Die Indikationen unterscheiden sich dabei nicht von denen eines akuten Nierenversagens anderer Genese; zu beachten ist jedoch, dass aufgrund des u. U. fortgesetzten Zellzerfalls möglicherweise eine andere Kinetik vorliegt, die ein rascheres

Handeln erfordert. Seit Einführung von Rasburicase ist jedoch die Notwendigkeit einer Hämodialyse deutliche seltener geworden (Jeha S et al. 2005). Zur Wahl des Dialyseverfahrens liegen nur wenige Daten vor; bei führender Hyperphosphatämie ist möglicherweise ein kontinuierliches Verfahren vorzuziehen (kontinuierliche arterio-venöse Hämodialyse [CAVH]; Pichette V et al. 1994; kontinuierliche veno-venöse Hämodiafiltration [CVVHD], Tan HK et al. 2001), welches ein Phosphat-Rebound nach Abschluss der Hämodialyse vermindert.

20.4.1 Management des TLS unter neuen Substanzen

Das Management des TLS unter neuen Substanzen unterscheidet sich nicht grundlegend von den o. g. Maßnahmen. Da sich die Verläufe je nach Substanz erheblich unterscheiden, ist ein Substanz-spezifisches Vorgehen erforderlich.

Literatur

Abu-Alfa AK, Younes A (2010) Tumor lysis syndrome and acute kidney injury: evaluation, prevention, and management. Am J Kidney Dis 55(5 Suppl 3):1–13 (quiz S 14–9)

Cairo MS, Bishop M (2004) Tumour lysis syndrome: new therapeutic strategies and classification. Br J Haematol 127(1):3–11

Cheson BD, Heitner Enschede S, Cerri E, Desai M, Potluri J, Lamanna N, Tam C (2017) Tumor Lysis Syndrome in Chronic Lymphocytic Leukemia with Novel Targeted Agents. Oncologist 22(11):1283–1291

Feng X, Dong K, Pham D, Pence S, Inciardi J, Bhutada NS (2013) Efficacy and cost of single-dose rasburicase in prevention and treatment of adult tumour lysis syndrome: a meta-analysis. J Clin Pharm Ther 38(4):301–308

Jeha S, Kantarjian H, Irwin D, Shen V, Shenoy S, Blaney S, Camitta B, Pui CH (2005) Efficacy and safety of rasburicase, a recombinant urate oxidase (Elitek), in the management of malignancy-associated hyperuricemia in pediatric and adult patients: final results of a multicenter compassionate use trial. Leukemia 19(1):34–38

Jones GL, Will A, Jackson GH, Webb NJ, Rule S (2015) British Committee for Standards in Haematology. Guidelines for the management of tumour lysis syndrome in adults and children with haematological malignancies on behalf of the British Committee for Standards in Haematology. Br J Haematol 169(5):661–71

Pichette V, Leblanc M, Bonnardeaux A, Ouimet D, Geadah D, Cardinal J (1994) High dialysate flow rate continuous arteriovenous hemodialysis: a new approach for the treatment of acute renal failure and tumor lysis syndrome. Am J Kidney Dis 23(4):591

Roncal CA, Mu W, Croker B, Reungjui S, Ouyang X, Tabah-Fisch I, Johnson RJ, Ejaz AA (2007) Effect of elevated serum uric acid on cisplatin-induced acute renal failure. Am J Physiol Renal Physiol 292(1):F116–F122

Tan HK, Bellomo R, M'Pis DA, Ronco C (2001) Phosphatemic control during acute renal failure: intermittent hemodialysis versus continuous hemodiafiltration. Int J Artif Organs 24(4):186

Trifilio SM, Pi J, Zook J, Golf M, Coyle K, Greenberg D, Newman D, Koslosky M, Mehta J (2011) Effectiveness of a single 3-mg rasburicase dose for the management of hyperuricemia in patients with hematological malignancies. Bone Marrow Transplant 46(6):800–805

Vadhan-Raj S, Fayad LE, Fanale MA, Pro B, Rodriguez A, Hagemeister FB, Bueso-Ramos CE, Zhou X, McLaughlin PW, Fowler N, Shah J, Orlowski RZ, Samaniego F, Wang M, Cortes JE, Younes A, Kwak LW, Sarlis NJ, Romaguera JE (2011) A randomized trial of a single-dose rasburicase versus five-daily doses in patients at risk for tumor lysis syndrome. Ann Oncol. https://doi.org/10.1093/annonc/mdr490

https://www.akdae.de/Arzneimittelsicherheit/Bekanntgaben/Archiv/2009/20090904.html

Geriatrische Nephro-Onkologie 21

Nina Rosa Neuendorff

Inhaltsverzeichnis

Überblick

Viele Chemotherapeutika und molekular-gezielte Krebstherapien werden über die Nieren ausgeschieden. Eine physiologisch und pathologisch im Alter abnehmende Nierenfunktion sowie die daraus resultierenden limitierten funktionellen renalen Reserven schränken daher viele hämato-onkologische Therapien ein. Die sorgfältige Erfassung der Nierenfunktion und die Adaptation der antineoplastischen

N. R. Neuendorff (✉)
Medizinische Klinik, Universitätsklinikum Heidelberg, Heidelberg, Deutschland
E-Mail: ninarosa.neuendorff@med.uni-heidelberg.de

D. Jäger und M. Zeier (Hrsg.), *Onko-Nephrologie*,
https://doi.org/10.1007/978-3-662-59911-2_21

sowie supportiven Therapien gehören zu den wichtigsten Eckpfeilern in der Versorgung geriatrisch-onkologischer Patienten. Besondere Vorsicht ist bei den direkt nephrotoxischen Substanzen, wie beispielsweise Cisplatin und Methotrexat, geboten.

21.1 Einleitung

Viele Chemotherapeutika und molekular-gezielte Krebstherapien werden über die Nieren ausgeschieden. Der Nierenfunktion kommt daher in der Planung und Durchführung onkologischer Therapien eine Schlüsselrolle zu. Besonders bei geriatrischen hämato-onkologischen Patienten sind renale Komorbiditäten und Vulnerabilitäten ein häufiger komplizierender Faktor. In der Therapieplanung dieser Patientengruppe spielt die reale Einschätzung der funktionellen renalen Reserven eine wichtige Rolle, um Therapie-assoziierte Nebenwirkungen und nachfolgende Komplikationen zu vermeiden. Auf der anderen Seite sollte auch vermieden werden, die therapeutischen Möglichkeiten aufgrund einer unterschätzten Nierenfunktion nicht ausreichend auszuschöpfen, sodass ein möglicher kurativer Ansatz verhindert wird. Eine enge Zusammenarbeit zwischen der Hämato-Onkologie und der Nephrologie sowie die Festlegung interdisziplinärer Konzepte erscheinen hier ausschlaggebend.

21.2 Physiologische Nierenalterung

Der physiologische Alterungsprozess ist mit funktionellen und strukturellen Veränderungen der Niere bzw. Nierenfunktion verbunden. Mikrostrukturell nimmt die Anzahl der Glomeruli ab, wobei die glomeruläre Filtrationsrate des Einzelnephrons dabei stabil bleibt. Weiterhin kommt es zu einer tubulären Atrophie und begleitender Hypertrophie der verbleibenden funktionellen Tubuli. Neben der tubulären Atrophie treten weitere Merkmale, wie die Glomerulosklerose und interstitielle Fibrose, auf; diese tragen zu makrostrukturellen Veränderungen mit der Abnahme des kortikalen Volumens und des Kortex-Medulla-Verhältnisses bei. Zusätzlich kann es zu einer Zunahme renal-parenchymatöser Zysten kommen (Hommos MS et al. 2017).

Physiologischerweise fällt die GFR um 0,75 ml/min/1,73 m^2 pro Jahr, beginnend mit der vierten Lebensdekade (Hommos MS et al. 2017). Allerdings sollte einschränkend bemerkt werden, dass beispielsweise in der „Baltimore Longitudinal Study Of Aging“ ein Drittel der Probanden keine Abnahme der GFR zeigten (Muntner P 2009). Die Albuminausscheidung bleibt mit der physiologischen Alterung konstant (Hommos MS et al. 2017). In Betracht gezogen sollte bei der Bewertung des Albumin-Kreatinin-Verhältnisses jedoch, dass möglicherweise eine Malnutrition sowie ein Proteindefizit im Rahmen einer Sarkopenie relevante Störfaktoren darstellen können.

In Anbetracht der physiologischerweise abnehmenden GFR im Alter stellt sich die Frage, inwieweit eine moderate GFR-Einschränkung im Alltag relevant ist. Bemerkenswerterweise zeigte sich in einer Metaanalyse großer Populations-basierter Studien, dass eine GFR von 45 ml/min/1,73 m^2 im Alter über 65 Jahren im Vergleich zu jüngeren Menschen ein geringeres relatives Mortalitätsrisiko mit sich bringt, jedoch die Zahl der attributierbaren Todesfälle mit dem Alter steigt (Hallan SI et al. 2012). Insofern scheint die Einordnung einer GFR von 45–60 ml/min/1,73 m^2 als Nierenfunktionseinschränkung auch für die älteren Patienten gerechtfertigt.

Funktionell ist die ältere Niere durch einen reduzierten renalen Plasmafluss, einen erhöhten reno-vaskulären Widerstand und eine erhöhte Filtrationsfraktion (Lindeman RD und Goldman R 1986) charakterisiert.

Weiterhin ist die Vulnerabilität gegenüber einer Hyperkaliämie im Alter erhöht. Dies entsteht durch die Abschwächung der Aldosteron-Antwort gegenüber einer Hyperkaliämie als ein physiologisch-auftretender kompensatorischer Mechanismus (Mulkerrin E et al. 1995).

21.3 Zelluläre Seneszenz

Eine mechanistische Schlüsselrolle bei der Alterung der Niere nimmt die zelluläre Seneszenz ein. Diese ist definiert als ein Zellzyklusarrest mit metabolischer Hyperaktivität sowie des sog. Seneszenz-assoziierten sekretorischen Phänotyps (SASP), welcher die Sekretion multipler pro-inflammatorischer Zytokine umfasst (Kirkland JL und Tchkonia T 2017). Unter physiologischen Bedingungen ist ein Wiedereintreten in den Zellzyklus nicht möglich. Die zelluläre Seneszenz tritt alternativ zur Apoptose nach zellulärer Schädigung oder Alterung als Schutzmechanismus vor Tumorigenese auf (Kirkland JL und Tchkonia T 2017). Im Alter akkumulieren seneszente Zellen in der Niere und verringern dadurch das Regenerationspotenzial (Schmitt R und Melk A 2012). Der Einfluss von SASP unter physiologischen und pathologischen Bedingungen scheint divers zu sein, sodass eine klare Attribution eines Voranschreitens oder einer protektiven Wirkung für die Nierenalterung aktuell nicht möglich ist (Sturmlechner I et al. 2017).

21.4 Die erhöhte Prädisposition für ein akutes Nierenversagen im Alter

Das akute Nierenversagen ist mit einer relevanten Mortalität und Morbidität verbunden. Im Alter ist die Inzidenz des akuten Nierenversagens erhöht, die Erholungszeit verlängert sowie die Wahrscheinlichkeit der Erholung der Nierenfunktion vermindert (Wang X et al. 2014). Gleichzeitig ist eine erhöhte Empfindlichkeit gegenüber ischämischen und toxischen Ereignissen sowohl klinisch als auch tierexperimentell gezeigt. Im Tiermodell zeigten sich erhöhte Alters-abhängige Empfindlichkeiten, u. a. gegenüber Ischämien und Aminoglykosiden (zur Übersicht siehe Wang X et al. 2014).

Bei Auftreten einer akuten Tubulusnekrose im Rahmen eines akuten Nierenversagens kommt es in der Regel je nach Ausmaß der Schädigung zu einem Wiedereintreten der überlebenden Zellen in den Zellzyklus (Humphreys BD et al. 2011). Dieses Wiedereintreten in den Zellzyklus ist vermutlich in dieser Situation in seneszenten Zellen nicht möglich, sodass die Regenerationsfähigkeit der älteren Nieren aufgrund dessen reduziert ist. Hierdurch führt ein akutes Nierenversagen bei älteren Patienten zu einer größeren Gefahr für eine dauerhafte Schädigung.

21.5 Einfluss von Komorbiditäten, Ko-Medikation und Polypharmazie

Neben der reduzierten Regenerationsfähigkeit der Niere im Alter spielen Komorbiditäten, die für ein akutes und chronisches Nierenversagen prädisponieren, eine wichtige Rolle. Hierzu zählen insbesondere die arterielle Hypertonie, Diabetes mellitus und sämtliche, die kardio-renale Achse betreffende Erkrankungen wie Arteriosklerose und Herzinsuffizienz. Ein besonderes Augenmerk sollte auf eine Vermeidung von Polypharmazie und potenziell nephrotoxischer Ko-Medikation gelegt werden. Hierzu zählen insbesondere nicht-steroidale Antirheumatika (NSAR). Ein durch NSAR induziertes akutes Nierenversagen tritt häufiger bei älteren Patienten auf (Henry D et al. 1997). Prädisponierend ist eine Begleitmedikation mit Kalziumkanalblockern oder Diuretika, welche a. e. interagierenden Medikamenteneffekten zuzuschreiben ist, sowie eine vorbestehende Herz- oder Niereninsuffizienz (Huerta C et al. 2005).

21.6 Messung der Nierenfunktion

Auch wenn eine realistische Kreatinin-basierte GFR-Schätzung in der Routinediagnostik in vielen Fällen zuverlässig gelingt, ist eine solche Schätzung unter bestimmten Bedingungen dennoch wenig aussagekräftig. Hierzu gehören v. a. kachektische Patienten, welche gerade in der Hämato-Onkologie einen relevanten Anteil einnehmen. In diesen Fällen kann eine Bestimmung von Cystatin C und eine Schätzung der GFR anhand der „2012 CKD-EPI Kreatinine-Cystatin – GFR-Schätzformel" (KDIGO 2012 Clinical Practice Guideline for the Evaluation and Management of Chronic Kidney Disease) ggf. die Aussagekraft erhöhen, größere Studien zu dieser Methode in der entsprechenden Population stehen jedoch aus.

21.7 Anpassung der Dosierung und Auswahl des Therapieregimens anhand der Nierenfunktion

Bezüglich der Dosisanpassung an die Nierenfunktion sei aufgrund der Fülle an verschiedenen Therapieregimes auf die entsprechenden Fachinformationen verwiesen. Diese Dosisanpassungen sollten nicht nur in Bezug auf die eigentlichen antineoplastischen Therapien, sondern auch im Bereich der Supportiv- oder Palliativtherapie beachtet werden. Dies gilt insbesondere für den Einsatz derjenigen Opioide, deren Metabolite renal eliminiert werden und daher bei eingeschränkter Nierenfunktion akkumulieren. Hierzu gehören insbesondere Morphin und Codein. Eine Alternative bei eingeschränkter Nierenfunktion stellt unter Annahme allgemeiner Vorsichtsmaßnahmen beispielsweise Fentanyl dar, da dieses keine bekannten aktiven Metaboliten aufweist, welche renal ausgeschieden werden (Dean M 2004).

21.8 Umgang mit primär-nephrotoxischen Substanzen

In der Therapie mit primär nephrotoxischen Substanzen ist sowohl die initiale als auch die gründliche Evaluation der Nierenfunktion im Verlauf essenziell. Auch wenn sich einige der Substanzen Entitäten-spezifisch und im Einzelfall vermeiden lassen, so besteht die Gefahr, bei leichter Nierenfunktionseinschränkung einen wichtigen Bestandteil im Rahmen von kurativen Behandlungskonzepten auszulassen. Eine weitere Gefahr ist die Verzögerung von Therapien und damit einhergehend einer Prognoseverschlechterung durch entsprechende Toxizitäten von Substanzen, für die es weniger toxische Alternativen gegeben hätte. Im Folgenden werden die wichtigsten direkt nephrotoxischen Substanzen Methotrexat und Cisplatin erörtert.

Cisplatin kann eine Nephrotoxizität durch eine direkte tubuläre Schädigung hervorrufen. Hierdurch kann unter Umständen ein akutes Nierenversagen, häufiger jedoch eine verzögerte Reduktion der GFR und Elektrolytverlusten durch die tubulären Schäden, entstehen. Vorherrschend ist an Elektrolytverlusten eine Hypomagnesiämie, jedoch sind auch Hypokaliämien und Hypocalzämien zu beobachten (Peres LA und da Cunha AD Jr 2013). Dennoch ist der Einsatz von Cisplatin in der Therapie einiger Entitäten schwer vermeidbar und hat weiterhin eine wichtige Rolle als Strahlensensitizer in der Strahlentherapie von Kopf-Hals-Tumoren, Ösophagus- und Zervixkarzinomen. Auch wenn die Datenlage in Bezug auf das Alters-adjustierte Risiko einer Cisplatin-induzierten Nephrotoxizität sehr heterogen ist, ergab eine aktuelle umfangreiche Metaanalyse der verfügbaren Studien zu Platinderivaten ein deutlich erhöhtes Risiko für eine Nephrotoxizität Grad I-II bei Patienten über 55 Jahren im Vergleich zu jüngeren Patienten, jedoch ein vergleichbares Risiko für Toxizitäten Grad III-IV (Duan ZY et al. 2018). Die Toxizitäten traten erwartungsgemäß deutlich häufiger unter Cis- als unter Carboplatin auf und unter Asiaten sowie Afroamerikanern häufiger als bei Europäern oder Nordamerikanern. Der protektive Effekt einer entsprechenden Hydratation zeigte sich weniger effektiv bei den älteren Patienten als bei den jüngeren, was auf den Stellenwert der nachlassenden funktionellen Reserve schließen lässt (Duan ZY et al. 2018). Im Vergleich zu Cisplatin erlaubt der Einsatz von Carboplatin eine differenzierte Anpassung an die Nierenfunktion durch Integration der GFR in die Dosisberechnung.

Neben der direkten nephrotoxischen Wirkung von Cisplatin ist auch noch die verzögerte Chemotherapie-assoziierte Emese zu bedenken, welche bei unzureichender Kontrolle leicht durch eine verminderte Trinkmenge und Erbrechen eine zusätzliche prärenale Komponente der Nephrotoxizität induzieren kann.

Zusammengefasst ist vor Einsatz von Cisplatin eine kritische Evaluation zu empfehlen, ob begleitende nephrotoxische Substanzen pausiert werden können, inwieweit eine großzügige Hydratation des Patienten möglich ist, und ob im Fall einer vulnerablen Nierenfunktion ein Austausch durch Carboplatin vertretbar erscheint.

Methotrexat spielt eine wichtige Rolle in der Therapie der akuten lymphatischen Leukämie und des primären ZNS-Lymphoms, auch bei älteren Patienten. Aufgrund der bei reduzierter Nierenfunktion verzögerten renalen Exkretion und Gefahr des Nierenversagens sowie anderen Toxizitäten ist die Nierenfunktion vor Applikation sorgfältig zu evaluieren. Ein wichtiger Risikofaktor für die Entwicklung einer Nephrotoxizität ist eine Hypoalbuminämie (Wiczer T et al. 2016). Die Methotrexat-Ausscheidung wird durch diverse Begleitmedikamente verringert, weswegen jegliche Begleitmedikation sorgfältig evaluiert werden muss. Eine Hilfestellung hierbei bietet die Fachinformation. Ansonsten besteht bei intakter Leber- und Nierenfunktion kein Hinweis darauf, dass es im Alter zu gehäufter Nephrotoxizität kommt.

Da die Hydratation im Rahmen einer hochdosierten Cisplatin- oder Methotrexathaltigen Therapie mit einer entsprechenden Volumenbelastung einhergeht, ist das Vermeiden einer Therapie-assoziierten renalen Toxizität vielfach nicht nur mit den funktionellen renalen Reserven verbunden, sondern auch mit einer klinischen oder subklinischen Herzinsuffizienz. Hierdurch wird deutlich, wie sehr beim älteren Patienten die selektiven Organtoxizitäten von der Summe und dem Ausmaß aller Komorbiditäten abhängen.

21.9 Berücksichtigung renaler Vulnerabilitäten bei nicht-primär nephrotoxischen Therapien

Neben der Berücksichtigung der Nierenfunktion bei offensichtlich nephrotoxischen Substanzen spielt eine renale Vulnerabilität, welche bei Eintreten von Therapie-assoziierten Nebenwirkungen oder Komplikationen zum Tragen kommt, eine entscheidende Rolle. Auch bei primär nicht-nephrotoxischen Therapien sollte eine eingeschränkte oder vulnerable Nierenfunktion ebenso außerhalb der eigentlichen Dosisanpassung berücksichtigt werden. Ein häufiges Beispiel hierfür sind Therapie-assoziierte Diarrhöen. Bekannt hierfür sind Irinotecan oder Capecitabine, welche beide zu ausgeprägten Diarrhöen führen können. Irinotecan-induzierte Diarrhöen Grad III/IV scheinen im Alter häufiger aufzutreten (Rothenberg ML et al. 1999). Verursachen die

Diarrhöen bei entsprechender renaler Vulnerabilität ein prärenales Nierenversagen, wird nur zu leicht ein Dominoeffekt weiterer Komplikationen, wie Medikamenten-assoziierter Toxizitäten, einer Pneumonie nach renal-bedingter Volumenexpansion oder Elektrolytstörungen, ausgelöst. Auch wenn solche Kausalketten nur schwer im Rahmen von Toxizitätserfassungen zu quantifizieren sind, kann man doch davon ausgehen, dass diese durch die ausgelösten Therapieverzögerungen oder -abbrüche erheblich zur schlechteren Prognose vieler onkologischer Entitäten im Alter beitragen. Für den klinischen Alltag bedeutet dies, dass ein Bewusstsein für ein frühes und intensives Toxizitätsmanagement geschaffen werden muss, um möglichst früh in die beschriebenen Kausalketten einzugreifen. In einer Studie der italienischen Studiengruppe für geriatrische Onkologie zeigte sich, dass 38 % der älteren Patienten mit einem ECOG-Score von 0–1, die also als gar nicht bzw. wenig eingeschränkt in ihren Aktivitäten eingestuft worden waren, Defizite in den ‚instrumental activities of daily living (IADL)' aufwiesen (Repetto L et al. 2002). Hierzu gehören beispielsweise das eigenständige Wählen von Telefonnummern oder die selbstständige Benutzung von Verkehrsmitteln, woraus ersichtlich wird, dass selbst bei als fit eingeschätzten Patienten ggf. Defizite vorliegen, die eine frühzeitige eigenständige Rückmeldung des Patienten über entsprechende Toxizitäten erschweren, was eine entsprechende Einbeziehung des Patientenumfeldes erfordert.

Zusammengefasst sind die eingeschränkte renale Reserve als Vulnerabilitätsfaktor sowie eine chronische vorbestehende Niereninsuffizienz im Alter wichtige Aspekte in der Behandlung geriatrisch-onkologischer Patienten. Ein intensives Toxizitätsmanagement unter Berücksichtigung des funktionellen Status der Patienten möge Kausalketten sich bedingender Komplikationen vermeiden. Der regen Interaktion zwischen Nephrologie und Onkologie kommt hier eine Schlüsselrolle zu.

Literatur

Dean M (2004) Opioids in renal failure and dialysis patients. J Pain Symptom Manage 28(5):497–504

Duan ZY, Liu JQ, Yin P, Li JJ, Cai GY, Chen XM (2018) Impact of aging on the risk of platinum-related renal toxicity: a systematic review and meta-analysis. Cancer Treat Rev 69:243–253

Hallan SI, Matsushita K, Sang Y, Mahmoodi BK, Black C, Ishani A, Kleefstra N, Naimark D, Roderick P, Tonelli M, Wetzels JF, Astor BC, Gansevoort RT, Levin A, Wen CP, Coresh J (2012) Chronic Kidney Disease Prognosis Consortium. Age and association of kidney measures with mortality and end-stage renal disease. JAMA 208(22):2349–2360

Henry D, Page J, Whyte I, Nanra R, Hall C (1997) Consumption of non-steroidal anti-inflammatory drugs and the development of functional renal impairment in elderly subjects. Results of a case-control study. Br J Clin Pharmacol 44(1):85–90

Hommos MS, Glassock RJ, Rule AD (2017) Structural and Functional Changes in Human Kidneys with Healthy Aging. J Am Soc Nephrol 28(10):2838–2844

Huerta C, Castellsague J, Varas-Lorenzo C, García Rodríguez LA (2005) Nonsteroidal anti-inflammatory drugs and risk of ARF in the general population. Am J Kidney Dis 45(3):531–539

Humphreys BD, Czerniak S, DiRocco DP, Hasnain W, Cheema R, Bonventre JV (2011) Repair of injured proximal tubule does not involve specialized progenitors. Proc Natl Acad Sci U S A 108(22):9226–9231

Kidney Disease: Improving Global Outcomes (KDIGO) CKD Work Group (2013) KDIGO 2012 clinical practice guideline for the evaluation and management of chronic kidney disease. Kidney inter 3: 1–150

Kirkland JL, Tchkonia T (2017) Cellular senescence: a translational perspective. EBioMedicine 21:21–28

Lindeman RD, Goldman R (1986) Anatomic and physiologic age changes in the kidney. Exp Gerontol 21(4–5):379–406

Mulkerrin E, Epstein FH, Clark BA (1995) Aldosterone responses to hyperkalemia in healthy elderly humans. J Am Soc Nephrol 6(5):1459–1462

Muntner P (2009) Longitudinal measurements of renal function. Semin Nephrol 29(6):650–657

Peres LA, da Cunha AD Jr (2013) Acute nephrotoxicity of cisplatin: molecular mechanisms. J Bras Nefrol 35(4):332–40

Repetto L, Fratino L, Audisio RA, Venturino A, Gianni W, Vercelli M, Parodi S, Dal Lago D, Gioia F, Monfardini S, Aapro MS, Serraino D, Zagonel V (2002) Comprehensive geriatric assessment adds information to eastern cooperative oncology group performance status in elderly cancer patients: an Italian group for geriatric oncology study. J Clin Oncol 20(2):494–502

Rothenberg ML, Cox JV, DeVore RF, Hainsworth JD, Pazdur R, Rivkin SE, Macdonald JS, Geyer CE Jr, Sandbach J, Wolf DL, Mohrland JS, Elfring GL, Miller LL, Von Hoff DD (1999) A multicenter, phase II trial of weekly irinotecan (CPT-11) in patients with previously treated colorectal carcinoma. Cancer 85(4):786–795

Schmitt R, Melk A (2012) New insights on molecular mechanisms of renal aging. Am J Transplant 12(11):2892–2900

Sturmlechner I, Durik M, Sieben CJ, Baker DJ, van Deursen JM (2017) Cellular senescence in renal ageing and disease. Nat Rev Nephrol 13(2):77–89

Wang X, Bonventre JV, Parrish AR (2014) The aging kidney: increased susceptibility to nephrotoxicity. Int J Mol Sci 15(9):15358–15376

Wiczer T, Dotson E, Tuten A, Phillips G, Maddocks K (2016) Evaluation of incidence and risk factors for high-dose methotrexate-induced nephrotoxicity. J Oncol Pharm Pract. 22(3):430–436

Bestrahlungsbedingte Nierenschäden

22

Tanja Eichkorn und Jürgen Debus

Inhaltsverzeichnis

Bereits vor über 100 Jahren entstand ein Bewusstsein für die nierenschädigenden Effekte ionisierender Strahlung. So publizierte beispielsweise die Münchner Medizinische Wochenschrift bereits im Jahre 1904 einen Übersichtsartikel, der diese Problematik beleuchtete.

In Anbetracht der hohen Morbidität und Mortalität sowie der relevanten Kosten im Gesundheitswesen, die der Niereninsuffizienz geschuldet und durchaus mit einigen onkologischen Erkrankungen vergleichbar sind, sind die Komplikationen der bestrahlungsinduzierten Niereninsuffizienz im Kollektiv der mittels Radiatio behandelten onkologischen Patienten auch noch heute relevant.

Zweifelsohne ist die Häufigkeit der bestrahlungsbedingten Nierenschäden in den letzten Jahrzehnten aufgrund der heutigen Möglichkeiten, hochpräzise die Bestrahlung zu planen und die Dosis zu applizieren, deutlich zurückgegangen. Heute entstehen bestrahlungsbedingte Nierenschäden typischerweise nicht mehr mangels Präzision der Technik, sondern vielmehr, weil der zu bestrahlende Tumor direkten räumlichen Kontakt zur Niere hat, oder weil es sich um eine Ganzkörperbestrahlung handelt; also wohl wissend um die Risiken der Gefährdung der Niere. Dieser Tatsache geschuldet ist,

T. Eichkorn (✉) · J. Debus
Radiologische Klinik, Universitätsklinikum Heidelberg, Heidelberg, Deutschland
E-Mail: tanja.eichkorn@med.uni-heidelberg.de

J. Debus
E-Mail: juergen.debus@med.uni-heidelberg.de

D. Jäger und M. Zeier (Hrsg.), *Onko-Nephrologie*,
https://doi.org/10.1007/978-3-662-59911-2_22

dass der Großteil der in der Literatur dokumentierten Beobachtungen zu bestrahlungsbedingten Nierenschäden aus dem 20. Jahrhundert stammen. Die Auftretenshäufigkeit ist jedoch nach wie vor schwer zu beziffern. Dies ist begründet durch die meist lange Latenz zwischen der Bestrahlung und dem klinischen In-Erscheinung-treten bestrahlungsbedingter Nierenschäden - insbesondere, da das Auftreten einer Niereninsuffizienz bei epidemiologisch deutlich häufigeren Risikofaktoren, denen das bestrahlte Kollektiv vor und während der Latenzzeit ausgesetzt war oder ausgesetzt gewesen sein könnte, verhindert, kausal auf die Radiatio zu schließen.

Auch wenn ein bestrahlungsbedingter Nierenschaden lediglich zu einem subklinischen Funktionsverlust führen sollte, ist dies nicht trivial, da dies die funktionellen Reserven für spätere oder anders geartete Schädigungen der Nieren schmälert.

▶ Die Häufigkeit bestrahlungsbedingter Nierenschäden ist in den letzten Jahrzehnten deutlich zurückgegangen. Wenn sie auftritt, hat dies jedoch prognostische Relevanz.

Obgleich die ersten Beschreibungen bestrahlungsbedingter Nierenschäden noch als „Bestrahlungsnephritis" bezeichnet wurden, geht man heute davon aus, dass die Inflammation hier nicht im Vordergrund steht. Dennoch muss an dieser Stelle vorausgeschickt werden, dass die Pathophysiologie bislang noch nicht umfassend verstanden ist und die existierenden Erklärungsansätze oftmals auf der Beschreibung von Beobachtungen in bestrahlten Kollektiven basieren, ohne Kausalketten adäquat abzubilden. Einige wichtige in der Literatur existierende Beobachtungen zur Pathophysiologie sollen hier im Folgenden erörtert werden.

Die Wirkung ionisierender Strahlung in der Tumortherapie basiert primär auf der DNA-schädigenden Wirkung dieser. Es werden chemische Bindungen aufgebrochen und Elektronen aus Atomen geschossen, die unter anderem zur Bildung von Sauerstoffradikalen führen, welche ebenfalls die DNA schädigen können. Da diese Wirkungen ionisierender Strahlung prinzipiell an jeder Zelle möglich sind, ergeben sich hiermit auch die potentiellen Nebenwirkungen des Einsatzes ionisierender Strahlung. Die Wahrscheinlichkeit schädigender Effekte steigt dabei mit zunehmender Strahlendosis an und ist entsprechend bei der therapeutischen Anwendung ionisierender Strahlung in der Tumortherapie besonders relevant.

Der klinische Verlauf bestrahlungsbedingter Nierenschäden kann sich akut und irreversibel oder auch chronisch schleichend mit einer über Jahre bis Jahrzehnte langsam abnehmenden Nierenfunktion äußern. Auch eine subklinische Verschlechterung der Nierenfunktion ohne klinische Zeichen einer Niereninsuffizienz ist möglich.

Untersuchungen zu bestrahlungsbedingten Nierenschäden an einem Rattenmodell, welches dem Menschen im Hinblick auf Schwellendosis, Latenzzeit, Histologie und klinische Manifestation im Sinne von arterieller Hypertonie, Proteinurie und metabolischer Azidose ähnlich war, warfen beachtenswerte Fragen auf. Hierbei waren bestrahlungsbedingte Nierenschäden unter pharmakologischer Inhibition des Renin-Angiotensin-Aldosteron-Systems (RAAS) signifikant seltener, während umgekehrt die Häufigkeit unter Infusion von Angiotensin II signifikant zunahm. Dies galt, obwohl eine direkte Aktivierung des RAAS durch Bestrahlung der Nieren nicht nachgewiesen werden konnte, was indirekte Mechanismen vermuten lässt (Cohen et al. 2010a). Dass bestrahlungsbedingte Nierenschäden durch oxidativen Stress verursacht werden, wie gelegentlich argumentiert wird, ist bislang noch eine unbewiesene Hypothese. Weiterhin steht die Möglichkeit eines kausalen Gefäßschadens zur Diskussion. Eine Arbeitsgruppe beschrieb in den 1980er Jahren bereits die Beobachtung, dass nach Bestrahlung der Niere initial eine Erhöhung der Endothelpermeabilität zu beobachten sei, die zu einer erhöhten Ultrafiltration führe, was wiederum zur Proteinurie und dem Verlust hochmolekularer Blutkomponenten in den Urin führe. Ob es sich dabei um vorübergehende Veränderungen handele oder um die kausale Ursache späterer Niereninsuffizienz, blieb jedoch offen (Krochak und Baker 1986).

Einen wichtigen Beitrag lieferte eine Arbeitsgruppe, die das klinische Erscheinungsbild post radiationem über mehr als 10 Jahre in einer Übersichtsarbeit aus vielen publizierten Daten zusammenfasste und in akute und subakute Strahlennephropathie sowie benigne und maligne arterielle Hypertonie klassifizierte (Cassady 1995).

Dieser Klassifikation nach war nach 6–12 Monaten Latenz, die (sub)akute Strahlennephropathie zu beobachten. Klinisch zeigte sich in diesem Stadium eine Fatique-Symptomatik, Kopfschmerz, selten im Zusammenhang mit einer (malignen, dann prognosebestimmenden) arterielle Hypertonie, Belastungsdyspnoe ggf. im Zusammenhang mit einer Herzinsuffizienz, Ödeme bei lediglich milder Proteinurie, eine überproportional zur Niereninsuffizienz ausgeprägte normozytäre und normochrome Anämie sowie eine metabolische Azidose. Gelegentlich beschrieben die Autoren auch eine thrombotische Mikroangiopathie im Sinne eines hämolytisch-urämischen Syndromes oder einer thrombotisch-thrombozytopenischen Purpura, insbesondere im Zusammenhang mit Ganzkörperbestrahlungen (Cruz et al. 1997). Zu den (sub)akuten laborchemischen Veränderungen zählen Literaturbeschreibungen gemäß eine Abnahme der glomerulären Filtrationsrate und ein Anstieg des ß2-Mikroglobulins im Serum (Verheij et al. 1994).

Die chronische Strahlennephropathie war nach mehr als 18 Monaten Latenz zu beobachten, entweder als Erstmanifestation oder nach überlebter akuter Strahlennephropathie. Klinisch ist diese nicht von einer chronischen Niereninsuffizienz anderer Ursache abzugrenzen, einschließlich arterieller Hypertonie, Albuminurie, Anämie und metabolischer Azidose. Die arterielle Hypertonie findet sich häufiger bei der chronischen als bei der akuten Strahlennephropathie. Laborchemisch zeigen sich bei der chronischen Strahlennephropathie allgemeine Zeichen der Niereninsuffizienz, wie ein Anstieg des Kreatinins und eine Anämie (Verheij et al. 1994).

Die maligne arterielle Hypertonie beschrieben die Autoren entweder sofort, wie bei der akuten Strahlennephropathie genannt, oder chronisch mit einer Latenz von 12–18 Monaten.

Mit einer Latenz von mehr als 18 Monaten klassifizierten die Autoren die benigne arterielle Hypertonie in Abwesenheit einer Niereninsuffizienz, aber mit variablem

Ausmaß an Proteinurie. Assoziationen zwischen der benignen arteriellen Hypertonie und einer metabolischen Azidose konnten insbesondere bei Patienten nach Stammzelltransplantation, die eine Ganzkörperbestrahlung sowie Chemotherapie erhielten, demonstriert werden (Kersting et al. 2007). Weiterhin zeigt sich nach der Bestrahlung einer Niere mit einseitigem bestrahlungsbedingtem Nierenschaden und erhaltener Funktion der Gegenseite typischerweise eine arterielle Hypertonie ohne klinische Zeichen einer Niereninsuffizienz.

Fanden sich innerhalb von zwei Jahren keine Änderungen im renalen Blutfluss oder der glomerulären Filtratonsrate, war ein späteres Auftreten eines bestrahlungsbedingten Nierenschadens unwahrscheinlich (Cohen und Robbins 2003). Die Beurteilung der Schwere eines bestrahlungsbedingten Nierenschadens erfolgt analog zur Beurteilung der Schwere eines Nierenschadens anderer Ursachen.

Bildgebend zeigt sich bei einem chronischen bestrahlungsbedingten Nierenschaden typischerweise eine verkleinerte atrophe Niere. In der Computertomographie kann eine asymmetrische Kontrastmittelaufnahme erkennbar sein, die durch Perfusionsdefekte in der Szintigraphie auffallen. Je nach verwendetem Radiopharmakon kann gegebenenfalls mittels Szintigraphie auch eine reduzierte Tubulusfunktion und eine reduzierte glomeruläre Filtrationsrate nachgewiesen werden.

Zu erörtern bleibt, was sich bei einem bestrahlungsbedingten Nierenschaden beim Blick durch das Mikroskop zeigt. Frühe histologische Veränderungen umfassen Zellschwellungen, subendotheliale amorphe Ablagerungen, Mesangiolyse, Endothelschäden und Verschlüsse der Kapillarschlingen sowie Veränderungen der Tubuli. Späte histologische Veränderungen sind primär durch fibrotische Prozesse und degenerative Veränderungen kleiner und mittelgroßer Arterien gekennzeichnet. Es finden sich arteriosklerotische Veränderungen, glomeruläre Fibrose, Tubulusatrophie, Parenchymschäden mit vermehrter mesangialer Matrix.

▶ Bestrahlungsbedingte Nierenschäden sind weder klinisch, laborchemisch, histologisch oder bildgebend sicher von Nierenschäden anderer Genese zu differenzieren.

Die Literatur legt hinreichend Evidenz dafür nahe, dass bestrahlungsbedingte Nierenschäden durch das Schonen von ausreichend funktionalem Nierengewebe vermeidbar wären. Die Strahlentherapie ist auch heute trotz deutlich präziserer Technik noch gelegentlich mit Tumoren konfrontiert, die es im Hinblick auf ihren räumlichen Bezug zur Niere unmöglich machen, gleichermaßen ein optimales onkologisches Ergebnis zu erzielen und dabei die Nieren maximal zu schonen, was Abb. 22.1 exemplarisch an einem ausgedehnten retroperitonealen Liposarkom darstellt. Insbesondere nierennahe, abdominale oder retroperitoneale Tumore sowie Ganzkörperbestrahlungen können diese Gratwanderung zur klinisch relevanten Herausforderung werden lassen. Beispielsweise bei der Bestrahlung von gastrointestinalen Tumoren, gynäkologischen Tumoren, Lymphomen und Sarkomen des oberen und mittleren Abdomens sowie bei der Ganz-

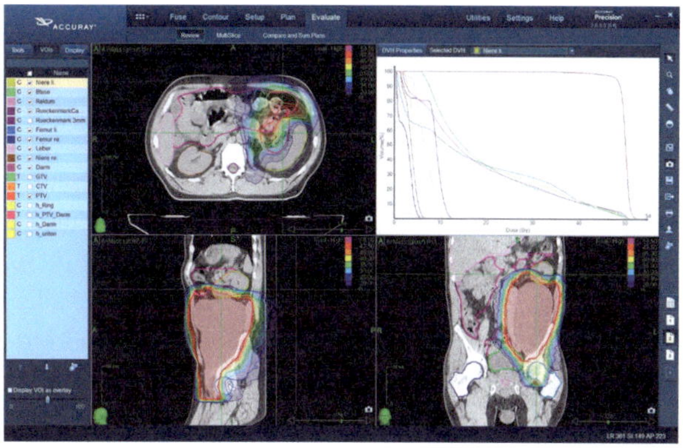

Abb. 22.1 52-jähriger Patient mit retroperitonealem Liposarkom links. Aufgrund der Größe des Tumors und damit des abzudeckenden Bestrahlungsfeldes ist eine vollständige Schonung der Niere nicht möglich, sodass kleine Anteile der Niere von Strahlenbelastungen bis zu 40 Gy betroffen sind (gelbes Areal am ventromedialen Nierenrand)

körperbestrahlung können die Nieren aufgrund der erhöhten Gesamtmorbidität und -mortalität eines etwaigen Nierenschadens zum dosislimitierenden Organ werden. Auch die Radionuklidtherapie kann beispielsweise bei der Behandlung neuroendokriner Malignome in ihrer Dosis durch die Nierenverträglichkeit limitiert sein. Es gibt diesbezüglich keinen Unterschied zwischen interner und externer Applikation von Strahlung auf die Nierenintegrität. Der zunehmenden Präzision der Technik ist es zu verdanken, dass die bestrahlungsbedingten Nierenschäden bei soliden Tumoren ein seltenes Problem geworden sind. Die Ganzkörperbestrahlung in Kombination mit einer potenziell zusätzlich nierenbelastenden Chemotherapie vor Stammzelltransplantation ist jedoch weiterhin ein aktuelles Problem. Die Literatur beschreibt die Häufigkeit einer chronischen Niereninsuffizienz nach Ganzkörperbestrahlung in Kombination mit Chemotherapie in Vorbereitung auf eine Stammzelltransplantation von 10–30 %, wobei hier der kausale Anteil der Bestrahlung nicht vom kausalen Anteil der Chemotherapie oder anderer Faktoren abgegrenzt werden kann (Cohen et al. 2010b). Es gilt zu bedenken, dass eine Radio- oder Chemotherapie-induzierte Niereninsuffizienz selbst wiederum den Metabolismus von Pharmaka einschließlich Zytostatika beeinträchtigen kann, was in diesen, zum Teil schwer erkrankten Kollektiven von besonderer Relevanz ist.

Es stellt sich die Frage, bei welcher Dosis mit bestrahlungsbedingten Nierenschäden zu rechnen ist. Zur Beantwortung muss vorausgeschickt werden, dass Strahlung sowohl zu stochastischen Schäden führen kann, die zwar in ihrer Wahrscheinlichkeit und damit Häufigkeit aufzutreten, nicht jedoch in ihrer Schwere dosisabhängig sind, als auch zu deterministischen Schäden, deren Schwere mit der Dosis korreliert. Aufgrund der Unkontrollierbarkeit zufälliger, also stochastischer Schäden beschreibt die Literatur zum Thema Strahlenschäden meist deterministische Dosis-Wirkungs-Beobachtungen. Auch an dieser Stelle soll aus den genannten Gründen primär auf deterministische Wirkungen der Strahlung eingegangen werden.

Da das Nierengewebe bei nicht vorgeschädigter Niere über eine hohe funktionelle Reserve verfügt, also gesundes Gewebe die Funktion von geschädigtem Gewebe lange ausgleichen kann, ist es von hoher Relevanz zu beurteilen, ob und wie viel gesunde unbestrahlte Restniere nach der Radiatio noch vorhanden sein wird. Daraus ergibt sich, dass das Kollektiv der mittels Ganzkörperbestrahlung in Kombination mit Chemotherapie auf eine Stammzelltransplantation vorbereiteten Patienten besonders gefährdet ist. Zum einen, da beide Nieren vollständig mitbestrahlt werden, zum anderen, da die Nieren durch die begleitende potenziell nephrotoxische Chemotherapie in ihren Reserven signifikant beeinträchtigt sein können. Zusätzlich können hämato-onkologische Erkrankungen, die in der Regel die Indikation für diese Therapie darstellen, per se oder im Laufe der Therapie bereits die Niere schädigen, beispielhaft sei hier auf eine etwaige Hyperkalzämie oder ein Tumorlyse-Syndrom verwiesen. Die Niere potenziell beeinträchtigende Komorbiditäten sind in diesem Kollektiv ebenfalls keine Seltenheit. Beim Erwachsenen scheinen sowohl die Dosis als auch die Dosisleistung, die Anzahl an Fraktionen und die Anwendung nephrotoxischer Medikamente mit Nierentoxizität assoziiert zu sein. Als typische Vertreter nephrotoxischer Substanzen, die die Nierentoxizität unter Bestrahlung erhöhen, gelten Cyclosporin, Teniposid und Fludarabin. Weitere häufige klinische Faktoren, die sich auf die renale Reservekapazität auswirken können, sind NSAR, Diabetes mellitus, arterielle Hypertonie, Lebererkrankungen, kardiale Vorerkrankungen, Rauchen und eine vorbestehende Niereninsuffizienz variabler Ursache. Die Kontrastmittel-gestützte Bildgebung muss ebenfalls als potenziell nephrotoxischer Faktor bedacht werden. Es ist aufgrund der genannten individuellen Faktoren, die die funktionelle Reserve der Niere beeinflussen, schwer, konkrete Zahlen als Schwellendosen zu nennen. Dennoch sollen im Folgenden einige Daten aufgeführt werden, um einen Eindruck von der Größenordnung zu vermitteln, die einen bestrahlungsbedingten Nierenschaden wahrscheinlicher werden lässt. Mit einem 5 %igen Risiko der Nierentoxizität war bei Ganzkörperbestrahlung ohne Anwendung nierentoxischer Medikamente eine kumulative Strahlendosis von 9,8 Gy unabhängig der Fraktionierung behaftet (Cheng et al. 2008). Wurden beide Nieren bestrahlt, jedoch nicht im Rahmen einer Ganzkörperbestrahlung, lag das 5 %ige Risiko einer Nierentoxizität innerhalb von fünf Jahren unabhängig einer begleitenden Cisplatin-Therapie bei einer Dosis von 18–23 Gy mit 0,5–1,25 Gy/Fraktion (Schneider et al. 1999). Bei der Teilbestrahlung der Nieren liegt das Augenmerk auf dem funktionellen Restnierengewebe, welches zu einer Erholung der Nierenfunktion führen kann. Die Literatur zeigt, dass die Kreatinin-Clearance bei applizierten Dosen von mindestens 26 Gy abfällt, wenn mehr als 50 % des Nierengewebes bestrahlt wurden, wobei mit steigendem bestrahlten Nierenvolumen ein zunehmender Abfall der Kreatinin-Clearance einherging (Willett et al. 1986). Höhere Strahlendosen auf kleine Nierenteilvolumina scheinen hingegen ohne weitere Abnahme der Nierenfunktion möglich zu sein (Emami et al. 1991). Aufgrund der diskutierten Möglichkeiten eingeschränkter Nierenreserven sind solche Werte jedoch nur als Anhaltspunkte verwertbar und die Evaluation der voraussichtlichen Schwellendosis obliegt dem Strahlentherapeuten unter Berücksichtigung der individuellen Risikofaktoren. Während ältere Kinder ähnliche Verträglichkeiten der Niere wie Erwachsene bezüglich Strahlung aufweisen, scheinen Neugeborene besonders vulnerabel zu sein. Hier zeigten Daten bereits bei einer Dosis von 12–14 Gy, appliziert auf eine Niere mit

1,25–1,5 Gy/Fraktion, einen Abfall der glomerulären Filtrationsrate (Peschel et al. 1981). Ebenso zeigte sich bei Kindern unter fünf Jahren ein gehäuftes Auftreten einer Niereninsuffizienz nach Ganzkörperbestrahlung, verglichen mit Erwachsenen (Dawson et al. 2010). Die klinische Relevanz der Strahlenempfindlichkeit kindlicher Nieren wird besonders deutlich, betrachtet man die Epidemiologie pädiatrischer Krebserkrankungen: Drei häufige Krebserkrankungen des Kindes, die akute lymphatische Leukämie, das Nephroblastom (Wilms-Tumor) und das Neuroblastom, schließen regelmäßig die Strahlentherapie in das therapeutische Vorgehen mit ein und führen gleichzeitig zu einer relevanten Strahlenbelastung der Nieren.

Die Langzeitbeobachtung Überlebender der Atombomben von Hiroshima und Nagasaki über Jahrzehnte zeigte, dass eine einzelne Strahlendosis von <200 cGy nach langen Latenzzeiten mit der Entwicklung einer chronischen Niereninsuffizienz assoziiert war (Sera et al. 2013).

Die Literatur beschreibt übereinstimmend lange Latenzen bis zum Auftreten einer Niereninsuffizienz. Beobachtet man Teilungsraten verschiedener Geweben und vergleicht sie mit den Latenzzeiten bis zum Eintreten eines bestrahlungsbedingten Gewebeschadens, stellt sich ein Zusammenhang dar. Je schneller Zellen proliferieren, desto kürzere Latenzen beobachtet man im Mittel bis zum Eintreten eines klinisch erkennbaren Schadens. Während zum Beispiel Mukosa und Knochenmark durch hohe Teilungsraten und kurze Latenzen auffallen, finden sich im Nierengewebe niedrige Teilungsraten und lange Latenzen.

Es fällt auf, dass bei scheinbar gleichen klinischen Voraussetzungen unterschiedliche Empfindlichkeiten zwischen den Individuen im Hinblick auf bestrahlungsbedingte Nierenschäden zu finden sind. Die zugrunde liegenden Mechanismen sind weitgehend unverstanden, hier kann zum jetzigen Zeitpunkt lediglich gemutmaßt werden, worin diese begründet sind. Möglicherweise tragen beispielsweise interindividuelle Unterschiede zu der Effektivität der (DNA-)Reparaturmechanismen bei, es handelt sich hierbei jedoch lediglich um eine Hypothese, die weitere Forschungsarbeit erfordert.

Das Risiko der Entstehung von Sekundärmalignomen gilt als allgemein erhöht, wenn eine Schwellendosis von 34 mSv als einzelne Fraktion überschritten wird (Brenner et al. 2003). Bei niedrigeren Dosen sind zwar stochastische Fälle der Krebsentstehung möglich, aber vernachlässigbar selten.

▶ Die Schwellendosis für einen bestrahlungsbedingten Nierenschaden ist individuell und nicht zuverlässig vorhersagbar. Zu den wichtigsten Einflussfaktoren zählen neben Dosis, Dosisleistung und Fraktionierung, das bestrahlte Nierenvolumen und die funktionellen Reserven des restlichen Nierengewebes.

Heute ist es in der weit überwiegenden Zahl der Fälle gut möglich, das Risiko bestrahlungsbedingter Nierenschäden deutlich zu senken. Bei der Bestrahlungsplanung sollte sowohl berücksichtigt werden, wie viel Strahlendosis jede Niere für sich allein erhält und wie viel Strahlendosis beide Nieren zusammen erhalten. Da das

Nierenparenchym funktionell in Segmente gegliedert werden kann, kann im Zweifelsfall die applizierte Dosis pro Nierensegment berechnet werden. Sollten solch präzise Berechnungen bei Risikopatienten notwendig sein, ist es ebenfalls möglich, das weniger empfindliche Sammelrohrsystem der Niere bei den Dosisberechnungen gesondert zu betrachten, um präzisere Werte für das empfindlichere Nierenparenchym zu errechnen. Damit kann dann das Risiko eines bestrahlungsbedingten Nierenschadens besser abgeschätzt und in die Abwägung zur Therapieentscheidung einbezogen werden. Aufgrund der kapillarschädigenden Wirkung der Strahlung sind vor allem die Glomeruli sowie die aufgrund ihrer metabolisch und mitotisch hohen Aktivität empfindlichen Tubuluszellen von strahlungsbedingten Nierenschäden betroffen. Die Applikation der Strahlung ist mit modernen Standardtechniken weitgehend präzise genug möglich, um umliegende Gewebe zu schonen, vorausgesetzt, die Infiltrationseigenschaften wie Tiefe und Lokalisation des Tumors erlauben, die Möglichkeiten der Organschonung auch zu nutzen. Die meisten Literaturdaten zu bestrahlungsbedingten Nierenschäden stammen aus der Zeit vor der CT-basierten Bestrahlungsplanung und mit relevanten Dosisunsicherheiten berechneten und applizierten Bestrahlungskonzepten. Ein weiterer zu diskutierender Punkt zum Thema der möglichst präzisen Applikation von Strahlung ist die Beweglichkeit der Nieren innerhalb des Körpers. Es besteht eine relevante Abhängigkeit der Position und Form der Nieren von der Atemphase (bis zu 7 cm Verschiebung) und der Positionierung des Körpers (aufrecht vs. liegend) (Reiff et al. 1999). Neben der standardisierten und reproduzierbaren Körperposition bei Bestrahlungsplanung und Dosisapplikation wäre es bei Risikopatienten prinzipiell heute auch möglich, in Anpassung an die Atemphase zu bestrahlen, um auch diese Unsicherheiten zu reduzieren. Möglicherweise könnte für ausgewählte intra- oder pararenale Tumoren eine stereotaktische Bestrahlung (SBRT) von Vorteil sein, da diese eine präzisere Dosisapplikation erlaubt als eine konventionelle Bestrahlung. Hier wurden bislang zwar Kreatinin-Anstiege beobachtet, eine symptomatische Niereninsuffizienz erscheint jedoch weniger wahrscheinlich (Teh et al. 2007). Die intensitätsmodulierte Bestrahlung (IMRT) steht im Verdacht, die Reservefähigkeit der Niere zu beeinträchtigen, da größere Volumina mit niedrigen Dosen erreicht werden.

Die Behandlung bestrahlungsbedingter Nierenschäden gestaltet sich primär supportiv und analog der hypertensiven Nephropathie. Es gilt, die Anämie, den sekundären Hyperaldosteronismus, die metabolische Azidose und Elektrolytstörungen zu kontrollieren, nötigenfalls mittels Dialyse oder Nierentransplantation. ACE-Hemmer scheinen sich positiv auf die Prognose bestrahlungsbedingter Nierenschäden auszuwirken (Cohen et al. 2010a). Auch präventiv scheinen ACE-Hemmer das Risiko für eine bestrahlungsbedingte chronische Niereninsuffizienz nach Ganzkörperradiatio bei Stammzelltransplantierten zu senken (Cohen et al. 2012). Ob Dexamethason und ASS bestrahlungsbedingte Nierenschäden reduzieren können, wie gelegentlich diskutiert wird, ist noch nicht ausreichend erforscht.

▶ Moderne Bestrahlungstechniken reduzieren die Wahrscheinlichkeit eines bestrahlungsbedingten Nierenschadens auf ein absolutes Minimum und treten praktisch nur noch in vorbekannten Hochrisikosituationen auf.

Obgleich bestrahlungsbedingte Nierenschäden sehr selten geworden sind, sind sie nicht zu vernachlässigen, da die mit einer chronischen Niereninsuffizienz assoziierte Morbidität und Mortalität einigen onkologischen Erkrankungen ähneln. Dabei ist der bestrahlungsbedingte Nierenschaden weder mittels klinischer und laborchemischer noch histologischer Charakteristika oder mittels Bildgebung von Nierenschäden anderer Ursache sicher abzugrenzen. Gleichzeitig ist es schwer, eine Schwellendosis für einen bestrahlungsbedingten Nierenschaden anzugeben. Dieser ist individuell variabel und nicht zuverlässig vorhersagbar. Besonders als Einflussfaktoren hervorzuheben sind, neben Dosis, Dosisleistung und Fraktionierung, das bestrahlte Nierenvolumen und die funktionellen Reserven des restlichen Nierengewebes. Die heute verwendeten Techniken der Bestrahlungsplanung und -durchführung ermöglichen eine präzise Applikation der Strahlendosis und reduzieren die Wahrscheinlichkeit eines bestrahlungsbedingten Nierenschadens auf ein absolutes Minimum. Heute treten bestrahlungsbedingte Nierenschäden praktisch nur noch in Hochrisikosituationen auf, in denen die ungefähre Wahrscheinlichkeit des Eintretens eines solchen Schadens bereits vorher abgeschätzt und in die Therapieentscheidung einbezogen werden konnte. Die Literaturdaten hierfür stammen daher überwiegend aus der Zeit, in der bestrahlungsbedingte Nierenschäden häufig nicht vermeidbar waren. Die Behandlung der bestrahlungsbedingten Nierenschäden ist analog einer hypertensiven Nephropathie. Die Literatur demonstriert für ACE-Hemmer potenziell protektive Eigenschaften, für Dexamethason und ASS ist dies bislang nicht ausreichend nachgewiesen.

Literatur

Brenner DJ, Doll R, Goodhead DT, Hall EJ, Land CE, Little JB, Lubin JH, Preston DL, Preston RJ, Puskin JS, Ron E, Sachs RK, Samet JM, Setlow RB, Zaider M (2003) Cancer risks attributable to low doses of ionizing radiation: assessing what we really know. Proc Natl Acad Sci USA 100:13761–13766

Cassady JR (1995) Clinical radiation nephropathy. Int J Radiat Oncol Biol Phys 31:1249–1256

Cheng JC, Schultheiss TE, Wong JY (2008) Impact of drug therapy, radiation dose, and dose rate on renal toxicity following bone marrow transplantation. Int J Radiat Oncol Biol Phys 71:1436–1443

Cohen EP, Robbins ME (2003) Radiation nephropathy. Semin Nephrol 23:486–499

Cohen EP, Fish BL, Moulder JE (2010a) Mitigation of radiation injuries via suppression of the renin-angiotensin system: emphasis on radiation nephropathy. Curr Drug Targets 11:1423–1429

Cohen EP, Pais P, Moulder JE (2010b) Chronic kidney disease after hematopoietic stem cell transplantation. Semin Nephrol 30:627–634

Cohen EP, Bedi M, Irving AA, Jacobs E, Tomic R, Klein J, Lawton CA, Moulder JE (2012) Mitigation of late renal and pulmonary injury after hematopoietic stem cell transplantation. Int J Radiat Oncol Biol Phys 83:292–296

Cruz DN, Perazella MA, Mahnensmith RL (1997) Bone marrow transplant nephropathy: a case report and review of the literature. J Am Soc Nephrol: JASN 8:166–173

Dawson LA, Kavanagh BD, Paulino AC, Das SK, Miften M, Li XA, Pan C, Ten Haken RK, Schultheiss TE (2010) Radiation-associated kidney injury. Int J Radiat Oncol Biol Phys 76:S108–S115

Emami B, Lyman J, Brown A, Coia L, Goitein M, Munzenrider JE, Shank B, Solin LJ, Wesson M (1991) Tolerance of normal tissue to therapeutic irradiation. Int J Radiat Oncol Biol Phys 21:109–122

Kersting S, Hene RJ, Koomans HA, Verdonck LF (2007) Chronic kidney disease after myeloablative allogeneic hematopoietic stem cell transplantation. Biol blood marrow transplant: J Am Soc Blood Marrow Transplant 13:1169–1175

Krochak RJ, Baker DG (1986) Radiation nephritis. Clinical manifestations and pathophysiologic mechanisms. Urology 27:389–393

Peschel RE, Chen M, Seashore J (1981) The treatment of massive hepatomegaly in stage IV-S neuroblastoma. Int J Radiat Oncol Biol Phys 7:549–553

Reiff JE, Werner-Wasik M, Valicenti RK, Huq MS (1999) Changes in the size and location of kidneys from the supine to standing positions and the implications for block placement during total body irradiation. Int J Radiat Oncol Biol Phys 45:447–449

Schneider DP, Marti HP, Von Briel C, Frey FJ, Greiner RH (1999) Long-term evolution of renal function in patients with ovarian cancer after whole abdominal irradiation with or without preceding cisplatin. Ann oncol: off j Eur Soc Med Oncol 10:677–683

Sera N, Hida A, Imaizumi M, Nakashima E, Akahoshi M (2013) The association between chronic kidney disease and cardiovascular disease risk factors in atomic bomb survivors. Radiat Res 179:46–52

Teh B, Bloch C, Galli-Guevara M, Doh L, Richardson S, Chiang S, Yeh P, Gonzalez M, Lunn W, Marco R, Jac J, Paulino A, Lu H, Butler E, Amato R (2007) The treatment of primary and metastatic renal cell carcinoma (RCC) with image-guided stereotactic body radiation therapy (SBRT). Biomed Imaging Interv J 3:e6

Verheij M, Dewit LG, Valdes Olmos RA, Arisz L (1994) Evidence for a renovascular component in hypertensive patients with late radiation nephropathy. Int J Radiat Oncol Biol Phys 30:677–683

Willett CG, Tepper JE, Orlow EL, Shipley WU (1986) Renal complications secondary to radiation treatment of upper abdominal malignancies. Int J Radiat Oncol Biol Phys 12:1601–1604

Maligne Erkrankungen bei chronischer Niereninsuffizienz

23

Susanne Delecluse

Inhaltsverzeichnis

S. Delecluse (✉)
Nephrologie, Universitätsklinikum Heidelberg, Heidelberg, Deutschland
E-Mail: susanne.delecluse@med.uni-heidelberg.de

D. Jäger und M. Zeier (Hrsg.), *Onko-Nephrologie*,
https://doi.org/10.1007/978-3-662-59911-2_23

Die chronische und terminale Niereninsuffizienz ist mit einem Anstieg der Tumorinzidenz assoziiert. Die Patienten erkranken häufig an Tumoren des Urogenitaltraktes, insbesondere an Nierenzellkarzinomen. Ein Screening analog zur gesunden Normalbevölkerung scheint nur für Patienten mit langer Lebenserwartung vorteilhaft zu sein. Die Validität der eingesetzten Screeningmethoden und die per se schon außergewöhnlich hohe Strahlenbelastung niereninsuffizienter Patienten sind limitierende Faktoren. Die Behandlung des an einem Tumor erkrankten niereninsuffizienten Patienten sollte sich an seinen Zielen, Werten und Vorstellungen orientieren. Hier tritt das Konzept der unterstützenden Pflege mit geteilter Entscheidungsfindung in den Vordergrund. Einige Patienten profitieren von der vollständig konservativen Pflege oder der vorzeitigen Beendigung der Dialysetherapie. In der palliativen Situation steht insbesondere die adäquate Schmerztherapie und die Vermeidung medikamentöser Nebenwirkungen im Vordergrund.

23.1 Epidemiologie maligner Erkrankungen bei chronisch Nierenkranken

23.1.1 Niereninsuffizienz als Risikofaktor für die Entwicklung maligner Neoplasien

Die progrediente und chronische Einschränkung der Nierenfunktion führt in diesen Patienten zu einem signifikanten Anstieg der Morbidität und des frühzeitigen Todes. Neben kardiovaskulären Komplikationen ist dies auch auf einen Anstieg des Risikos der Entwicklung maligner Neoplasien zurückzuführen. So sind maligne Tumore die zweithäufigste Todesursache chronisch niereninsuffizienter Patienten weltweit.

23.1.2 Epidemiologie maligner Neoplasien chronisch niereninsuffizienter, nicht-dialysepflichtiger Patienten

Patienten mit chronischer Niereninsuffizienz, ohne Dialysepflicht, sind einem erhöhten Risiko der Entwicklung maligner Tumoren ausgesetzt, so das Ergebnis der wenigen in der Vergangenheit durchgeführten longitudinalen Kohortenstudien (Stengel 2010). Leider weisen etliche der uns zur Verfügung stehenden Studien Schwächen auf, insbesondere hinsichtlich der Berücksichtigung zusätzlich zur CKD vorliegenden bekannten Tumor-Risikofaktoren und sollten daher mit Vorsicht interpretiert werden.

Wong et al. führten eine erste und umfassende Studie durch, in der diese Limitation berücksichtigt wurde (Wong et al. 2009). Sie untersuchten den unabhängigen Effekt einer CKD als Risikofaktor für die Entwicklung eines Tumors in Menschen mittleren bis älteren Alters (>50 Jahre). Nach einer mittleren Beobachtungszeit von 10,1 Jahren zeigten Männer mit eingeschränkter Nierenfunktion, eGFR < 60 ml/min/1,73 m^2, eine signifikant höhere kumulative Tumorinzidenz von 23,1 pro 1000-Patientenjahre als Männer mit eGFR > 60 ml/min/1,73 m^2. Die untersuchten Frauen zeigten diesen Effekt jedoch nicht. Uni- und multivariate Analysen, die Risikofaktoren wie Raucherstatus, Alter und Sonnenschädigung der Haut berücksichtigten, ergaben, dass Männer mit CKD ein erhöhtes Krebsrisiko aufweisen, und die HR je 10 ml/min/1,72 m^2 GFR Verlust 1,17 beträgt. Es konnte ein Schwellenwert der GFR von < 55 ml/min/1,73 m^2 identifiziert werden, ab dessen Unterschreiten das Risiko signifikant steigt, einen Tumor zu entwickeln. Darüber hinaus zeigen Männer mit eGFR von 40 ml/min/1,73 m^2 das höchste Risiko (HR 3,01) für eine Tumorentstehung (Wong et al. 2009).

Wichtig!
- CKD (eGFR < 60 ml/min/1,73 m^2) ist ein unabhängiger Risikofaktor für die Entwicklung eines Tumors.
- Das Risiko der Tumorentwicklung steigt mit abnehmender GFR.

23.1.3 Epidemiologie maligner Neoplasien dialysepflichtiger Patienten

Die meisten Daten zur Epidemiologie maligner Neoplasien dialysepflichtiger Patienten kommen aus großen Registerstudien, die weltweit, vornehmlich jedoch in den USA, Australien/Neuseeland und Europa, zwischen den Jahren 1980 und 2010 durchgeführt wurden (Maisonneuve et al. 1999; Butler et al. 2015; Stewart et al. 2009). In einer der ersten und sicherlich größten Studien dieses Themengebiets wurden Daten von mehr als 800.000 dialysepflichtigen Patienten erhoben. Während des 14-jährigen Beobachtungszeitraums (1980–1994) entwickelten 25.044 Patienten einen Tumor, die erwartete Anzahl lag mit 21.185 Fällen deutlich darunter. Hieraus resultiert für Dialysepatienten eine, im Vergleich zur Normalbevölkerung, höhere standardisierte Tumorinzidenz (standardised incidence ratio *SIR,* Ratio beobachteter zu erwarteter Fälle) von 1,18. Innerhalb dieser Studienpopulation haben junge Patienten im Alter von 0–34 Jahren eine deutlich höhere SIR mit 3,68 und tragen damit ein höheres Risiko zur Entwicklung eines Tumors (Maisonneuve et al. 1999). Der Vergleich zwischen den Ländern zeigt, dass das Tumorrisiko in Europa deutlich geringer ist als in den USA und dort wiederum geringer als in Australien und Neuseeland und das, obwohl nicht-melanomatöse Hauttumoren nicht für die Auswertung berücksichtigt wurden. Wahrscheinlich ist dies auf die bekannten Limitationen einer Registerstudie zurückzuführen, insbesondere in Europa und den USA, wo die Datenerfassung, anders als in Australien und Neuseeland, nicht konsequent erfolgt. Neuere Registerdaten aus Australien/Neuseeland, die die Jahre 1980 bis 2003 umfassen, bestätigten jedoch die erhöhte Tumorinzidenz dialysepflichtiger Patienten (SIR 1,49) (Stewart et al. 2009). Dabei scheint sich die globale Tumorinzidenzrate der 1990er Jahre nicht wesentlich von der des Jahres 2010 zu unterscheiden, in beiden Zeiträumen liegt diese bei 3923 bzw. 3860 Fälle pro 100.000 Patientenjahre (jährliche Änderungsrate 0,1 %). Die detaillierte Auswertung der einzelnen Tumorentitäten zeigt dennoch, dass die Inzidenzrate einzelner Tumorarten, wie z. B. die des Nierenzellkarzinoms und der Karzinome des Nierenbeckens, zunehmen. Tumore des Kolons, der Lunge und des Pankreas zeigen eine rückläufige Inzidenzrate (Butler et al. 2015).

Bemerkenswert ist, dass die Nachbeobachtungszeit der genannten Studien mit 2 bis 2,5 Jahren kurz ist, was von den Autoren teilweise auf die zügige Nierentransplantation der Patienten zurückgeführt wird. Die Übertragung dieser Daten auf Patienten im Eurotransplantraum ist möglich, jedoch ist ungewiss, inwiefern sich das Risiko und die Inzidenz der Tumorentstehung mit Ausdehnung der Dialysezeit verhalten. Die jüngsten Entwicklungen zeigen, dass die Wartezeit bis zur Nierentransplantation in Deutschland bei 6–8 Jahren liegt; Studien, die dies berücksichtigen, fehlen derzeit gänzlich.

▶ **Wichtig!**

- Die Tumorinzidenz ist in Patienten mit ESRD erhöht.
- Junge Patienten (<35 Jahre) und Patienten, die bei Dialysebeginn älter sind als 65 Jahre, haben ein höheres Risiko einen Tumor zu entwickeln.

23.1.4 Spektrum der Tumorentitäten chronisch und terminal niereninsuffizienter Patienten

Patienten mit chronischer und terminaler Niereninsuffizienz haben nicht nur im Vergleich zur nierengesunden Bevölkerung ein erhöhtes Risiko einen Tumor zu entwickeln, auch die Häufigkeit, mit der eine Tumorentität auftritt, unterscheidet sich erheblich. So finden sich mit besonderer Häufigkeit Tumore des Urogenitaltraktes, des Mundrachenraumes, des hämatopoetischen Systems, des Magen-Darm-Traktes und der Schilddrüse. Einzig die Inzidenzrate von Tumoren des Uterus scheint in Patienten mit ESRD erniedrigt zu sein (Maisonneuve et al. 1999; Butler et al. 2015; Stewart et al. 2009). Tab. 23.1 zeigt eine Zusammenstellung der standardisierten Tumorinzidenzraten der verschiedenen Tumorentitäten unter Berücksichtigung der Länder, in denen diese erhoben wurden.

23.1.5 Nierenzellkarzinom

Mit besonderer Häufigkeit zeigen Patienten mit chronischer und terminaler Niereninsuffizienz Tumore des Urogenitaltraktes, der Schilddrüse und anderer endokriner Organe (Stewart et al. 2009).

Tab. 23.1 Standardisierte Tumorinzidenzraten nach Ländern; * ohne Berücksichtigung nicht-melanomatöser Hauttumore. (Nach Maisonneuve et al. 1999; Butler et al. 2015; Stewart et al. 2009)

Tumor	Australien/Neuseeland	Europa	USA
Gesamt (exkl. Haut)	**1,8**	**1,1**	**1,2**
Mundhöle			
Gesamt	1,4	0,6	1,3
Mundhöhle	1,4	0,6	1,3
Zunge	1,91	2,0	1,8
Verdauungstrakt			
Gesamt	1,2	0,9	1,2
Magen	1,2	0,7	1,3
Intestinum	1,1	0,9	1,2
Leber	1,5	1,2	1,5
Respirationstrakt			
Gesamt	1,5	0,9	1,1
Lunge	1,4	0,9	1,1
Knochen, Haut, Brust*			
Gesamt	1,4	1,0	0,8
Brust	1,5	1,0	0,8
Urogenitaltrakt			
Gesamt	3,0	1,4	1,1
Cervix	4,0	1,6	2,5
Uterus	1,0	0,8	0,9
Andere weibliche Geschlechtsorgane	2,8	1,1	1,9
Prostata	1,2	0,9	0,7
Scrotum Penis		1,7	1,8
Harnblase	4,8	1,5	1,4
Niere	9,9	3,3	3,7
Andere/nicht spezifizierte			
Gesamt	2,3	1,1	2,2
Schilddrüse und andere endokrine Organe	5,9	1,9	2,4
Hämatopoetisches System			
Gesamt	1,6	1,3	2,5
Non Hodgkin Lymphom	1,4	1,0	1,6
Hodgkin Lymphom	4,7	1,0	1,6
Multiples Myelom	3,2	3,7	5,2
Leukämie	0,6	0,8	1,9

Nierenzellkarzinome (NZK) stehen an der Spitze der am häufigsten auftretenden urogenitalen Tumore, ihre standardisierte Inzidenzrate liegt bei 3.7 bis 9.9. Dabei ist im europäischen Raum die Inzidenzrate im Vergleich zur Normalbevölkerung um das Vierfache erhöht, in Japan liegt sie sogar zehnfach höher. Hierbei scheinen junge Patienten (<35 Jahre) ein besonders hohes Risiko zu tragen (SIR 18–98). Auch eine der Niereninsuffizienz zugrundeliegende toxische, infektiöse oder obstruktive Nephropathie scheint das Risiko zu erhöhen (SIR 4,6–13,7). Das Risiko, ein NZK zu entwickeln, steigt in Europa und den USA mit der Dauer der Dialysezeit an, in Australien hingegen ist das Risiko innerhalb des ersten Dialysejahres am höchsten, fällt dann leicht ab, um erneut anzusteigen. In der Hälfte der Fälle tritt das NZK multilokulär auf, in einem Drittel hiervon finden sich verschiedene Typen des NZKs (Tickoo et al. 2006).

Histologisch zeigen sich vornehmlich drei Typen von Nierenzellkarzinomen, dies sind zum einen NZKs, die denen Nierengesunder gleichen (klarzellige, papilläre und chromophobe NZK), zum anderen NZKs, die in Nierengesunden nicht gefunden werden, wie das klarzellig papilläre NZK und das Nierenzellkarzinom bei erworbenen zystischen Nierenerkrankungen (ACDA NZK). Klarzellig papilläre NZKs und ACDA NZKs wurden im Jahr 2016 in die revidierte Fassung der Tumorklassifikationen der Weltgesundheitsorganisation WHO aufgenommen und damit als mit ESRD-assoziierte Tumore berücksichtigt (Kondo et al. 2018). Anders als bei Nierengesunden, treten papilläre Nierenzellkarzinome deutlich häufiger auf und repräsentieren bis zu 50 % aller NZKs von Patienten mit CKD (15 % bei Nierengesunden). Darüber hinaus findet sich ein weiterer Typ des Nierenzellkarzinoms, der histologisch keinem klassischen Typ des Nierengesunden zugeordnet werden kann, das *Nierenzellkarzinom bei erworbenen zystischen Nierenerkrankungen (ACD-associated NZK).* Die Tumorzellen des ACDA NZK erscheinen kribiform und siebzellartig, das Zytoplasma ist abundant mit eosinophilen Granula durchsetzt. Innerhalb des Tumors finden sich häufig Ablagerungen von Oxalatkristallen. Diese eigene Entität des NZKs betrifft vornehmlich Patienten mit ESRD und Nierenzysten. Der tumorösen Entartung geht die Krankheit der erworbenen Nierenzysten voraus (engl. aquired cystic disease of the kidney [ACDK]), bei der mindestens drei Zysten zur Diagnosestellung vorliegen müssen. Die Nierenzysten entstehen hierbei durch Proliferation von epithelialen Tubuluszellen aller Segmente und können wenige Millimeter bis mehrere Zentimeter groß werden (Inoue et al. 2007). Die Entstehung von Nierenzysten nimmt mit der Dauer der Dialyse zu und liegt bei 40–60 % der Patienten nach 5 Jahren vor. Das ADCA NZK ist der am häufigsten anzutreffende maligne Nierenzelltumor bei Dialysepatienten (36–46 %). Dialysepatienten mit erworbenen Zysten haben eine bis zu 100-fach erhöhte Inziden, diesen Nierenzellkarzinomtyp zu entwickeln. So liegt die Nierenzellkarzinominzidenz mit 4–7 % deutlich über jener der Normalbevölkerung (Tickoo 2013). Mit fortschreitender Dialysedauer nimmt die Inzidenz des ACDA NZK zu und erreicht nach 10–15 Jahren das Maximum. Hierbei scheint die Art der Dialyse, Peritoneal- vs. Hämodialyse, keinen Einfluss auf das Risiko zu haben.

Die Ursachen der Tumorentstehung sind bisher ungeklärt, Vitamin-D-Mangel, chronische Inflammation und die natürlich Immunsuppression des ESDR-Patienten werden vermutet, wissenschaftliche Belege fehlen jedoch. Mutationen des Von-Hippel-Lindau-Gens, wie sie ursächlich oft dem klassischen klarzelligen NZK zugrunde liegen, konnten nicht gefunden werden (Inoue et al. 2007).

23.2 Management von Tumorerkrankungen bei chronisch Nierenkranken

Das Management von Tumorpatienten mit chronischer Niereninsuffizienz weist einige Besonderheiten gegenüber dem Nierengesunder auf. Allem voran hängt die Menge und Art sowie die Toxizität einer medikamentösen Therapie häufig von der Nierenfunktion ab, hier sei auf das Kap. 13 verwiesen.

Das Allgemeine Vorgehen bei vermuteter Tumorerkrankung umfasst zunächst die Diagnosesicherung und damit Klassifizierung des Tumors. Es kann sich zur Stadieneinteilung eine Ausbreitungsdiagnostik anschließen. Hiernach wird, unter Berücksichtigung ggf. vorliegender Organinsuffizienzen (Herz, Niere, Lunge), ein mögliches Therapieschema erstellt. Das Ansprechen auf die Therapie wird durch Folge- und Staginguntersuchungen kontrolliert. Im Folgenden soll auf Besonderheiten und Risiken der Durchführung von CT- und MRT-Untersuchungen bei Patienten mit CKD und ESRD eingegangen sowie der Frage nachgegangen werden, ob die CKD-Basistherapie fortgeführt werden kann.

23.2.1 Detektion von Tumoren und Ausbreitungsdiagnostik

Wird in einem Patienten mit CKD oder ESDR durch Früherkennung oder akzidentiell ein Tumor diagnostiziert, wird zur Ausbreitungsdiagnostik oft ein schnittbildgebendes Verfahren angewendet. Dialysepatienten sind im Allgemeinen einer hohen Strahlenbelastung ausgesetzt, innerhalb von 3,5 Dialysejahren wird jeder Patient mindestens einmal ionisierten Strahlen ausgesetzt, 66 % hiervon kommen durch eine CT-Untersuchung zustande, die mediane Strahlendosis in diesem Zeitraum beträgt 21,7 mSv. Ein Drittel der Patienten sind > 10 mSv pro Patientenjahr ausgesetzt, einer von acht Patienten hat eine kumulative Dosis von > 75 mSv (Kinsella et al. 2010). Zum Vergleich liegt die durchschnittliche jährliche Strahlenbelastung durch die Umwelt etc. bei ca. 3 mSv, bei beruflicher Exposition darf die jährliche Belastung 20 mSv nicht überschreiten. Es wird geschätzt, dass mit einer Latenzzeit von 10–40 Jahren 0,05 % Tumore zusätzlich bei einer Strahlendosis von 10 mSv auftreten, durch ein einziges Röntgenbild des Thorax erhöht sich das Lebenszeitrisiko, eine Krebserkrankung zu entwickeln, von 25,0 % auf 25,001 % (Grooterhorst 2014). Tab. 23.2 zeigt die typischen Dosiswerte häufig in CKD/ESDR-Patienten durchgeführter Untersuchungen. Insbesondere bei Patienten mit

Tab. 23.2 Typische Dosiswerte von Untersuchungen, die gehäuft in Patienten mit CKD/ESRD durchgeführt werden

Untersuchung	Dosiswert
CT Schädel nativ	2,0 mSv
Angio-CT Schädel	15,0 mSV
Röntgen Thorax	0,01 mSv
CT Thorax nativ	4,0 mS
CT Abdomen	20,0 mSv
Koronarangiographie	3,3 mSv
Perkutane koronare Intervention	15 mSv

CDK/ESRD sollte daher, wenn möglich, im Rahmen der Diagnostik die Anwendung alternativer Untersuchungsmethoden, wie Sonographie, bevorzugt werden.

Einige Faktoren sollten bei der Durchführung bildgebender Verfahren, insbesondere in CDK/ESDR-Patienten, bedacht werden. Auf diese wird im Folgenden eingegangen.

▶ **Wichtig!**

- Dialysepatienten sind einer hohen Strahlenbelastung ausgesetzt, die das Risiko der Krebsentstehung erhöhen kann.

23.2.1.1 Kontrastmittelapplikation

Die Anfertigung computertomographischer (CT) Schnittbilder zur Ausbreitungs- oder Tumordiagnostik erfordert meist die intravenöse Applikation von Kontrastmittel (KM), was die Abgrenzung anatomischer Strukturen verbessert. Die Wirkungsweise des Kontrastmittels beruht auf seinem hohen Molekulargewicht, welches zur Absorption von Röntgenstrahlung führt und damit schattengebend ist. Es werden zumeist iodhaltige oder iodsubstituierte Kontrastmittel verwendet, die nach i.v.-Injektion zu 90 % renal eliminiert werden.

23.2.2 Kontrastmittel-Nephropathie

Ein Anteil von 2,3–11 % der Patienten, denen KM appliziert wird, entwickelt ein akutes Nierenversagen im Sinne einer Kontrastmittel-Nephropathie. Hiervon ist in ca. 90 % der Patienten eine chronische Niereninsuffizienz vorbestehend. Ein bis sieben Tage nach i.v.-KM-Gabe kommt es zu einem Abfall der GFR, der Kreatininspitzenwert ist im Mittel nach 2–5 Tagen erreicht. In der Regel handelt es sich um ein nicht-oligurisches Nierenversagen, das reversibel ist, dennoch benötigen 0,4 % der Patienten mit Kontrastmittel-Nephropathie eine dauerhafte Dialysebehandlung (Pannu et al. 2006). Aus zahlreichen Studien wissen wir, dass die Kontrastmittel-Nephropathie insbesondere bei Patienten mit Risikofaktoren auftritt, wie sie in Tab. 23.3 aufgeführt sind.

Tab. 23.3 Risikofaktoren, die das Auftreten einer Kontrastmittel-Nephropathie begünstigen. (Nach Pannu et al. 2006)

Patienten-assoziiert	Nicht Patienten-assoziiert
Chronische Niereninsuffizienz (GFR < 60 ml/min/1,73 m^2)	Hochosmolares KM
Diabetes Mellitus	Ionisches KM
Angeborener Herzfehler	Hohes KM Volumen
Hypertension/Hypotension	
LVEF < 40 %	
Alter	

Dabei haben Patienten mit CKD und Diabetes mellitus das höchste Risiko, ein akutes Nierenversagen zu entwickeln, es liegt vierfach über dem der Gesunden. Ein vermindertes, effektiv zirkulierendes Blutvolumen wie bei eingeschränkter Ejektionsfraktion, Diuretika-Einnahme, Hypotension und Schock erhöhen ebenfalls das Risiko stark. Unter den iodhaltigen Kontrastmitteln werden hoch- und niedrigosmolare Formulierungen unterschieden, letztere sind mit 1–3 % allgemein deutlich nebenwirkungsärmer (vs. 5–12 % hochosmolarer KM), weshalb in Deutschland nur noch nichtionische Kontrastmittel niedriger Osmolarität (<600 mOsm/kg) zur i.v.-Gabe zugelassen sind. Das Auftreten einer Kontrastmittel-Nephropathie ist durch Gabe von iso-osmolaren Kontrastmittel deutlich zurückgegangen und wird in 2,3–11 % der Patienten mit CKD beobachtet (Pannu et al. 2006). In zahlreichen Studien wurde der präventive Einfluss von Hydratation, Acetylcystein, Natriumbicarbonat, Vasodilatatoren, Hämodialyse, Hämofiltration etc. untersucht. In der kürzlich veröffentlichten AMACING-Studie wurde der Einfluss der alleinigen Hydratation mit NaCl 0,9 % in Patienten mit einer GFR von 30–60 ml/min/1,73 m^2 auf das Auftreten einer Kontrastmittel-Nephropathie untersucht. Die Patienten erhielten NaCl 0,9 % (3–4 ml/kg Körpergewicht NaCl 0,9 % 4 h vor und nach oder 1 ml/kgKG NaCl 0,9 % 24 h vor und nach der KM-Applikation) oder keine Hydratation (Kontrollgruppe). Ein Anstieg des Kreatinins um 25 % innerhalb von 2–6 Tagen nach KM-Gabe wurde als Nierenversagen gewertet, ca. 300 Patienten wurden pro Gruppe untersucht. Es ergab sich aus dieser Studie, dass die Hydratation dem Nichtstun nicht überlegen ist und sogar mit einer höheren Komplikationsrate einhergeht sowie deutlich teurerer ist. Einzig die Risikogruppe der Diabetiker profitierte in geringem Maße von einer peri-interventionellen Hydratation (Nijssen et al. 2017). In einer weiteren großangelegten Studie zeigten Weisbord et al., dass die i.v.-Gabe von Natriumbicarbonat der Gabe von i.v. NaCl 0,9 % nicht unterlegen ist, sowie dass die zusätzliche Gabe von Acetylcystein keinen Benefit gegenüber Placebo zeigt (Weisbord et al. 2018).

Die aktuelle Leitlinie der KDIGO empfiehlt zur Prävention eines KM-induzierten Nierenversagens für Patienten mit Risiko (Palevsky et al. 2013):

- Niedrigste mögliche KM-Dosis wählen
- Iso- oder niederosmolares KM verwenden
- i.v.-Volumengabe mit NaCl 0,9 % oder Natriumbicarbonat
- Keine alleinige orale Volumensubstitution
- Orale Gabe von Acetylcystein zusammen mit i.v. NaCl 0,9 %
- Keine Gabe von Thophyllin, Fenoldopam
- Keine prophylaktische Durchführung einer Hämodialyse oder -filtration

23.2.3 Entfernung von iodhaltigem Kontrastmittel in dialysepflichtigen Patienten

Die Überlegung iodhaltiges Kontrastmittel nach dessen Applikation in bereits dialysepflichtigen Patienten zu entfernen, basiert auf den theoretischen Überlegungen, dass I) durch die Hyperosmolarität ein Lungenödem entstehen könnte und dass II) in oligurischen Patienten die Diurese komplett versiegen könnte. Beide Argumente sind durch Studien bisher nicht belegt. Einige Studien zeigen jedoch, dass Patienten bzgl. Blutdruck, EKG, Gewicht etc. keine Verschlechterung nach KM-Gabe zeigten und damit eine sofortige Dialyse nicht durchgeführt wurde (Younathan et al. 1994). Leider fehlen randomisierte Studien, die den tatsächlichen Benefit der unmittelbaren Dialyse belegen. Klar ist, dass, wenn iodhaltiges Kontrastmittel entfernt werden soll, dies am effektivsten durch Hämodiafiltration oder high-Flux-HD erfolgt (Schindler et al. 2001). Aufgrund der schwachen Datenlage kommt die Europäische Gesellschaft für Urogenitale Radiologie (ESUR) in ihrer Leitlinie zur Kontrastmittelgabe zu dem Schluss, dass eine Abstimmung der Zeit der Kontrastmittelinjektion mit der Hämodialysesitzung nicht erforderlich ist. Darüber hinaus ist eine zusätzliche Hämodialyse zur Kontrastmittelelimination nicht notwendig (ESUR 2019).

23.2.4 Nephrogene fibrosierende Dermopathie und nephrogene systemische Fibrose

Die nephrogene fibrosierende Dermopathie (NFD) ist eine seltene Erkrankung, die durch eine sklerodermiforme Verdickung der Haut gekennzeichnet ist. Es sind zumeist die peripheren Extremitäten betroffen, gelegentlich fortschreitend zum Rumpf, nie jedoch ist das Gesicht betroffen. Sind auch Gelenke und innere Organe betroffen wird die Erkrankung als nephrogene systemische Fibrose (NSF) bezeichnet, sie kann einen schwerwiegenden Verlauf nehmen und tödlich enden. Seit den 1990er Jahren wurden mehr als 800 Fälle dokumentiert. Die Diagnosestellung erfolgt histopathologisch, es zeigen sich hier verdickte Kollagenbündel mit umgebenden Spalten, Muzinablagerungen, Vermehrung von Fibroblasten und elastischen Fasern. Diese erstmals im Jahr 2000 beschriebene Erkrankung trat damals in dialysepflichtigen Patienten auf, sechs Jahre später wurde der Zusammenhang mit der Applikation Gadolinium-haltiger Kontrastmittel hergestellt, die intravenös zur Magnetresonanztomographie gegeben werden. Die NDF/NSF tritt in einem Zeitraum von zwei Wochen bis 6 Monaten nach Kontrastmittelgabe auf, mit einer Häufung im dritten Monat. Die meisten Patienten, die eine NDF/NSF entwickeln, haben eine stark eingeschränkte Nierenfunktion mit einer GFR < 30 ml/min/1,73 m^2 oder sind dialysepflichtig. Als weitere Risikofaktoren werden Azotämie, Erythropoetintherapie und kürzlich stattgehabte Shunt-Operationen diskutiert (Grobner 2006). Gadolinium-haltige Kontrastmittel werden zu 97 % renal mit einer Halbwertszeit von ca. 1,3 h eliminiert. Mit zunehmender Niereninsuffizienz verlängert sich die Halbwertszeit auf 30 bis 52 h in Dialysepatienten. Der Pathomechanismus ist nicht endgültig geklärt, es könnte aber durch eine Verlängerung der Halbwertszeit zu einer Dissoziation des Gadoliniums von seiner chelatierten Form kommen und so zu einer gesteigerten Exposition des Gewebes, durch freigesetzte Zytokine würden Fibrozyten angelockt und der fibrotische Prozess initiiert (Perazella 2007). Gadolinium wird effektiv durch Dialyse entfernt, nach einer einmaligen Standardbehandlung sind 65 % eliminiert, zur kompletten Entfernung des KM in ESDR-Patienten sind drei Hämodialysen notwendig. Ob die Entfernung durch Peritonealdialyse wirklich möglich ist, ist nicht endgültig geklärt, wird dies versucht, sollte wahrscheinlich für 48 h per Cycler mit 10–15 Zyklen dialysiert werden (Murashima et al. 2008), wird CAPD durchgeführt, so sind nach 22 Tagen nur 69 % des Gadoliniums entfernt (Joffe et al. 1998). Die Gesellschaft für Urogenitale Radiologie (ESUR) empfiehlt in ihrer Leitlinie *gadolinium-based contrast media and nephrogenic systemic fibrosis* die Gabe des KM mit dem Hämodialysezeitpunkt abzustimmen und diese so früh wie möglich nach der Gabe durchzuführen. Die Leitlinie sieht vor, dass der überweisende Arzt zum Vorgehen bei Gadoliniumgabe unter Peritonealdialyse befragt wird. Generell ist die Gadoliniumgabe dem Benefit der Untersuchung gegenüber zu stellen und das Risiko einer NDF/NSF abzuwägen. Für die gängigen Kontrastmittel, wie Primovist oder Gadovist, sind bisher keine Fälle einer NDF/NSF beschreiben worden (Thomsen 2007).

Es existiert keine Standardtherapie der NDF/NSF, begrenzter Erfolg ist durch die Gabe von Steroiden, Rituximab, PUVA oder Plasmapherese berichtet worden.

Wichtig!

- Die NSF tritt meist in Patienten mit CKD (GFR < 30 ml/min/1,73 m^2) oder dialysepflichtigen Patienten auf, die Gadolinium-haltiges Kontrastmittel i. v. erhalten.
- Risikofaktoren sind Azotämie, Erythropoetingabe oder kürzlich stattgehabte vaskuläre Intervention.
- Die Entfernung des Gadoliniums in ESDR-Patienten gelingt durch drei Hämodialysen oder ggf. durch eine 48-stündige intensivierte PD mittels Cycler (10–15 Zyklen).

23.2.5 Basistherapie bei CKD und die Fortführung nach Tumordiagnose

Der zunehmende Verlust der Nierenfunktion führt zur Störung der endokrinen Nierenfunktion und damit u. a. zu einem Abfall des Erythropoetinspiegels und in dessen Folge zu einer renalen Anämie. Die renale Anämie kann bereits ab einer Einschränkung der GFR < 60 ml/min/1,73 m^2 auftreten. Die Therapieempfehlung nach KDIGO umfasst den Beginn einer Erythropetinersatztherapie bei Unterschreiten eines Hämoglobinwertes < 10 g/dl, Therapieziel ist ein Hämoglobinwert zwischen 9–10 g/dl (Drueke und Parfrey 2012). Mehr als die Hälfte nierengesunder Patienten mit soliden Tumoren entwickelt während der Tumortherapie eine Anämie, in mehr als der Hälfte aller Patienten erfolgt mindestens einmalig eine Bluttransfusion.

Die Fortführung der Erythropoetingabe ist umstritten. In der groß angelegten TREAT-Studie wurden die negativen Effekte der Darbepoetin-Gabe in 600 Patienten untersucht. Die Posthoc-Analyse von Patienten mit Tumorvorgeschichte erbrachte, dass signifikant mehr Patienten der Gruppe mit Erythropoetingabe durch die Tumorerkrankung starben (7,4 %) als in der Placebogruppe (0,6 %) (Pfeffer et al. 2009). Auch in weiteren randomisierten Studien konnte gezeigt werden, dass Tumorpatienten, die Erythropoetin erhielten, ein erhöhtes Risiko der Tumorprogression haben sowie ein reduziertes Gesamtüberleben. Durch das National Institute for Health and Care Excellence wurden etliche Studienpatienten evaluiert, hier kam man zu dem Ergebnis, dass innerhalb der Grenzen der Marktzulassung von Erythropoetinersatzpräparaten, die Anwendung in Tumorpatienten sicher zu sein scheint (Erythropoiesis-stimulating agents [epoetin und darbepoetin] for treating anaemia in people with cancer having chemotherapy 2014). Tab. 23.4 gibt einen Überblick über die Empfehlungen der verschiedenen europäischen und amerikanischen Fachgesellschaften (für eine Zusammenfassung des Themas siehe Aapro et al. 2018).

23.3 Tumorscreening bei chronisch Nierenkranken

Da Patienten mit chronischer Niereninsuffizienz ein erhöhtes Risiko der Entwicklung von Tumoren tragen, erscheint es naheliegend, diese Patienten auf das Vorhandensein von Tumoren systematisch zu untersuchen.

Wie für nierengesunde Individuen gelten für nierentransplantierte Patienten sowie Patienten mit Niereninsuffizienz die allgemeinen Empfehlungen zur Krebsfrüherkennung, die aus Tab. 23.5 entnommen werden können. Ob Patienten mit terminaler Niereninsuffizienz von einem Screening profitieren, ist Gegenstand einer anhaltenden Diskussion, wahrscheinlich ist es nur eine Subgruppe von Patienten, die gescreent werden sollte. Auf Besonderheiten, Limitation und Empfehlungen soll im Folgenden eingegangen werden.

Tab. 23.4 Empfehlungen verschiedener Fachgesellschaften zur Gabe von Erythropoetinpräparaten bei Anämie und Tumorerkrankung und/oder Niereninsuffizienz

Gesellschaft/Institution	Empfehlung	Referenz
NICE	Erythropoetingabe unbedenklich, wenn Grenzen der Marktzulassung eingehalten werden (Gabe bei Hb 10–12 g/dl)	Erythropoiesis-stimulating agents (epoetin und darbepoetin) for treating anaemia in people with cancer having chemotherapy. 2014
The Renal Association	Erythropoetingabe nur mit äußerster Vorsicht (Gabe bei Hb 10–12 g/dl)	Mikhail et al. 2017
American Society of Clinical Oncology and the American Society of Haematology	Erythropoetingabe nur mit äußerster Vorsicht, insbesondere, wenn ein kurativer Ansatz besteht (Gabe bei Hb < 10 g/dl)	Rizzo et al. 2010
KDIGO	Erythropoetingabe nur mit äußerster Vorsicht bei aktiver Krebserkrankung, insbesondere, wenn ein kurativer Ansatz besteht sowie in der Vorgeschichte ein Schlaganfall bestand oder ein Tumorleiden vorlag (Gabe bei Hb < 10 g/dl)	Kidney Disease: Improving Global Outcomes Transplant Work, G. 2009

Tab. 23.5 Allgemeine Krebsfrüherkennungsempfehlungen. LJ = Lebensjahr

	Frau	Mann
Geschlechtsorgane	Jährlich gynäkologische Untersuchung mit Portio-Abstrich ab 20. LJ	–
Brust	2-jährliche Mammographie ab dem 50. LJ	–
Prostata	–	Jährliche urologische Untersuchung mit Abtasten der Prostata ab 45. LJ
Haut	2-jährliche Hautuntersuchung ab 35. LJ	
Kolon	Jährlich Hämokkulttest oder 10-jährlich Koloskopie ab 55. LJ	

23.3.1 Früherkennung des Kolonkarzinoms

Patienten mit ESDR haben eine erhöhte Tumorinzidenzrate von Tumoren des Magen-Darm-Traktes (SIR 1,2) (Maisonneuve et al. 1999; Butler et al. 2015; Stewart et al. 2009). Eine Koloskopie oder ein Hömokkulttest zur Detektion von Blut im Stuhl können in CKD-Patienten durchgeführt werden, allerdings sind bestimmte Aspekte der Koloskopievorbereitung und die eingeschränkte Aussagekraft des Hämokkulttests zu berücksichtigen.

23.3.1.1 Koloskopie

Im Jahre 2002 wurde die Koloskopie als Vorsorgeuntersuchung zur Detektion von Darmkrebs eingeführt, die jährliche Beteiligungsrate liegt bei 2,2 %. Seit Beginn des Screenings wurden geschätzt 100.000 Darmkrebsfälle verhindert und 50.000 in einem frühen Stadium erkannt. Auch Patienten mit Niereninsuffizienz sollten die Möglichkeit der Vorsorge wahrnehmen. Nach den aktuellen Leitlinien der KDIGO ist bei Patienten mit einer GFR < 60 ml/min/1,73 m^2 jedoch insbesondere darauf zu achten, dass auf orale Abführlösungen, die Natriumphosphat enthalten, verzichtet wird (Inker et al. 2014). Unter der Anwendung dieser Abführmittel kann es zu einem akuten und irreversiblen Nierenversagen durch die Ablagerung von Kalziumphosphat kommen. Früh nach der Einnahme werden zunächst eine ausgeprägte Hyperphosphatämie sowie Hypokalzämie beobachtet, Tage bis Wochen später bildet sich dann das akute Nierenversagen aus. Um dieses als Phosphat-Nephropathie klassifiziertes Nierenversagen zu verhindern, können Natriumsulfat oder -chloridhaltige Präparate zur Vorbereitung verwendet werden (Moviprep®, Picoprep®). Es scheint, als wären Patienten mit einer Einschränkung der GFR < 60 ml/min/1,73 m^2, einem Alter > 60 Jahre, weiblichen Geschlechts, Hypertension, Diabetes, Herzinsuffizienz, Dehydratation, einer aktiven Kolitis, gleichzeitiger Einnahme von Diuretika, RAAS-Hemmern, Lithium, Hypoparathyreoidismus und mehrfacher Einnahme natriumphosphathaltiger Abführmittel besonders gefährdet.

> **Wichtig!**
> - Da natriumphosphathaltige Abführmittel bei einer GFR < 60 ml/min/1,73 m^2 zu einem akuten irreversiblen Nierenversagen durch die Ablagerung von Kalziumphosphat führen kann, sollten diese Präparate bei Patienten mit CKD vermieden werden.

23.3.1.2 Hämokkulttest

Der Hämokkulttest detektiert nicht sichtbares Blut im Stuhl, ist er positiv, kann dies auf das Vorhandensein eines Kolon- oder Rektumkarzinoms hinweisen. Er kann der Koloskopie vorgeschaltet ab dem 50. Lebensjahr alle zwei Jahre durchgeführt werden. In Nierengesunden liegt die Sensitivität des Tests bei 40 %, die Spezifität ist allerdings mit 95 % sehr hoch. Patienten mit chronischer Niereninsuffizienz oder ESDR weisen eine höhere Rate an okkulten gastrointestinalen Blutungen auf als die Normalbevölkerung. Ohne Hinweis auf eine stattgehabte Blutung ist der Hämokulttest in 18,8 % der CKD-, 6,3 % der HD- und 7,3 % der CAPD-Patienten positiv, nur in den wenigsten Fällen findet sich tatsächlich ein Tumor (Akmal et al. 1994). Werden Patienten mit CKD oder EDSR aufgrund eines positiven Hämokkulttests mittels Koloskopie untersucht, zeigen mehr als die Hälfte der Patienten kein klinisch relevantes Korrelat. Bei 15–20 % der Patienten finden sich Adenome, bei 5–13 % Karzinome und zu einem beträchtlichen Anteil von 1,7–6,1 % der Fälle eine vaskuläre Ektasie (Bini et al. 2006). Damit liegt die Rate an Patienten mit positivem Hämokkulttest und Tumor deutlich unter der Rate Nierengesunder mit positivem Hämokkulttest, die 40 % beträgt.

Wichtig!
- Patienten mit CKD oder ESDR haben häufig einen positiven Hämokkulttest, der allerdings deutlich seltener auf einen Tumor hindeutet, als in der nierengesunden Bevölkerung.

23.3.2 Früherkennung des Mammakarzinoms

Das Mammakarzinom ist das häufigste Malignom der Frau, ab dem 50. bis zum 69. Lebensjahr ist die Durchführung einer Mammographie alle zwei Jahre zur Früherkennung des Mammakarzinoms empfohlen. Die Sensitivität der Mammographie liegt bei 83 %, die Spezifität bei 97 %. Malignitätssuspekte Befunde zeigen punktförmige, linienartige oder unregelmäßige Kalzifikationen. Patienten mit CKD und insbesondere ESDR-Patienten zeigen gehäuft vaskuläre, aber auch extravaskuläre Kalzifikationen, diese können ebenso die Brustdrüsen betreffen. Der Anteil an Frauen mit Brustdrüsenverkalkungen unter den Dialysepatientinnen ist mit 84,4 % signifikant höher als in der altersgematchten gesunden Bevölkerung (59,3 %). Die meisten Kalzifikationen werden als benigne eingestuft, trotzdem ist der Anteil an Frauen mit suspekten und abklärungsbedürftigen Läsionen fast achtfach höher unter Dialysepatientinnen (8,8 % versus 1,16 %) (Castellanos et al. 2006). Da die Tumorinzidenzrate des Mammakarzinoms 1,5, jedoch nicht 8 beträgt, ist von einer deutlich schlechteren Sensitivität der Mammographie für Dialysepatientinnen auszugehen.

Es gibt derzeit keine klaren Empfehlungen, ob Dialysepatientinnen, die älter als 50 Jahre sind, tatsächlich auf das Vorhandensein eines Mammakazinoms untersucht werden sollten oder nicht. Ob sie von einer frühen Tumordiagnostik profitieren oder nicht, ist nicht endgültig geklärt. Hinweise liefern die Ergebnisse einer größeren Analyse von 17.000 Dialysepatientinnen aus den USA (Walter et al. 2006). 75 % der Patientinnen starben innerhalb von fünf Jahren nach Dialysebeginn. Die zweijährige Mammographierate lag bei 25 %. Das Risiko, an einem nach Beginn der Dialyse neu diagnostizierten Mammakarzinom zu sterben, lag in dieser Studie bei 0,2 % innerhalb von fünf Jahren. Zum Vergleich lag das Risiko an einer kardiovaskulären Komplikation im gleichen Zeitraum zu versterben hingegen bei 30 %. Hinzu kommt, dass ca. 6 % der Dialysepatientinnen, bei denen ein Mammakazinom diagnostiziert wurde, durch das Mammakarzinom starben, 60 % hingegen durch andere Ursachen. Von den Patientinnen, die gescreent wurden, starben 13 % bereits innerhalb des ersten Jahres nach Dialysebeginn. Als Konsequenz ihrer Beobachtungen leiten die Autoren ab, dass nicht alle Patientinnen mit ESDR systematisch gescreent werden sollten, sondern, wenn überhaupt, jene, von denen ein Überleben von mehr als fünf Jahren angenommen wird, bei denen also keine Risikofaktoren wie hohes Alter, Herzinsuffizienz, vaskuläre Erkrankungen, geringer Bodymaßindex vorliegen. Unter dieser Berücksichtigung kann das Mammographiescreening jedoch 250 Tage Lebensverlängerung bedeuten (Walter et al. 2006).

> **Wichtig!**
> - Die Mammographie zeigt signifikant häufiger malignitätssuspekte Kalzifikationen in Dialysepatientinnen.
> - Es scheint, als würden Patientinnen von einer Mammographie profitieren, die eine hohe Lebenserwartung haben.

23.3.3 Früherkennung des Prostatakarzinoms

Das Prostatakarzinom ist das häufigste Karzinom des Mannes, jährlich erkranken ca. 60.000 Männer. Die allgemeine Vorsorge wird ab einem Alter von 40 Jahren empfohlen, bei Vorliegen einer positiven Familienanamnese sogar schon ab dem 35. Lebensjahr. Aufgrund des langsamen Wachstums des Tumors und der Tendenz, erst nach langer Zeit zu metastasieren, liegt die 5-Jahresüberlebensrate derzeit bei 93 %. Die Früherkennung des Prostatakarzinoms erfolgt durch die digital rektale Untersuchung, deren Sensitivität 51–67 % und Spezifität 91–96 % beträgt. Die Messung des prostataspezifischen Antigens (PSA) als Tumormarker wird derzeit als Screeningparameter nicht routinemäßig empfohlen, kann auf Wunsch und Kosten eines Patienten jedoch durchgeführt werden. Diverse Studien an männlichen Dialysepatienten wurden durchgeführt und zeigen, dass PSA unter der Verwendung üblicher Lowflux-Membranen nicht dialysiert wird. Es zeigt sich aber mit Ansteigen des Hämatokritwertes nach der Dialyse ein Anstieg des PSA-Wertes, damit unterliegt dieser Wert den Schwankungen der Hämokonzentration, was bei der Interpretation der Ergebnisse berücksichtigt werden sollte (Tarhan et al. 2007).

> **Wichtig!**
> - Der PSA-Wert unterliegt den Schwankungen der Hämodilution bzw. -konzentration, die vor und nach einer Dialyse auftreten und ist dementsprechend zu interpretieren.

23.3.4 Erweitertes Screening

Aufgrund des z. T. stark erhöhten Risikos der Entwicklung von z. B. Tumoren des Urogenitaltraktes und der Schilddrüse bei Patienten mit ESRD, stellt sich die Frage, ob für diese Tumore eine gezielte Früherkennung durchgeführt werden sollte. Die KDIGO berücksichtigt das Thema eines erweiterten Screenings in den Leitlinien von

Patienten mit CKD nicht, daher gibt es für den europäischen Raum derzeit keine klare Empfehlung. In den USA hat man versucht, sich dieser Problematik unter Berücksichtigung der Überlebensverbesserung durch Früherkennung, der Testgenauigkeit und der Kosten-Nutzen-Verteilung zu nähern. Einige Analysen zeigen, dass durch die Standard-Früherkennung lediglich fünf Tage Lebensverlängerung erreicht werden (betrachtet man das gesamte Kollektiv von Dialysepatienten), daher wird Früherkennung nur als individuelle Entscheidung empfohlen (zusammengefasst in Cohen et al. 2015).

Eine Früherkennung des Nierenzellkarzinoms durchzuführen, wird kontrovers diskutiert. So werden vor allem die hohe Strahlenbelastung bei Durchführung einer CT, das Risiko einer nephrogenen systemischen Fibrose bei Durchführung einer MRT und die Operationsrisiken und -komplikationen bei häufig protrahiertem Verlauf der Tumorerkrankung als Argumente gegen ein generelles Screening angeführt. Auf der anderen Seite hat sich insbesondere für junge Patienten ein Überlebensvorteil gezeigt, wenn ein Screening durchgeführt wurde. Für Patienten, die auf der Warteliste zur Nierentransplantation stehen, wird durch die KDIGO ein Screening für jene mit erhöhtem Risiko (Langzeitdialyse, positive Familienanamnese, ACKD und Analgetikanephropathie) empfohlen (Kidney Disease: Improving Global Outcomes Transplant Work, G. 2009). Dies ist wahrscheinlich auch das korrekte Vorgehen für Dialysepatienten, die nicht transplantiert werden möchten, hierzu aber prinzipiell infrage kämen. Untersuchungen, ob das Screening auf Blasen-, Lungen- oder Schilddrüsenkarzinome einen Überlebensvorteil ergibt, und wenn ja, für welche Patientengruppe, fehlen gänzlich. Zusammenfassend scheint die Früherkennung, egal welchen Tumors, insbesondere Patienten zugute zu kommen, die eine lange Lebenserwartung trotz Dialysetherapie haben.

▶ **Wichtig!**

- Es gibt derzeit keine Leitlinien zur Durchführung von Tumorscreenings in Dialysepatienten. Es scheinen Patienten mit hoher Lebenserwartung am ehesten von einem Screening zu profitieren.
- Patienten mit ESRD, die auf der Warteliste zur Transplantation stehen, sollen ein Tumorscreening durchlaufen.

23.4 Dialyse niereninsuffizienter Patienten mit Tumorerkrankung

Tumorerkrankungen können Patienten betreffen, die bereits dialysepflichtig sind, ebenso kann eine Tumorerkrankung zu einer dialysepflichtigen Niereninsuffizienz führen. Die epidemiologischen Aspekte von Tumorerkrankungen in Patienten mit ESDR können dem Abschn. 23.1. entnommen werden. Patienten mit normaler Nierenfunktion können therapiebedingt oder durch die Tumorerkrankung selbst ein akutes Nierenversagen entwickeln, das Auftreten eines solchen ist mit einem reduzierten Gesamtüberleben assoziiert (siehe Kap. 3 und 4). In diesem Kapitel sollen die ethischen Aspekte der Dialysetherapie im Sinne einer „unterstützenden Pflege“, sog. „supportive care“, bei tumorkranken Patienten dargelegt werden. Einzelheiten zu den Folgen der aktiven Beendigung der Dialyse in ESDR-Patienten palliativer Situationen finden sich in Abschn. 23.5.

23.4.1 Geteilte Entscheidungsfindung und Advance Care Planning (ACP)

Die geteilte Entscheidungsfindung beschreibt den Prozess der Kommunikation zwischen Arzt und Patient, aus dem hervorgeht, welche spezifischen therapeutischen Schritte, vor dem Hintergrund des Patientenwillens, im Krankheitsverlauf ergriffen werden können oder sollen. Im Speziellen werden hierbei Vor- und Nachteile bestimmter Therapeutika oder therapeutischer Verfahren diskutiert. Dies ist insbesondere vor dem Hintergrund der Einleitung einer Dialysetherapie wichtig, vor welcher die Vor- und Nachteile sowie Alternativen mit dem Patienten diskutiert werden sollten. Hierbei sind die Prognose und deren Darlegung gegenüber dem Patienten von entscheidender Bedeutung. Diese im Zusammenhang mit einer Tumorerkrankung abzuschätzen, bedarf der engen Zusammenarbeit zwischen Onkologen und Nephrologen. Erschwerend kommt hinzu, dass auch der soziale Kontext sowie Herkunft und Religion des Patienten berücksichtigt werden müssen. Wahrscheinlich nicht umsonst haben Untersuchungen gezeigt, dass die geteilte Entscheidungsfindung bisher noch nicht ausreichend in die Nephrologie integriert wurde und Patienten schlecht auf ein Leben mit Dialyse oder das Lebensende vorbereitet sind (Davison et al. 2015). Ein Bestandteil der geteilten Entscheidungsfindung ist das „Advance Care Planning“, die „gesundheitliche Versorgungsplanung“ oder auch „Vorausplanung der gesundheitlichen Versorgung“. In Ländern wie den USA, Australien und England ist die ACP bereits fest integriert, in Deutschland steht man relativ am Beginn der Implementierung. Die Ziele der ACP ähneln denen der geteilten Entscheidungsfindung. So soll das Verständnis für die Erkrankung auf Seiten des Patienten/der Angehörigen vertieft und eine Vorausplanung geschaffen werden, der Patient unterstützt werden, Hoffnung sowie spirituellen Frieden zu finden und natürlich auch eine qualitativ hochwertige Behandlung am Ende des Lebens gewährleistet werden, alles unter Berücksichtigung des Patientenwillens. Zentrale Fragen, die während des Gesprächs durch den Patienten beantwortet werden sollten, sind: I) Was ist mir wichtig? II) Was möchte ich und was lehne ich ab? III) Kenne ich alle Möglichkeiten und habe ich sie verstanden? IV) Wer spricht für mich in einer Situation, in der ich dies nicht mehr kann? Das ACP-Gespräch wird zwischen dem Patienten, dem Arzt und speziell geschultem Personal abgehalten, welche als professionelle Moderatoren (aus nicht-ärztlichen Berufen) das Gespräch steuern (PalliativVerband und ADVANCE CARE PLANNING (ACP) 2016).

Der KDIGO *„executive summary report für Supportive care in CKD“* schlägt für die geteilte Entscheidungsfindung vor (Davison et al. 2015):

- Die geteilte Entscheidungsfindung sollte dazu dienen, die Behandlung des Patienten an seine Ziele, Werte und Vorstellungen und denen seiner Familie anzupassen. Da sich der Gesundheitszustand, die Vorstellungen und Behandlungsmöglichkeiten mit der Zeit ändern können, muss die geteilte Entscheidungsfindung flexibel sein und stetig reevaluiert werden, ob die aktuelle Therapie noch den Zielen, Werten und Vorstellungen des Patienten entspricht.
- Das behandelnde Team sollte sich mit dem Advance Care Planning beschäftigen. Die Diskussion mit dem Patienten sollte früh nach Erkrankungsbeginn initiiert werden und das Gespräch über den Gesundheitszustand enthalten, in welchem der Patient die Dialyse nicht beginnen oder abbrechen möchte.

23.4.2 Vollständig Konservative Pflege von CKD-Patienten

Vermutlich profitieren nicht alle Patienten mit terminaler Niereninsuffizienz von der Einleitung einer Dialysetherapie. Randomisierte Studien fehlen auf diesem Gebiet, dennoch scheint der Vorteil einer Dialysetherapie bei multimorbiden > 75jährigen Patienten zu verschwinden. Die „vollständige konservative Pflege“ (Comprehensive Conservative Care, CCC) beschreibt die optimale Versorgung des prä- oder terminal niereninsuffizienten Patienten ohne Einleitung einer Dialysetherapie. Tab. 23.6 gibt eine Aufstellung der Maßnahmen und Bestandteile der CCC wieder.

Der Begriff der Comprehensive Conservative Care wurde im Jahr 2015 definiert, dies erschwert die Zusammenstellung von Studienergebnissen, die daher nicht einheitlich sind. Aus den nationalen Registern Australiens und Kanadas wissen wir, dass die konservative Therapie in ca. der Hälfte der Fälle mit terminaler Niereninsuffizienz Anwendung findet. Da die meisten Studien uneinheitlich durchgeführt sind, ist es kaum

Tab. 23.6 Aufstellung der die „vollständige konservative Pflege“ (Comprehensive Conservative Care) umfassenden Maßnahmen

Comprehensive Conservative Care
• Interventionen, um den Progress der Niereninsuffizienz zu verlangsamen und das Risiko von Nebenwirkungen oder Komplikationen zu minimieren • Geteilte Entscheidungsfindung • Aktives Symptommanagement • Detailierte Kommunikation, inklusive Advance Care Planning • Psychologische Unterstützung • Soziale und familiäre Unterstützung • Kulturelle und spirituelle Domänen der Pflege • Comprehensive Conservative Care exkludiert die Dialysetherapie

Tab. 23.7 KDIGO-Empfehlung für die Care (Davison et al. 2015)

KDIGO-Empfehlung für die Comprehensive Conservative Care
• Comprehensive Conservative Care sollte als lebenswerte qualitative Therapieoption in Betracht gezogen werden für Patienten, die wahrscheinlich nicht von einer Dialysetherapie profitieren werden. • Ein multiprofessionelles Team sollte Comprehensive Conservative Care anbieten und ausführen. • Ein Training im Bereich der Comprehensive Conservative Care wird empfohlen und sollte universell in Heimen, Hospizen und stationär Anwendung finden. • Weitere Studien im Bereich der Comprehensive Conservative Care sind notwendig und sollten Priorität für die nephrologische Community sein.

möglich, das Überleben der Gruppen zu vergleichen, insbesondere nicht unter Berücksichtigung der Lebensqualität (Murtagh et al. 2016). Die Empfehlungen der KDIGO für die Comprehensive Conservative Care sind in Tab. 23.7 zu finden (Davison et al. 2015). Hier nimmt vor allem die Darlegung der Comprehensive Conservative Care als alternative Therapieoption zur Dialyse eine entscheidende Rolle ein.

23.5 Palliative Medizin bei chronisch Nierenkranken mit maligner Erkrankung

Palliativmedizin ist als „aktive, ganzheitliche Behandlung von Patienten mit einer progredienten, weit fortgeschrittenen Erkrankung und einer begrenzten Lebenserwartung zu der Zeit, in der die Erkrankung nicht mehr auf eine kurative Behandlung anspricht und die Beherrschung von Schmerzen, anderen Krankheitsbeschwerden, psychologischen, sozialen und spirituellen Problemen höchste Priorität besitzt“, definiert (Palliativmedizin und Definitionen zur Hospiz- und Palliativversorgung 2019). Ziel der Palliativmedizin ist, dem Patienten trotz seiner schweren Erkrankung ein beschwerdearmes, erträgliches Leben zu ermöglichen. Patienten mit CDK/ESRD leiden, ohne Vorliegen eines Tumors, häufig an Müdigkeit, Hautjucken, Anorexie, Schmerzen, Schlafstörungen, Dyspnoe und Depressionen, also jenen Symptomen, die ebenfalls häufig durch eine Tumorerkrankung hervorgerufen werden. Es ist also anzunehmen, dass Patienten mit CKD/ESDR und Tumorerkrankung schwerer von Symptomen und damit dem Verlust von Lebensqualität betroffen sind, als nierengesunde Patienten mit Tumor. Der Applikation von Schmerzmitteln wird eine besondere Bedeutung in der Symptomlinderung zuteil, die jedoch in CKD/ESDR-Patienten häufig nicht suffizient durchgeführt wird. Verschiedene Gesellschaften fordern daher eine engere Zusammenarbeit zwischen Nephrologen und Palliativmedizinern, auch wenn eine begleitende Tumorerkrankung fehlt. Im Folgenden soll auf Symptommanagement in CKD/Dialyse-Patienten eingegangen werden. Anschließend soll die Möglichkeit der intendierten Beendigung der Dialysetherapie und der erwartete Verlauf zum Tode dargestellt werden.

23.5.1 Schmerztherapie

Circa 59 % der Patienten mit CDK/ESRD leiden, unabhängig von einer Tumordiagnose, häufig an Schmerzen, die multifaktoriell bedingt sind und eine reduzierte Lebensqualität mit sich bringen. So kann die Hämodialysebehandlung selbst Schmerzen hervorrufen (Anlage Nadeln, Krämpfe, Liege-/Sitzposition), aber auch die Grunderkrankung oder Begleiterkrankungen (Kalziphylaxie, periphere Polyneuropathie) Schmerzen hervorrufen. Auch Patienten mit einer Tumorerkrankung leiden häufig an Schmerzen, in fortgeschrittenen Stadien sind es bis zu 70 % der Patienten, in 10 % der Patienten persistieren Schmerzen auch nach erfolgreicher Therapie (Fallon et al. 2018). In beiden Patientengruppen fehlt häufig die adäquate Schmerztherapie, so sind 50 % der Dialysepatienten und 50–80 % der Tumorpatienten untertherapiert und schmerzgeplagt. Fortbestehende inadäquat therapierte Schmerzen sind mit Schlafstörungen, Depression und Angst verbunden und reduzieren so die Lebensqualität eines Patienten (Cohen et al. 2015). Der adäquaten Schmerztherapie kommt also eine Schüsselrolle in der Therapie des tumorleidenden Dialysepatienten zu.

▶ **Wichtig!**

- Dialyse- und Tumorpatienten leiden häufig an Schmerzen, die inadäquat therapiert und mit Depressionen, Schlafstörungen und Angst assoziiert sind.

Es stehen verschiedene Erhebungsbögen zur Verfügung, die zur initialen Einschätzung der Schmerzstärke und -qualität dienen können, sie sind darüber hinaus ein wichtiges Mittel, den Erfolg einer Schmerztherapie abzuschätzen. Die Visuelle Analogskala, Gesichter-Schmerz-Skala und der McGill-Schmerzfragebogen sind für Patienten mit CDK/ESDR geeignet (Upadhyay et al. 2014).

Die Therapie chronischer Schmerzen von Patienten mit CKD/ESRD sollte, wie auch jene von Tumorpatienten, nach dem WHO-Stufenschema erfolgen (Abb. 23.1) (WHO 2019). Dies umfasst zunächst die Gabe von Nichtopiaten wie Aspirin und Paracetamol, gefolgt von leichten Opioiden bei milden bis moderaten Schmerzen, halten die Schmerzen an oder liegen schwerste Schmerzen vor, folgen starke Opioide. Die zusätzliche Behandlung von Angst kann durch Koanalgetika erfolgen.

Die Analgetika sollten dabei regelmäßig alle 3–6 h eingenommen werden und nicht ausschließlich situationsabhängig. Bei der Auswahl der Schmerzmedikation muss für Patienten mit CKD/ESRD bedacht werden, ob toxische Metabolite akkumulieren könnten, die Verteilung vom Hydratationszustand beeinflusst und ob die Wirksamkeit durch Hypalbuminämie oder eingeschränkte Bindung bei Urämie beeinflusst wird, dass die Blut-Hirn-Schranke bei diesen Patienten ggf. besser von Medikamenten passiert wird und dass eine erhöhte Sensitivität des ZNS gegenüber Nebeneffekten (insbesondere Opioiden) besteht (Dean 2004). Da einige der leichten und starken Opioide renal eliminiert werden, muss bei CKD/ESDR-Patienten besondere Vorsicht bei der Applikation einiger dieser Präparate herrschen (Tab. 23.8).

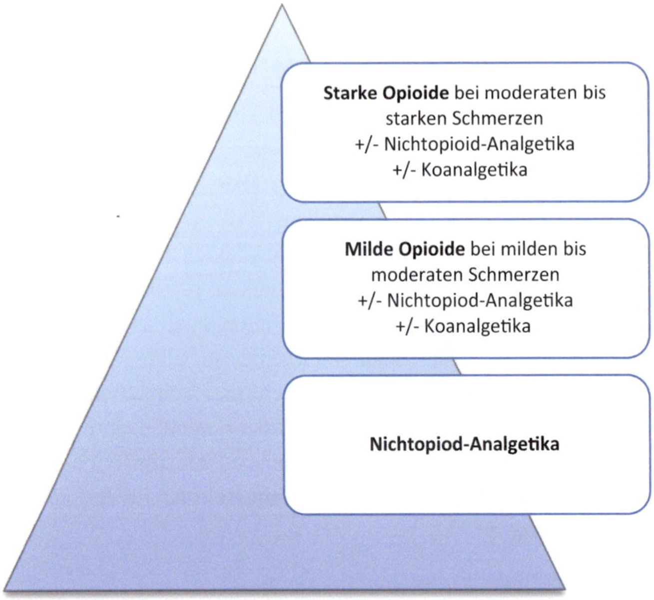

Abb. 23.1 Behandlung von Schmerzen nach dem WHO-Stufenschema nach Referenz (WHO. WHO's cancer pain ladder for adults 2019)

Tab. 23.8 Empfohlene und nicht-empfohlene Schmerzmedikamente für Patienten mit fortgeschrittener Niereninsuffizienz

Präparat	Empfehlung	Dialysierbar
Morphin	Vermeiden, wenn möglich	Ja
Hydromorphon	Mit Vorsicht geben	Ja
Oxycodon	Unklar	(ja)
Fentanyl	Mit Vorsicht geben	Nein
Buprenorphin	Mit Vorsicht geben	Nein
Codein	Vermeiden	Ja

Generell wird empfohlen, Opioide bei Patienten mit schwerer CKD/ESRD nur mit Vorsicht einzusetzen. Zu vermeiden ist die Gabe von Morphin, da der aktive Metabolit akkumuliert. Ebenfalls sollte Codein nicht gegeben werden, hier sind schwerwiegende Nebenwirkungen, wie Atemstillstand und schwerste Hypotonie, bei Patienten mit CKD/ESDR beobachtet worden.

Fentanyl und Buprenorphin sollten als Medikamente der ersten Wahl bei Patienten mit CKD/ESRD gegeben werden, da sie überwiegend hepatisch metabolisiert und nur wenig renal eliminiert werden. Niedrige Anfangsdosierungen sind zu wählen und mit Vorsicht zu steigern (Dean 2004). Koanalgetika können die Therapie von Schmerzen und Angst positiv beeinflussen, Gabapentin ist insbesondere gegen neuropatische Schmerzen

Tab. 23.9 Schmerzmedikamente und deren Dosierung bei schwerer CKD/ESRD (GFR < 10 ml/min/1,73 m²).

Medikament	Tagesdosis bei schwerer CKD/ESDR	Analgetische Potenz im Vergleich zu Morphin	Schmerzart
Fentanyl	-	125	Tumorschmerzen
Buprenorphin	-	30–40	Tumorschmerzen
Gabapentin	150–300 mg (entspricht 50–75 %iger Dosisreduktion)	-	Neuropathische Schmerzen
Amitriptylin	150 mg	-	Neuropathische Schmerzen

geeignet, aber auch Antidepressiva wie Amitriptylin können in diesem Zusammenhang appliziert werden. Die Dosis der jeweiligen Medikamente und der bevorzugte Einsatz gegen bestimmte Schmerzarten sind in Tab. 23.9 aufgeführt.

Zu Beginn einer Opioidtherapie treten in 30–50 % der Patienten Übelkeit und Erbrechen als Nebenwirkungen auf, die sich zumeist innerhalb von fünf Tagen legen, eine Begleittherapie mit Metoclopramid kann erwogen werden, es ist jedoch eine Dosisreduktion zu beachten (Tab. 23.10). Daneben treten Benommenheit, Obstipation, trockener Mund, Schwäche, Kopfschmerzen, Juckreiz und vermehrtes Schwitzen auf. Mit Ausnahme von Obstipation und Schwitzen bilden sich die Nebenwirkungen innerhalb von 2–4 Wochen zurück. Es wird empfohlen, eine Laxantientherapie prophylaktisch zu beginnen, um Obstipationen zu vermeiden, hier gibt es keine bevorzugte Substanz (Tab. 23.10).

Bei fortschreitender Tumorerkrankung können Durchbruchschmerzen auftreten. Zur Therapie werden vor allem schnell freigesetzte orale Opioide verwendet, wie transmukosales Fentanyl.

Die detaillierten Empfehlungen zur Therapie chronischer Schmerzen sowie Schmerzen in der Palliativsituation können den S3-Leitlinien entnommen werden (Arbeitsgemeinschaft der Wissenschaftlichen Medizinischen Fachgesellschaften e. V. [AWMF] 2015).

Tab. 23.10 Dosis und Anwendung von Medikamenten zur Reduktion von Nebenwirkungen einer Opioidtherapie bei Patienten mit schwerer CKD/ESRD (GFR < 10 ml/min/1,73 m²)

Medikament	Maximale Tagesdosis in Patienten mit schwerer CKD/ESRD	Anwendung
Metoclopramid	7,5 mg (entspricht 75 %iger Dosisreduktion)	Übelkeit
Haloperidol	5 mg	Übelkeit
Natriumpicolulfat	5–10 mg	Obstipation
Lactulose	7,5–15 ml	Obstipation

23.5.2 Beendigung der Dialysetherapie

Patienten mit ESDR bedürfen der regelmäßigen Dialysetherapie, um am Leben zu bleiben. Unheilbaren Erkrankungen, wie ein fortgeschrittenes Tumorleiden, und die damit verbundene Einschränkung der Lebensqualität können Anlass für einen Dialysepatienten sein, die notwendige Therapie zu beenden und damit willentlich sterben zu wollen. Diese Gedanken werden legitimiert durch die für die meisten Patienten, Angehörige und auch Ärzte geltende Annahme, dass ein guter Tod einem langen Leiden vorzuziehen ist. Die Entscheidung kann durch den Patienten oder die bevollmächtigten Angehörigen getroffen werden, der behandelnde Arzt ist immer in diesen Prozess involviert. Die Darlegung des zu erwartenden Verlaufes nach Beendigung der Dialysetherapie kann dem Patienten und Angehörigen helfen, diese schwierige und schwerwiegende Entscheidung zu treffen und ist Grundlage einer optimalen Unterstützung bis zum Zeitpunkt, an dem der Tod eintreten wird. Einer von fünf Patienten in den USA beendet selbstständig die Dialysetherapie vor dem Tod. Aus der größten Studie, die Patienten untersuchte, die willentlich die Dialysetherapie beendeten, wissen wir, dass der häufigste Grund die Verschlechterung einer jahrelang bestehenden chronischen Erkrankung ist (66 %) und dass akute Erkrankungen (22 %) und Entkräftung (9 %) ebenfalls häufige Gründe sind. Für die meisten Patienten wurde der Tod als gut gewertet, wenn er schmerzfrei (53 %), friedlich (37 %) und schnell (26 %) ablaufen würde. Schmerzfreiheit konnte jedoch in nur knapp der Hälfte der Patienten erzielt werden (53 %), starke Schmerzen waren jedoch selten (5 %). Unter Berücksichtigung der Sterbedauer, psychosozialer Aspekte und Schmerzen, erlitten 38 % der Patienten einen sehr guten und 47 % einen guten Tod, 15 % jedoch erlitten einen schlechten Tod. Mehr als die Hälfte der Patienten verstarb innerhalb von sechs Tagen, der Durchschnitt lag bei 8,2 Tagen, wenige Patienten lebten 30–46 Tage (Cohen et al. 2000). Mit Einsetzen der Sterbephase, also den letzten drei bis sieben Tagen vor dem Tod, können Symptome der Atemnot und Unruhe auftreten, die durch die Gabe von Opioiden und Benzodiazepinen gebessert werden. Opiate sind in dieser Situation in geringerer als der schmerztherapeutischen Dosis wirksam. Da die Morphingabe für Patienten mit schwerer CKD/ESDR vermieden werden sollte, kann Fentanyl oder Bruprenorphin gewählt werden. Sollte Morphin gegeben werden, dann mit Vorsicht unter reduzierter Dosierung oder verlängertem Intervall (Patienten mit normaler Nierenfunktion 2,5–4 mg alle 4 h p. o. oder 1–2,5 mg alle 4 h s. c.). Bekommt ein Patient bereits Opioide, so sollte die bisherige Dosis um 25 % gesteigert werden (Constanze Rémi et al. 2016).

Literatur

Aapro M et al (2018) Erythropoiesis-stimulating agents in the management of anemia in chronic kidney disease or cancer: a historical perspective. Front Pharmacol 9:1498

Akmal M et al (1994) The prevalence and significance of occult blood loss in patients with predialysis advanced chronic renal failure (CRF), or receiving dialytic therapy. Clin Nephrol 42(3):198–202

Arbeitsgemeinschaft der Wissenschaftlichen Medizinischen Fachgesellschaften e. V. (AWMF) (2015) D.K.e.V.D.u. and D.K. (DKH). S. 3-Leitlinie Palliativmedizin für Patienten mit einer nicht heilbaren Krebserkrankung. https://www.dgpalliativmedizin.de/images/stories/LL_Palliativmedizin_Kurzversion_1.1.pdf

Bini EJ, Kinkhabwala A, Goldfarb DS (2006) Predictive value of a positive fecal occult blood test increases as the severity of CKD worsens. Am J Kidney Dis 48(4):580–586

Butler AM et al (2015) Cancer incidence among US Medicare ESRD patients receiving hemodialysis, 1996–2009. Am J Kidney Dis 65(5):763–772

Castellanos M et al (2006) Increased breast calcifications in women with ESRD on dialysis: implications for breast cancer screening. Am J Kidney Dis 48(2):301–306

Cohen LM et al (2000) Dying well after discontinuing the life-support treatment of dialysis. Arch Intern Med 160(16):2513–2518

Cohen EP et al (2015) Onco-nephrology: core curriculum 2015. Am J Kidney Dis 66(5):869–883

ConstanzeRémi STS, Voltz R, Pralong A, Follmann M, Bausewein C (2016) Empfehlungen zur Arzneimitteltherapie in der S. 3-Leitlinie Palliativmedizin. Arzneimitteltherapie 34. Jahrgang 5:155–162

Davison SN et al (2015) Executive summary of the KDIGO controversies conference on supportive care in chronic kidney disease: developing a roadmap to improving quality care. Kidney Int 88(3):447–459

Dean M (2004) Opioids in renal failure and dialysis patients. J Pain Symptom Manage 28(5):497–504

Drueke TB, Parfrey PS (2012) Summary of the KDIGO guideline on anemia and comment: reading between the (guide)line(s). Kidney Int 82(9):952–960

Erythropoiesis-stimulating agents (epoetin and darbepoetin) for treating anaemia in people with cancer having chemotherapy. NICE guidance 2014. https://www.nice.org.uk/guidance/ta323/resources/erythropoiesisstimulating-agents-epoetin-and-darbepoetin-for-treating-anaemia-in-people-with-cancer-having-chemotherapy-pdf-82602485230021

ESUR. Leitlinie zur Kontrastmittelgabe. http://www.esur.org/guidelines/de/

Fallon M et al (2018) Management of cancer pain in adult patients: ESMO Clinical Practice Guidelines. Ann Oncol 29(Supplement_4):iv166–iv191

Grobner T (2006) Gadolinium – a specific trigger for the development of nephrogenic fibrosing dermopathy and nephrogenic systemic fibrosis? Nephrol Dial Transplant 21(4):1104–1108

Grooterhorst P (2014) Strahlenrisiken. Prakt Kardiol J Fax 17(Jahrgang 2014) Nr. XX

Inker LA et al (2014) KDOQI US commentary on the 2012 KDIGO clinical practice guideline for the evaluation and management of CKD. Am J Kidney Dis 63(5):713–735

Inoue H et al (2007) Somatic mutations of the von Hippel-Lindau disease gene in renal carcinomas occurring in patients with long-term dialysis. Nephrol Dial Transplant 22(7):2052–2055

Joffe P, Thomsen HS, Meusel M (1998) Pharmacokinetics of gadodiamide injection in patients with severe renal insufficiency and patients undergoing hemodialysis or continuous ambulatory peritoneal dialysis. Acad Radiol 5(7):491–502

Kidney Disease: Improving Global Outcomes Transplant Work, G (2009) *KDIGO clinical practice guideline for the care of kidney transplant recipients.* Am J Transpl 9(3):1–155

Kinsella SM et al (2010) Maintenance hemodialysis patients have high cumulative radiation exposure. Kidney Int 78(8):789–793

Kondo T et al (2018) Acquired cystic disease-associated renal cell carcinoma is the most common subtype in long-term dialyzed patients: central pathology results according to the 2016 WHO classification in a multi-institutional study. Pathol Int 68(10):543–549

Maisonneuve P et al (1999) Cancer in patients on dialysis for end-stage renal disease: an international collaborative study. Lancet 354(9173):93–99

Mikhail A et al (2017) Renal association clinical practice guideline on anaemia of chronic kidney disease. BMC Nephrol 18(1):345

Murashima M et al (2008) Removal of gadolinium by peritoneal dialysis. Clin Nephrol 69(5):368–372

Murtagh FE et al (2016) Supportive care: comprehensive conservative care in end-stage kidney disease. Clin J Am Soc Nephrol 11(10):1909–1914

Nijssen EC et al (2017) Prophylactic hydration to protect renal function from intravascular iodinated contrast material in patients at high risk of contrast-induced nephropathy (AMACING): a prospective, randomised, phase 3, controlled, open-label, non-inferiority trial. Lancet 389(10076):1312–1322

Palevsky PM et al (2013) KDOQI US commentary on the 2012 KDIGO clinical practice guideline for acute kidney injury. Am J Kidney Dis 61(5):649–672

Palliativmedizin DGf. Definitionen zur Hospiz- und Palliativversorgung 2019. https://www.dgpalliativmedizin.de/images/DGP_GLOSSAR.pdf

PalliativVerband DH-u ADVANCE CARE PLANNING (ACP) in stationären Pflegeeinrichtungen. Eine Einführung auf Grundlage des Hospiz- und Palliativgesetzes. https://www.dhpv.de/tl_files/public/Service/Broschueren/Handreichung_ACP.pdf

Pannu N et al (2006) Prophylaxis strategies for contrast-induced nephropathy. JAMA 295(23):2765–2779

Perazella MA (2007) Nephrogenic systemic fibrosis, kidney disease, and gadolinium: is there a link? Clin J Am Soc Nephrol 2(2):200–202

Pfeffer MA et al (2009) A trial of darbepoetin alfa in type 2 diabetes and chronic kidney disease. N Engl J Med 361(21):2019–2032

Rizzo JD et al (2010) American society of hematology/American society of clinical oncology clinical practice guideline update on the use of epoetin and darbepoetin in adult patients with cancer. Blood 116(20):4045–4059

Satish KT, M.V.E.R., MD (2013) Papillary renal cell carcinoma. https://ebooks.amirsys.com/EbookAdvantageMain.jsp?rc=false#3

Schindler R et al (2001) Removal of contrast media by different extracorporeal treatments. Nephrol Dial Transplant 16(7):1471–1474

Stengel B (2010) Chronic kidney disease and cancer: a troubling connection. J Nephrol 23(3):253–262

Stewart JH et al (2009) The pattern of excess cancer in dialysis and transplantation. Nephrol Dial Transplant 24(10):3225–3231

Tarhan F et al (2007) Effect of hemodialysis on serum complexed prostate-specific antigen levels. Scand J Urol Nephrol 41(5):382–386

Thomsen HS, R. European Society of Urogenital (2007) ESUR guideline: gadolinium-based contrast media and nephrogenic systemic fibrosis. Eur Radiol 17(10):2692–2696

Tickoo SK et al (2006) Spectrum of epithelial neoplasms in end-stage renal disease: an experience from 66 tumor-bearing kidneys with emphasis on histologic patterns distinct from those in sporadic adult renal neoplasia. Am J Surg Pathol 30(2):141–153

Upadhyay C et al (2014) Measuring pain in patients undergoing hemodialysis: a review of pain assessment tools. Clin Kidney J 7(4):367–372

Walter LC et al (2006) Targeting screening mammography according to life expectancy among women undergoing dialysis. Arch Intern Med 166(11):1203–1208

Weisbord SD et al (2018) Outcomes after angiography with sodium bicarbonate and acetylcysteine. N Engl J Med 378(7):603–614

WHO. WHO's cancer pain ladder for adults. https://www.who.int/cancer/palliative/painladder/en/

Wong G et al (2009) Association of CKD and cancer risk in older people. J Am Soc Nephrol 20(6):1341–1350

Younathan CM et al (1994) Dialysis is not indicated immediately after administration of nonionic contrast agents in patients with end-stage renal disease treated by maintenance dialysis. AJR Am J Roentgenol 163(4):969–971

Tumorerkrankungen nach solider Organtransplantation

24

Susanne Delecluse

Inhaltsverzeichnis

Die Einführung moderner Immunsuppressiva, wie Cyclosporin, Tacrolimus und Mycophenolatmofetil in den 1980 und 1990er Jahren erbrachte einen massiven Fortschritt des Transplantatüberlebens, infolge dessen Langzeitkomplikationen der Organtransplantationen und damit Immunsuppression ersichtlich wurden. Hierunter fällt insbesondere das Auftreten von Posttransplantationstumoren, die auch als de novo-Tumore bezeichnet und damit von rekurrenten Prätransplanttumoren abgegrenzt werden. Ihrer Häufigkeit nach werden nichtmelanomatöse Tumore der Haut und Lippen am häufigsten beobachtet, gefolgt von lymphoproliferativen Erkrankungen und Tumoren der soliden Organe. Pathogenetisch sind insbesondere lymphoproliferative Erkrankungen, aber auch epitheliale Karzinome mit Virusinfektionen assoziiert. Etliche Risikofaktoren wurden identifiziert, die das Auftreten von Posttransplanttumoren begünstigen, wie z. B. Virusinfektionen, die Dauer und Art der Immunsuppression, das Alter und Geschlecht sowie die Art des transplantierten Organs. Immunsupprimierte Patienten sollten an gezielten Screening-

S. Delecluse (✉)
Nephrologie, Universitätsklinikum Heidelberg, Heidelberg, Deutschland
E-Mail: susanne.delecluse@med.uni-heidelberg.de

D. Jäger und M. Zeier (Hrsg.), *Onko-Nephrologie*,
https://doi.org/10.1007/978-3-662-59911-2_24

programmen teilnehmen, um die häufigsten Tumore im Frühstadium erkennen und therapieren zu können. Derzeit verfügen wir über nur wenige primärpräventive Möglichkeiten, eine hiervon ist die Impfung gegen das humane Papillomavirus (HPV).

24.1 Inzidenz und Überleben von Posttransplantationstumoren

Das Risiko, in Folge einer Transplantation einen de novo-Tumor zu entwickeln, wird auf das 4–500-fache der Normalbevölkerung geschätzt. Die Inzidenz von Posttransplantumoren nach Nierentransplantation liegt bei ca. 21 %. Wimmer et al. zeigten, dass 421 Patienten (21 %) einer Transplantkohorte von 2419 Patienten im Laufe einer medianen Beobachtungszeit von 9,5 (±6,7) Jahren einen Tumor entwickelten. Die Tumore traten im Durchschnitt 6,4 (±5,4) Jahre nach Transplantation auf. Patienten, die eine Langzeitimmunsuppression von > 25 Jahren erhielten, entwickelten zu ca. 50 % einen Posttransplantumor, hierbei wurden nicht-melanömatöse Hauttumore nicht berücksichtigt (39,7 %) (Wimmer et al. 2007). Damit liegt nach Langzeitimmunsuppression die Tumorinzidenz 2,4-fach höher als in der Vergleichsbevölkerung Münchens. Ähnliche Ergebnisse sind aus australischen Registerstudien bekannt, bei denen 72 % der nierentransplantierten Patienten nach 24 Jahren einen Tumor entwickelten, hier unter Berücksichtigung nicht-melanomatöser Hauttumoren (Lim et al. 2017). Die Inzidenz der Posttransplanttumoren steigt nicht erst nach Jahren, sondern unmittelbar nach Transplantation an. 45 % der Patienten entwickeln Tumore innerhalb der ersten fünf Jahre, 71 % innerhalb von 10 Jahren. Die Vergleichsbevölkerung entwickelt Tumore hingegen mit stetig ansteigender Inzidenz.

De novo-Tumorerkrankungen nach Transplantation haben in vielen Ländern kardiovaskuläre Ereignisse als Haupttodesursache abgelöst. Die Prognose und Todesrate hängt dabei von der Tumorart und -schwere bei Diagnosestellung ab. Melanome beispielsweise sind mit einer 42 %igen Todesrate assoziiert. Größere Studien von Patienten mit de novo-Tumoren zeigen, dass das Gesamtüberleben dieser Patienten deutlich gegenüber dem der Patienten ohne Tumorerkrankung eingeschränkt ist, die HR liegt hier bei 5,83, die 5-Jahresüberlebensrate bei 51,7 %. Das Gesamtrisiko, mit funktionierendem Organ zu versterben, ist 9-fach erhöht bei Patienten mit de novo-Tumor. Die Tumorerkrankung und ihre Folgen sind Todesursache bei 75 % der Patienten (Lim et al. 2017).

Für die Tumorarten, die mit häufiger Inzidenz auftreten, zeigen sich deutlich unterschiedliche Überlebensraten. Tumore der Haut und Lippen sind mit einem exzellenten Überleben verbunden, welches sich nicht von Patienten ohne Hauttumor zu unterscheiden scheint, die Mortalitätsrate liegt bei knapp 8 %, die Metastasierungsrate zwischen 3 und 8 % (Einollahi et al. 2010; Mittal und Colegio 2017). Posttransplantationslymphome sind mit einer deutlich eingeschränkten Lebenserwartung verbunden, die 1- und 5-Jahresüberlebensrate liegt je nach Studie bei nur 30–60 %. Insbesondere Patienten, die nicht auf eine Therapie mit einem Antikörper gegen CD20 ansprechen, haben eine eingeschränkte Prognose (Garcia-Cadenas et al. 2019; Trappe et al. 2012). Nierenzellkarzinome, die ebenfalls häufig nach Transplantation auftreten, sind mit einer tumorspezifischen 1-, 5- und 10-Jahresüberlebensrate von 90 %, 83,5 % und 66,8 % verbunden (Tsaur et al. 2011). Studien anderer Zentren berichten über eine 5-Jahresüberlebensrate von 92 % (Tillou et al. 2009).

24.2 Tumorarten

Aus dem Vergleich zur Normalbevölkerung ergibt sich, dass das relative Risiko, einen Tumor nach Transplantation zu entwickeln, 4,3-fach höher liegt. Das Risiko ist jedoch nicht gleichermaßen für alle Tumorarten erhöht. So ist das Risiko für Lungen- Mamma-, Kolorektale- und Prostatakarzinome ähnlich dem der Vergleichsbevölkerung. Tumore, die mit einem stark erhöhten relativen Tumorrisiko einhergehen, sind Kaposi-Sarkome, nicht-melanomatöse Hauttumoren, Nierenzellkarzinome, Karzinome des Pharynx, Larynx und der Mundhöhle und Posttransplantationslymphome (PTLD). Tab. 24.1 zeigt die einzelnen relativen Risiken der verschiedenen Tumorarten (Wimmer et al. 2007).

Tab. 24.1 Relatives Tumorrisiko, altersgematched. (Nach Wimmer et al. 2007) CUP = Cancer of unknown primary, PTLD = Posttransplantationslymphom, ZNS = zentrales Nervensystem

Tumorart	Relatives Tumorrisiko
Haut (non-melanomatös)	52,70
Melanom	4,13
Ösophagus, Magen, Hepatobiliäre Karzinome	1,36
Kolorektale Karzinome	1,28
Nierenzellkarzinome	17,60
Urothelkarzinom Blase	2,81
Prostatakarzinom	2,04
Ovarial-, Hodenkarzinom	1,33
Zervix-, Vulva-, Vaginalkarzinom	4,42
PTLD	8,50
Leukämie	2,19
Multiples Myelom	7,33
Pharynx-, Larynxkarzinom	12,85
Schilddrüsenkarzinom	5,09
Mammakarzinom	1,46
Lungentumor	2,67
Lebertumor	3,96
ZNS Tumor	3,99
Kaposi Sarkom	142,32
Sarkom	3,38
CUP	4,67

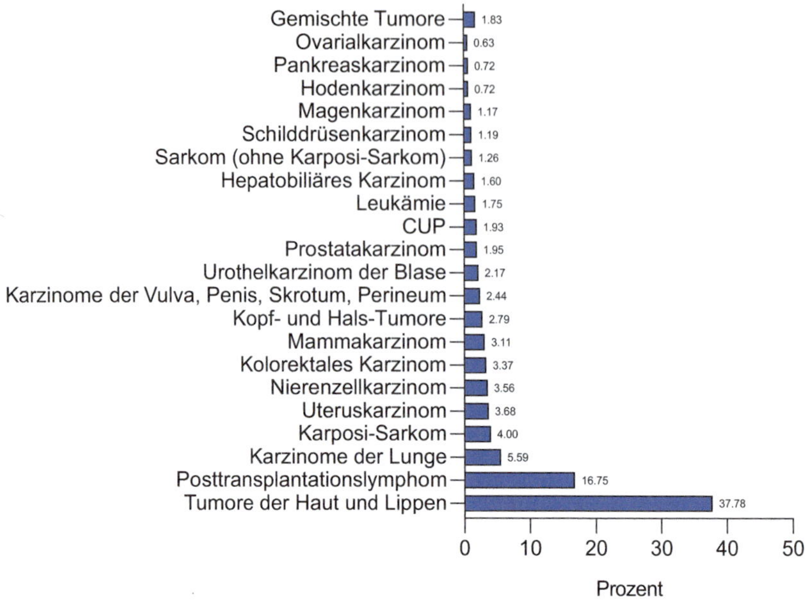

Abb. 24.1 Prozentualer Anteil von de novo-Tumoren in Allograftempfängern. (Nach Penn I.1998). CUP = Cancer of unknown primary

Aus dem Cincinnati Transplant Tumorregister (CTTR) stammen die wohl umfangreichsten Daten zum Auftreten von Posttransplantationstumoren der Jahre bis 1998, hier wurden insgesamt knapp 11.000 Patienten mit Posttransplanttumoren verschiedenster Länder untersucht, darunter 8800 Nierentransplantierte. Die Immunsuppression bestand ganz überwiegend aus Kortison, Azathioprin und Ciclosporin. Mit Abstand am häufigsten treten bei 40 % Tumore der Haut und Lippen auf. Hierbei handelt es sich in der Hälfte der Fälle um spinozelluläre Karzinome, gefolgt von Basalzellkarzinomen (28 %) und Malignen Melanomen (5 %); selten treten auch Merkelzelltumoren auf. Posttransplantationslymphome und Tumore solider Organe sind die zweit- und dritthäufigsten Posttransplanttumoren nierentransplantierter Patienten. Karzinome der soliden Organe, die auch mit einem erhöhten relativen Tumorrisiko einhergehen und damit ein spezifisches Risiko unter Immunsuppression zeigen, sind Nierenzellkarzinome, Phanrynx- und Larynxkarzinome, Zervix-, Vulva- und Vaginalkarzinome. Abb. 24.1 zeigt den prozentualen Anteil der einzelnen de novo-Tumorentitäten (Penn 1998).

24.3 Pathomechanismus

Der Pathomechanismus, der zur Entstehung von de novo-Tumoren nach Transplantation führt, ist nicht für alle Tumore mit erhöhtem relativen Risiko erklärt. Sicher ist, dass die medikamentöse Suppression des Immunsystems an sich ein Risikofaktor darstellt

(s. u.). Dass die Tumorentstehung auf einer fehlenden, vor allem T-Zell-vermittelten Immunantwort beruht, wird besonders deutlich in der Entwicklung von virusassoziierten Tumoren, wie das mit dem Epstein-Barr-Virus (EBV) assoziierten Posttransplantationslymphom (PTLD) und das mit dem Kaposi-Sarkom Herpesvirus (KSHV) verbundenen Kaposi-Sarkom. 95 % der erwachsenen westlichen Bevölkerung ist mit EBV (HHV-4) infiziert, 2 % aller Tumore weltweit werden durch EBV hervorgerufen, es ist das erstbeschriebene Tumorvirus der Geschichte (Young und Rickinson 2004). Die Erstinfektion kann asymptomatisch in der Kindheit erfolgen oder symptomatisch als infektiöse Mononuklose im adoleszenten Alter. EBV infiziert vornehmlich B-Zellen, in denen es lebenslang im Körper des Menschen persistiert und die sich in sekundären Lymphorganen, wie der Tonsille und abdominellen Lymphknoten, befinden. Dies ist möglich, da das Virus Immunevasionsstrategien entwickelt hat, um der ansonsten effizienten T-Zellantwort und damit seiner Elimination zu entgehen - ein Charakteristikum aller Herpesviren. Immer wieder kommt es im natürlichen Verlauf wahrscheinlich zur Replikation des Virus und Neuinfektion von B-Zellen oder der Vermehrung bereits infizierter B-Zellen. In dieser Phase kann das Virus hunderte immunogener Antigene exprimieren und durch das Immunsystem erkannt werden (Young und Rickinson 2004). Dies ist stark geschwächt, wenn die T-Zellantwort, wie unter der Gabe von Immunsuppressiva und insbesondere T-Zell-depletierender Antikörper wie Muromonab (OKT3), blockiert ist. Virale Onkogene, wie die Epstein-Barr-nukleären-Antigene (EBNAs) und latente Membranproteine (LMPs) imitieren u. a. die NOTCH-Signalkaskade und aktivieren den NF-κB und CD40-Signalweg, wodurch die B-Zelle in vitro transformiert und immortalisiert wird (Young und Rickinson 2004). Da diese Proteine auch in B-Lymphomzellen von PTLD nachgewiesen werden können, ist ein ähnlicher Mechanismus in vivo anzunehmen. Darüber hinaus werden chromosomale Instabilitäten, Translokationen und numerische Aberrationen beobachtet, die zur Lymphomentstehung beitragen. Mutationen von BCL-6, c-myc und p53 sowie aberrante somatischen Hypermutationen und DNA-Hypermethylierungen sind darüber hinaus beim klassischen Typ der PTLD, dem diffus großzelligen B-Zell-Lymphom (DLBCL), häufige anzutreffende Veränderungen.

Das Kaposi-Sarkom-Herpesvirus (KSHV oder HHV-8) kann im immunsupprimierten Patienten das sog. iatrogene Kaposi-Sarkom (KS) hervorrufen, welches, anders als viele klassische Tumore, nicht aus einer einzigen Zellpopulation besteht. Die Infektionsrate mit KSHV ist in den USA und Europa mit rund 3 % gering, in mediterranen Ländern liegt sie bei ca. 25 % und in Afrika, wo das höchste KS-Risiko besteht, bei 50–60 %. KSHV kann verschiedenste Zelltypen wie B-Zellen, dendritische Zellen, Monozyten und epitheliale Zellen infizieren und latent persistieren. Wie beim EBV werden Lebenszyklen durchlaufen, u. a. die replikative Phase. Es ist nicht genau bekannt, ob das KS durch eine Neuinfektion mit KSHV oder aus der latenten Infektion heraus entsteht, die Höhe der Antikörpertiter gegen KSHV korreliert jedoch mit dessen Auftreten. Die treibende Zelle, aus der das KS entsteht, ist die sog. Spindelzelle. Sie findet sich innerhalb eines inflammatorischen Zellbildes, weshalb von einer reaktiven Hyperplasie und inflammatorischen Angioproliferation ausgegangen wird, die im fortgeschrittenen

Stadium auch invasiv sein kann. In diesem Stadium scheinen alle Zellen latent mit KSHV infiziert zu sein, so ist anzunehmen, dass die viralen Proteine LANA, v-FLIP und v-cyclin die humanen Tumorsuppressoren p53 und Rb inhibieren, ß-Catenin hochregulieren, der NF-κB-Signalweg und cdk6 stimuliert werden (Ganem 2006).

Das Risiko eines Transplantierten, ein spinozelluläres Karzinom oder Basalzellkarzinom zu entwickeln, liegt 50- bis 250-fach über dem der Normalbevölkerung. Für diese Tumore ist insbesondere die Exposition gegenüber UV-Strahlung pathogenetisch bedeutsam, die zu DNA-Schäden und -Mutationen führt. Gesunde Keratinozyten reagieren auf DNA-Schäden mit Apoptose, dies kann in vitro durch die Hinzugabe von Ciclosporin verhindert wird. Tacrolimus ruft dieses Phänomen nicht hervor, was die geringere Inzidenz dieser Tumore bei Patienten, die mit Tacrolimus behandelt werden, erklären könnte. Azathioprin scheint Keratinozyten gegenüber UV-Strahlung durch die Inkorporation von Metaboliten zu sensibilisieren, es kommt häufiger zu Mutationen des *p53*-Gens als bei Patienten, die mit Mycophenolatmofetil behandelt werden. Darüber hinaus wird angenommen, dass Hauttumore immunogene Eigenschaften besitzen, sie aber im immunsupprimierten Patienten der Überwachung durch das Immunsystem entgehen. Die DNA des humanen Papillomavirus (HPV) findet sich in bis zu 90 % der kutanen spinozellulären Karzinome, wurde in Basalzellkarzinomen jedoch nicht nachgewiesen. Das Virus scheint nicht zu replizieren und es finden sich vorwiegend die nicht-pathogene Typen HPV5, 8 und 9, die in immunsupprimierten Patienten jedoch zu prämalignen Läsionen führen können (Mittal und Banks 2017).

Das relative Tumorrisiko für Pharynx- und Larynxkarzinome erhöht sich ebenfalls stark nach Transplantation und liegt 13-fach über dem der Vergleichsbevölkerung. Eine Assoziation zum humanen Papillomavirus (HPV) wird zwar angenommen, eindeutige Studienergebnisse fehlen jedoch. Zervixkarzinomen der gesunden Bevölkerung liegen zumeist Präkanzerosen zugrunde, die durch „high-risk"-HPV-Stämme (16 und 18) hervorgerufen werden. Durch HPV verursachte prämaligne Läsionen der Zervix, Vagina und Vulva treten mit deutlich gehäufter Inzidenz auf (SIR bis 28). Angenommen wird, dass die in gesunden Menschen häufig beobachtete spontane Rückbildung der Präkanzerosen nicht stattfindet und diese zu invasiven Karzinomen entarten (Chin-Hong 2016). HPV infiziert epitheliale Zellen der Schleimhaut und exprimiert dort die viralen Proteine E6 und E7, die mit der Zelldifferenzierung und -proliferation interferieren. E6 inhibiert den Tumorsuppressor p53, E7 interagiert mit Rb, p21 und p27, die wichtige Regulatoren des Zellzyklus sind. In Immunsupprimierten kommt es zu einer latenten Infektion, die ständig reaktiviert und in ein invasives Karzinoms führt (Georgescu et al. 2018).

24.4 Risikofaktoren

Die Suppression des Immunsystems, insbesondere der T-Zell-vermittelten Immunantwort, begünstigt das Auftreten von Posttransplantationstumoren und ist damit ein unvermeidlicher Risikofaktor. Verschiedene Studien haben versucht, den Einfluss des

Immunsuppressionsregimes auf die Entstehung von de novo-Tumoren nach Transplantation zu untersuchen, dabei limitieren häufig eine kurze Nachbeobachtungszeit und der Wechsel der Regime sowie der Einsatz neuer Immunsuppressiva und die entsprechend noch kürzere Nachbeobachtungszeit die Analysen, oftmals stammen die Ergebnisse zudem aus Registerstudien. Die longitudinale Untersuchung einer großen Kohorte von nierentransplantierten Patienten, die die initiale Immunsuppression berücksichtigt, zeigt, dass die Kombination aus Calcineurininhibitoren und MMF mit der höchsten Rate an Tumoren assoziiert ist, die alleinige Gabe von Azathioprin mit der geringsten. Die Gabe von Anti-Thymozyten-Globulin fördert das Auftreten von Posttransplantationslymphomen (Wimmer et al. 2007).

Wichtig!

- Das Risiko, de novo-Tumore nach Transplantation zu entwickeln, steigt durch die Gabe von OKT3. Unter der Kombinationstherapie mit Calcineurininhibitoren und MMF treten mehr Tumore auf als unter Azathioprintherapie.

Ob und welche der Standard-Immunsuppressiva speziell die Entwicklung einer PTLD fördern, ist nicht eindeutig belegt. Neuere Immunsuppressiva, wie Belatacept, erhöhen das Risiko von primären ZNS-PTLD, EBV naive Patienten dürfen dieses Medikament daher nicht erhalten.

Wichtig!

- Unter Belatacept wurden vermehrt ZNS-PTLD beobachtet, EBV-seronegative Empfänger dürfen Belatacept nicht erhalten.

Es sind ebenfalls Risikofaktoren bekannt, die die Entwicklung einer PTLD begünstigen, insbesondere die Primärinfektion mit EBV nach Transplantation birgt ein hohes Risiko, wahrscheinlich auch die Transplantation eines seropositiven Donors in einen seronegativen Empfänger. Darüber hinaus tragen Patienten < 8 und > 50 Jahre ein erhöhtes Risiko. Die Art des transplantierten Organs ist mit einem gehäuften Auftreten von PTLD assoziiert, Herz-Lungen-Transplantierte tragen das höchste und Nierentransplantierte das geringste Risiko.

Auch für die Entwicklung von spinozellulären Karzinomen oder Basalzellkarzinomen wurden Risikofaktoren definiert. Das Vorhandensein einer aktinischen Keratose oder Hautwarzen vor der Transplantation ist als Risikofaktor für das Auftreten von spinozellulären Karzinomen oder von Basalzellkarzinomen nach Transplantation anzusehen. Zudem ist das Risiko für Patienten mit Lungen- oder Herztransplantation deutlich höher als für Nierentransplantierte. Australische Studien zeigten, dass ältere (> 60 Jahre) weiße Männer ein dreifach höheres Risiko als Frauen tragen. Die Gabe von Vorikonazol in Lungentransplantierten erhöht das Risiko des Auftretens von spinozellulären Karzinomen um 73 %.

Tab. 24.2 Risikofaktoren für die Entstehung von de novo-Posttransplanttumoren. Epstein-Barr-Virus = EBV, spinozelluläres Karzinom = SZK, Basalzellkarzinom = BZK

Risikofaktoren für die Entstehung von *de novo*-Posttransplanttumoren
Immunsuppression
• OKT3
• MMF + Calcineurininhibitor
• Dauer der Immunsuppression
Immunsuppression unabhängig
• Männliches Geschlecht
• Alter > 50
• Präformierte Antikörper
• EBV-Infektion seronegativer Empfänger
• SZK, BZK vor Transplantation
• Transplantiertes Organ (Herz/Lunge > Niere)

Unabhängig von der Art der Immunsuppression erhöht sich das relative Risiko einen Posttransplanttumor zu entwickeln mit der Dauer der Gabe von Immunsuppressiva auf 1,12.

Jenseits der medikamentösen Immunsuppression wurden weitere Risikofaktoren definiert, so tragen Männer (RR 1,3), Patienten mit einem Alter>50 Jahre (RR 1,78) und Patienten mit präformierten Antikörpern (RR 2,012) ein höheres Risiko, Posttransplanttumoren zu entwickeln. Tab. 24.2 fasst die Risikofaktoren zusammen.

24.5 Screening

Die verschiedenen Fachgesellschaften, wie die KDIGO, EBPG, AST u. a., haben sich mit dem Thema des Screenings verschiedener de novo-Tumore beschäftigt und sehen ähnlich Maßnahmen vor (Sprangers et al. 2018).

Tumoren der Haut und Lippen, die mit einem sehr hohen relativen Tumorrisiko einhergehen und zugleich die häufigsten Tumore nach Transplantation repräsentieren, soll durch eine regelmäßige Selbstbeobachtung der Haut durch den Patienten vorgebeugt werden. Auffällige Läsionen sollte der Patient seinem betreuenden Arzt zeigen, durch den diese weiter abklärt werden können. Darüber hinaus sollten spezialisierte Ärzte einmal jährlich den Hautstatus des Patienten erheben und Auffälligkeiten weiterführend abklären. Patienten, die in der Vorgeschichte bereits einen Hauttumor hatten, sollen durch einen Dermatologen mit Erfahrung in der Hautkrebsdiagnose und -therapie betreut werden (Kidney Disease: Improving Global Outcomes Transplant Work 2009; Ebpg et al. 2000).

Um Posttransplantationslymphome frühzeitig zu erkennen, sollten Hochrisikopatienten, also jene Empfänger, die EBV-seronegativ zum Zeitpunkt der Transplantation sind und ein Organ eines seropositiven Spenders empfangen, auf das Vorhandensein einer EBV-Last mittels PCR untersucht werden. Die Untersuchung findet in der ersten Woche nach Transplantation, dann monatlich über sechs Monate und dann alle drei Monate im ersten Transplantationsjahr statt sowie nach einer Rejektionstherapie. Der Nachweis von EBV-DNA ist zwar nicht vorhersagend oder beweisend für die Entwicklung einer PTLD, jedoch wurden in Patienten mit PTLD sehr hohe Werte einer EBV-Last gefunden, die der PTLD einige Wochen vorausging (Kidney Disease: Improving Global Outcomes Transplant Work 2009; Ebpg et al. 2000).

Das Screening von Tumoren solider Organe erfolgt analog dem der gesunden Normalbevölkerung und dabei die Familienanamnese sowie Tabakkonsum berücksichtigen. Für jeden Patienten sollte individuell der Benefit eines Screenings gegenüber den potenziellen Gefahren abgewogen werden. Ein Screening für das Zervixkarzinom, Mammakarzinom, Kolonkarzinom und Prostatakarzinom wird analog der gesunden Normalbevölkerung durchgeführt. Für Patienten mit Leberzirrhose wird die jährliche Bestimmung des AFPs und eine Sonographie empfohlen. Bezüglich der häufig in Nierentransplantierten auftretenden Nierenzellkarzinome wird kein explizites Staging durch die KDIGO empfohlen, die Studienlage lässt keinen Vorteil für die Patienten erkennen. Patienten mit Riskofaktoren, wie einer tuberösen Sklerose oder erworbenen Nierenzysten, und erwartetem überdurchschnittlichen Überleben, können individuell ein Screening durchlaufen (Kidney Disease: Improving Global Outcomes Transplant Work 2009). Demgegenüber ist die Empfehlung der EBPG, jährlich eine Sonographie der Eigennieren durchzuführen (Transplantation, E.E.G.o.R. 2002).

Die Zusammenfassung der Empfehlungen der KDIGO, EBPG und AST kann der Tab. 24.3 entnommen werden.

24.6 Prävention von Posttransplantationstumoren

Der Prävention von Posttransplanttumoren kommt insgesamt eine große Bedeutung zu, leider sind präventive Strategien jedoch nicht für alle der häufigen Tumoren und jene Tumoren mit hohem relativen Risiko vorhanden.

Für die häufig auftretenden Tumoren der Haut und Lippen ist die Exposition gegenüber UV-Licht ein starker Risikofaktor, so wird präventiv empfohlen, diese Exposition so kurz wie möglich zu halten und einen hocheffektiven Sonnenschutz aufzutragen. Ein Wechsel der Immunsuppression von CNI auf mTOR-Inhibitoren wird derzeit nicht empfohlen, zwar liegen Studiendaten vor, die einen deutlichen Abfall der Betroffenen in der mTOR-Inhibitor-Gruppe zeigte (2,2 % vs. 7,7 % der CNI Gruppe), dies geht jedoch mit deutlich mehr Rejektionen einher. Für Patienten, die bereits vor der Transplantation einen Hauttumor hatten, kann die Gabe von Acitretin erwogen werden, wenn keine Kontraindikationen vorliegen. Acitretin ist ein Analogon der Retinsäure und in hohem Maße fruchtschädigend. Kontraindiziert ist Acitretin daher bei schwangeren Frauen. Frauen im gebärfähigen Alter müssen vier Wochen vor Therapiebeginn eine strikte Empfängnisverhütung beginnen und bis drei Jahre nach Therapieende fortsetzen. Bei schweren Leber- und Nierenfunktionsstörungen sowie erhöhten Blutfettwerten ist dieses

Tab. 24.3 Screeningempfehlung bezüglich de novo-Posttransplanttumoren für Nierentransplantierte nach KDIGO/EBPG/AST (Kidney Disease: Improving Global Outcomes Transplant Work, G. 2009; Ebpg et al. 2000; Kasiske et al. 2000). Lebensjahr = LJ, Posttransplantationslymphom = PTLD, Nierentransplantation = NTx, Epstein-Barr-Virus = EBV, Empfänger = E, Donor = D

Screening auf de novo-Posttransplanttumoren
Tumore der Haut und Lippen • Selbstkontrolle durch den Patienten • Jährliche Hautkontrolle durch erfahrenen Arzt
PTLD • Messung EBV Viruslast in Hochrisikopatienten (E^-/D^+) • Erste Woche nach NTx, alle vier Wochen für sechs Monate, dann alle drei Monate im ersten Jahr • Messung EBV Viruslast nach Rejektionstherapie • Klinische Kontrolle aller Patienten alle drei Monate im ersten Jahr
Cervixkarzinom • Jährlich gynäkologische Untersuchung mit Portio-Abstrich ab 20. LJ
Mammakarzinom • 2-jährliche Mammographie ab dem 50. LJ
Prostatakarzinom • Jährliche urologische Untersuchung mit Abtasten der Prostata ab 45. LJ
Kolonkarzinom • Jährlich Hämokkulttest oder 10-jährlich Koloskopie ab 55. LJ
Hepatozelluläres Karzinom • Jährlich AFP und Sonographie bei kompensierter Zirrhose
Nierenzellkarzinom • Jährliche Sonographie (EBPG) • Screening bei Vorliegen von Risikofaktoren (KDIGO)
Lungen- und Blasenkarzinom • Jährliche Vorsorgeuntersuchung

Medikament ebenfalls nicht anwendbar. In den durchgeführten Studien hat sich ein Vorteil bei den Patienten ergeben, die Acitretin eingenommen haben, allerdings mussten knapp die Hälfte der Patienten die Studie nach einem Jahr aufgrund schwerwiegender Nebenwirkungen abbrechen (George et al. 2002).

Als präventive Maßnahmen gegen die EBV-assoziierte PTLD wird eine, soweit möglich, angemessen niedrige Immunsuppression empfohlen. Bei Auftreten einer EBV-Last empfielt die EBPG, die Immunsuppression zu reduzieren und eine antivirale Therapie mit Valaciclovir oder Ganciclovir zu beginnen (Transplantation, E.E.G.o.R. 2002). Die Datenlage zur Effektivität der Behandlung mit antiviralen Medikamenten ist nicht eindeutig und scheint keinen weiteren Benefit gegenüber der alleinigen Reduktion der Immunsuppression zu zeigen. Die KDIGO empfiehlt daher die alleinige Reduktion der Immunsuppression und keine antivirale Therapie (Kidney Disease: Improving Global Outcomes Transplant Work 2009). Eine effektive Vakzine, die die Infektion mit EBV verhindern könnte, steht derzeit noch nicht zur Verfügung.

Tab. 24.4 Präventive Maßnahmen von de novo Posttransplantumoren

Prävention von de novo-Posttransplanttumoren
Tumoren der Haut und Lippen • Vermeidung von UV-Exposition • Auftragen eines hocheffektiven Sonnenschutzes • Tragen von protektiver Kleidung • Gabe von Acitretin, wenn vertretbar für Patienten mit Hauttumor prätransplant
PTLD • Angemessen niedrige Immunsuppression • Bei Auftreten einer EBV-Viruslast Reduktion der Immunsuppression, ggf. Gabe von Valaciclovir/Ganciclovir
HPV-assoziierte Karzinome • Impfung gegen Hochrisiko- und Warzen-assoziierte Stämme

Für die mit gesteigerter Inzidenz auftretenden HPV-assoziierten Erkrankungen der Zervix, Vulva, Vagina, des Anogenitalbereiches sowie den mit diesem Virus assoziierten Kopf-Hals-Tumoren kann eine Impfung des Transplantationskandidaten vor dem Erstkontakt mit HPV erwogen werden. In Deutschland ist die Impfung ab dem 9. Lebensjahr zugelassen, es stehen nonavalente Impfstoffe zur Verfügung, die gegen die Hochrisiko-Viren (HPV16 und 18) sowie die Warzen assoziierten Viren (HPV6 und 11) gerichtet sind. Da es sich um einen Totimpfstoff handelt, ist eine Impfung vor und nach Transplantation möglich, es liegen jedoch keine Studienergebisse zur Effektivität und Sicherheit in Immunsupprimierten vor. Eine explizite Empfehlung wird daher nicht ausgesprochen (Kidney Disease: Improving Global Outcomes Transplant Work 2009). Eine Zusammenfassung gibt Tab. 24.4.

Gezielte Präventionsstrategien für alle anderen Tumoren, die mit erhöhter Inzidenz auftreten, existieren nicht.

Literatur

Chin-Hong PV (2016) Human papillomavirus in kidney transplant recipients. Semin Nephrol 36(5):397–404

Ebpg A, European Renal, T. European Society for Organ (2000) European best practice guidelines for renal transplantation (part 1). Nephrol Dial Transpl 15(7):1–85

Einollahi B et al (2010) Skin cancer after renal transplantation: results of a multicenter study in Iran. Ann Transplant 15(3):44–50

Ganem D (2006) KSHV infection and the pathogenesis of Kaposi's sarcoma. Annu Rev Pathol 1:273–296

Garcia-Cadenas I et al (2019) Frequency, characteristics and outcome of PTLD after allo-SCT: a multicenter study from the Spanish group of blood and marrow transplantation (GETH). Eur J Haematol 102(6):465–471

George R et al (2002) Acitretin for chemoprevention of non-melanoma skin cancers in renal transplant recipients. Australas J Dermatol 43(4):269–273

Georgescu SR et al (2018) New insights in the pathogenesis of HPV infection and the associated carcinogenic processes: the role of chronic inflammation and oxidative stress. J Immunol Res 2018:5315816

Kasiske BL et al (2000) Recommendations for the outpatient surveillance of renal transplant recipients. American society of transplantation. J Am Soc Nephrol 11(15):1–86

Kidney Disease: Improving Global Outcomes Transplant Work, G (2009) KDIGO clinical practice guideline for the care of kidney transplant recipients. Am J Transplant 9(3):1–155

Lim WH, Badve SV, Wong G (2017) Long-term allograft and patient outcomes of kidney transplant recipients with and without incident cancer – a population cohort study. Oncotarget 8(44):77771–77782

Mittal S, Banks L (2017) Molecular mechanisms underlying human papillomavirus E6 and E7 oncoprotein-induced cell transformation. Mutat Res Rev Mutat Res 772:23–35

Mittal A, Colegio OR (2017) Skin cancers in organ transplant recipients. Am J Transplant 17(10):2509–2530

Penn I (1998) Occurrence of cancers in immunosuppressed organ transplant recipients. Clin Transpl: 147–158

Sprangers B et al (2018) Risk factors associated with post-kidney transplant malignancies: an article from the cancer-kidney international network. Clin Kidney J 11(3):315–329

Tillou X et al (2009) De novo renal carcinoma in renal transplant recipients: effect of early treatment. Transpl Proc 41(8):3314–3316

Transplantation, E.E.G.o.R. (2002) European best practice guidelines for renal transplantation. Section IV: long-term management of the transplant recipient. IV.6.3. Cancer risk after renal transplantation. Solid organ cancers: prevention and treatment. Nephrol Dial Transpl 17(4):32, 34–6

Trappe R et al (2012) Sequential treatment with rituximab followed by CHOP chemotherapy in adult B-cell post-transplant lymphoproliferative disorder (PTLD): the prospective international multicentre phase 2 PTLD-1 trial. Lancet Oncol 13(2):196–206

Tsaur I et al (2011) De novo renal cell carcinoma of native and graft kidneys in renal transplant recipients. BJU Int 108(2):229–234

Wimmer CD et al (2007) The janus face of immunosuppression – de novo malignancy after renal transplantation: the experience of the transplantation center Munich. Kidney Int 71(12):1271–1278

Young LS, Rickinson AB (2004) Epstein-Barr virus: 40 years on. Nat Rev Cancer 4(10):757–768

25 Transplantation von Patienten mit vorangegangener Tumorerkrankung

Susanne Delecluse

Inhaltsverzeichnis

Die Frage nach der Möglichkeit einer Transplantation von Patienten mit präexistenten Tumoren nimmt weltweit und insbesondere in Deutschland in den letzten Jahren an Bedeutung zu. Hierfür gibt es einige Gründe. Zunächst ist eine Zunahme von zu transplantierenden Patienten höheren Alters zu verzeichnen und damit ein vermehrtes Auftreten von Patienten mit stattgehabter Krebserkrankung, deren Risiko in der Allgemeinbevölkerung mit zunehmendem Alter ebenfalls steigt. Hinzu kommt, dass, wie aus Kap. 16 ersichtlich, Patienten mit CKD/ESDR ein erhöhtes Risiko haben, einen Tumor zu entwickeln. Dies betrifft alle Patienten auf der Warteliste. Die in den letzten Jahren zunehmende Verlängerung der Wartezeit zur Nierentransplantation, die momentan bei 6–8 Jahren liegt, bedingt das gehäufte Auftreten von Tumoren vor Transplantation, so haben ca. 5–10 % der Patienten auf der Warteliste eine präexistente Tumorerkrankung und werden mit dieser transplantiert (Acuna et al. 2017). Anders, als beim hepatozellulären Karzinom, Lymphom- und Leukämieerkrankungen, ist die Nierentransplantation nie kurativer Therapieansatz einer malignen Erkrankung.

S. Delecluse (✉)
Nephrologie, Universitätsklinikum Heidelberg, Heidelberg, Deutschland
E-Mail: susanne.delecluse@med.uni-heidelberg.de

D. Jäger und M. Zeier (Hrsg.), *Onko-Nephrologie*,
https://doi.org/10.1007/978-3-662-59911-2_25

Transplantationsmediziner sind daher mit den Fragen konfrontiert, ob ein Patient mit präexistentem Tumor transplantiert werden kann und auch transplantiert werden sollte. Diese Fragen sind insbesondere legitim, wenn Organe selten angeboten werden können und der Empfänger daher besonders geeignet sein soll. Andererseits scheint es nicht angemessen, einem Patienten ohne schwerwiegenden Grund die durch eine Transplantation mögliche Lebenszeitverlängerung zu verwehren. Daher treten die folgenden Überlegungen bei Patienten mit präexistentem Tumor und Nierentransplantationswunsch in den Vordergrund: I) Wie hoch ist das Risiko eines Tumorrezidivs unter Immunsuppression? II) Wie lang sollte die tumorfreie Wartezeit bis zur Transplantation sein, um das Rezidivrisiko so gering wie möglich halten zu können? III) Liegt ein immunogener Tumor vor, der durch die Gabe einer Immunsuppression eher rezidivieren könnte und der daher von einer längeren tumorfreien Wartezeit oder einem speziellen Immunsuppressionsregime profitieren könnte?

Die Beantwortung dieser Fragen soll die maximale Sicherheit, und damit das längst mögliche Überleben für den Patienten und das Transplantat erbringen. Generell scheint die Überlegung, so lange wie möglich zu warten, attraktiv, nach 5–10 Jahren Tumorfreiheit wird bei den meisten Tumorerkrankungen von Heilung gesprochen, demnach wäre also ein maximal niedriges Risiko für den Patienten und das Organ anzunehmen. Limitationen für eine pauschale 5- bis 10-jährige Wartezeit treten dann ein, wenn ein Tumor nach 5–8 Jahren Dialysezeit entdeckt wird und eine Verlängerung der Wartezeit um weitere 5–10 Jahre die Transplantabilität des Patienten unwahrscheinlich macht.

25.1 Rezidivrisiko präexistenter Tumore nach

Das Rezidivrisiko eines Tumors unter Immunsuppression einschätzen zu können, ist zentral, um die Möglichkeit der Transplantation nach präexistentem Tumor zu beurteilen. Erste Studien auf diesem Gebiet wurden von Penn et. al durchgeführt. Sie konnten zeigen, dass immerhin 21 % der Patienten mit präexistenten Tumoren ein Rezidiv erlebten (Penn 1997). Unter diesen können Tumorentitäten je nach Rekurrenzrate in verschiedene Gruppen eingeteilt werden. Tumore mit niedriger Rekurrenzrate, wie inzidentelle Nierenzellkarzinome, Schilddrüsenkarzinome, Hodentumore, treten in 1–7 % der Fälle erneut auf. Zu den Tumoren mit hoher Rezidivrate (>33 %) zählen Mammakarzinome, symptomatische Nierenzellkarzinome, Urothelkarzinome der Blase, nichtmelanomatöse Hauttumoren, Multiples Myelom und Sarkome (siehe Tab. 25.1). Einschränkend muss bedacht werden, dass Patienten mit Tumoren der Hochrisikogruppe in 75 % der Fälle früher als fünf Jahre nach der Tumortherapie transplantiert wurden, bei den Patienten der Niedrigrisikogruppe waren es hingegen weniger als 50 %. Das generelle Rezidivrisiko sank auf 34 %, wenn nach 25–60 Monaten transplantiert wurde und sogar auf 13 %, wenn fünf Jahre nach Therapie transplantiert wurde. Ein längerer

Tab. 25.1 Rekurrenzrisiko von Tumoren nach solider Organtransplantation nach Penn (1997)

Rekurrenzrisiko	Tumorart	Rekurrenzrate (%)
Niedrig	• Inzidentelles Nierenzellkarzinom • Uteruskarzinom • Hodentumor • Zervixkarzinom • Schilddrüsenkarzinom	1 4 5 6 7
Intermediär	• Lymphom (HD, NHL) • Wilms-Tumor • Prostatakarzinom • Kolonkarzinom • Melanom	11 13 18 21 21
Hoch	• Mammakarzinom • Symptomatisches Nierenzellkarzinom • Urothelkarzinom Blase • Sarkom • Nichtmelanomatöser Hauttumor • Myelom	23 27 29 29 53 67

Abstand zwischen erfolgreicher Tumortherapie und Transplantation senkt demnach die Rekurrenzrate (Penn 1997). Diese, aus den 1990er Jahren stammenden Daten liegen bisher nicht aktualisiert vor. Die Entwicklung neuer Chemo-, aber insbesondere Immuntherapeutika zur Krebstherapie ist in diesen Studien bisher nicht berücksichtigt.

25.2 Überleben von Patienten mit Prätransplant-Tumor

Patienten mit Prätransplant-Tumoren haben eine höhere Mortalität als Patienten ohne Prätransplant-Tumor und dies ist nicht ausschließlich auf ein Tumorrezidiv zurückzuführen. Rund 16 % aller Patienten mit Prätransplant-Tumoren sterben an einer Tumorerkrankung, in etwas mehr als der Hälfte dieser Fälle handelt es sich um den gleichen Tumor (Brattstrom et al. 2013; Unterrainer et al. 2019). Das Gesamtkollektiv herz-, lungen- und nierentransplantierter Patienten mit Prätransplant-Tumor weist eine ca. dreifach höhere Sterberate auf als das Vergleichskollektiv ohne Prätransplant-Tumor (HR 3,6) (Acuna et al. 2017). Die Gruppe der Nierentransplantierten mit Prätransplant-Tumor scheint hier insgesamt jedoch eine geringere Sterberate zu zeigen, die eineinhalbfach über der von Patienten ohne Tumorvorgeschichte liegt. Einige Tumorarten sind mit einer besonders hohen tumorspezifischen Mortalität bei Patienten mit präexistentem Tumor verbunden, wie hämatologische Tumore (HR 6,7), Nierenzell-/Urothelkarzinome (HR 5,1) GI-Tumore (HR10,0) und Mammakarzinome (HR 5,2) (Brattstrom et al. 2013).

Liegen diese Tumore prätransplant vor, so liegt die 5-Jahresüberlebensrate nach Transplantation bei 77 % vs. 80 % in Patienten mit Niedrigrisikotumoren wie Hauttumore, Prostatakarzinom oder Hodenkarzinom (HR < 4,0). Interessanterweise entspricht die 5- und 10-Jahresüberlebensrate von Patienten mit Prätransplant-Niedrigrisikotumoren dem von Patienten ohne Tumorvorgeschichte (Brattstrom et al. 2013). Die höchste tumorspezifische Sterberate findet sich, wenn innerhalb von zwei Jahren nach Tumordiagnose transplantiert wurde. Hier ist das Risiko der Niedrigrisikotumore etwas kleiner als das der Hochrisikotumore (HR 5,0 vs. 7,9) (Brattstrom et al. 2013).

▶ Patienten mit Prätransplant-Tumoren haben eine höhere Mortalität als Patienten ohne vorangegangene Tumorerkrankung. Hierbei ist sowohl die krebsspezifische Mortalität gesteigert als auch die generelle Mortalität.

25.3 Wartezeit nach Tumortherapie vor

Die Festlegung der tumorfreien Wartezeit vor einer Nierentransplantation ist eine Schnittstelle der Nephrologie, Onkologie und Immunologie. Die European Best Practice Guideline führt das Vorgehen bei Patienten mit Prätransplant-Tumor unter der Rubrik Risikofaktoren/relative Kontraindikationen und macht damit klar, dass die Transplantation dieser Patienten keine Standardsituation darstellt (Ebpg 2000). Grundvoraussetzung, eine Transplantation in Betracht zu ziehen, ist der Ausschluss einer aktiven Tumorerkrankung. Basierend auf den Ergebnissen von Penn et. al haben verschiedene Gesellschaften Empfehlungen zur Einhaltung einer tumorfreien Wartezeit vor Transplantation erarbeitet, welche zusammengefasst Tab. 25.2 zu entnehmen sind. Vor allem für Tumorarten, die mit einem niedrigen Rezidivrisiko assoziiert sind, wie nicht-invasive Nierenzellkarzinome, Prostatakarzinome, beläuft sich die tumorfreie Wartezeit meist auf maximal zwei Jahre. Bei Tumorarten mit hohem Rezidivrisiko, wie dem Mammakarzinom und dem invasiven Zervixkarzinom, empfehlen die meisten Gesellschaften mindesten fünf Jahre Wartezeit einzuhalten (Ebpg 2000; Mulley 2011; Kasiske et al. 2001). Leider sind nicht für alle Tumore und Tumorstadien Empfehlungen zu finden, zudem stammen die aktuellen Empfehlungen aus dem Jahr 2000, hier besteht großer Bedarf weiterer Studien, die neue Tumortherapien und Immunsuppressionsregime berücksichtigen.

▶ Die EBP-Leitlinie sieht für Patienten mit Prätransplant-Tumor vor, dass eine Transplantation nur in Betracht gezogen werden soll, wenn keine aktive Tumorerkrankung vorliegt. Es ist empfohlen, die Zeit zwischen Tumortherapie und Transplantation nach der Art des Tumors festzulegen.

Tab. 25.2 Empfehlungen zur tumorfreien Wartezeit vor Transplantation. AST = American Society of Transplantation (Kasiske et al. 2001), CARI = caring for Australians renal impairment (Mulley 2011), EBPG = European best practice guidelines (Ebpg 2000), # = Transplantation nicht empfohlen

Tumorart	Stadium	Wartezeit in Jahren		
		EBPG	AST	CARI
Nierenzellkarzinom	Inzidentell symptomatisch invasiv	2	0 2 5	0 5
Urothelkarzinom der Blase	In situ/nicht invasiv invasiv	2	0 2	0 2
Mammakarzinom	Stadium 0–2 Stadium 3–4	5 5	2 5	2–5 #
Kolonkarzinom	Duke A/B Duke C Duke D	5 5 5	2	2 2–5 5
Uteruskarzinom		2	2	2
Zervixkarzinom	In situ invasiv	2 5	2–5	0 5
Prostatakarzinom	Lokalisiert invasiv	2	0 2	0 2
Melanom	In situ invasiv	2	2 5	2 5
Basalzellkarzinom		2	2	
Leukämie			2	
Lungenkarzinom			2	
Lymphom			2	2
Multiples Myelom				#
Hodenkarzinom			2	2
Schilddrüsenkarzinom			2	2
Wilms-Tumor			2	2

25.4 Praktisches Vorgehen in Heidelberg

In den Jahren 2003–2013 transplantierten wir mehr als 1100 Patienten, 5,79 % hatten eine Tumorerkrankung vor Transplantation, im Durchschnitt betrug die tumorfreie Wartezeit sieben Jahre. Wir waren gehäuft mit der Situation konfrontiert, einen potenziellen Lebendnierenspender für einen Patienten mit Prätransplant-Tumor zur Verfügung zu haben oder einen Tumor in einem langjährigen Dialysepatienten entdeckt zu haben. In beiden Situationen sind kurze zusätzliche Wartezeiten wünschenswert, wie aber aus den o. g. Ausführungen deutlich wird, helfen die uns zur Verfügung stehenden Studien und Leitlinien nicht in jedem Fall eines Prätransplant-Tumors weiter. Darüber hinaus sind wir mit zunehmend komplexeren Tumorerkrankungen sowie dem Vorliegen multipler Tumorerkrankungen konfrontiert worden, sogar mit Patienten mit Metastasierung. Auch wenn in diesen Fällen nicht die kürzeste tumorfreie Wartezeit gesucht wurde, stellte sich uns die Frage, ob diese Patienten überhaupt risikofrei transplantiert werden können. Im Jahr 2012 implementierten wir daher eine interdisziplinäre nephro-onkologische Konferenz, in der wir das Rezidivrisiko und, abhängig davon, die tumorfreie Wartezeit für jeden Patienten mit Prätransplant-Tumor auf der Warteliste evaluierten. Mehr als die Hälfte der Patienten hatte urologische Tumore, hiervon mehrheitlich Nierenzellkarzinome (66 %), nachrangig Urothelkarzinome und Prostatakarzinome. Unter Berücksichtigung onkologischer, nephrologischer und immunologischer Gesichtspunkte wurde bis 2015 eine tumorfreie Wartezeit für 66 Patienten festgelegt, die für die einzelnen Tumorentitäten vorgeschlagene Wartezeit kann Tab. 25.3 entnommen werden. Wir diskutierten einige Fällen von Patienten mit metastasierter Erkrankung. In den Fällen eines therapierten metastasierten Sarkoms und Prostatakarzinoms entschieden wir uns zur aktiven Listung nach jeweils fünfjähriger Tumorfreiheit. Die Transplantation erfolgte in sieben Fällen nach einer medianen tumorfreien Wartezeit von 66,2 Monaten (Range 15,1–229,3 Monate), hierunter drei Lebendnierenspenden. Innerhalb des Nachbeobachtungszeitraumes von 17 Monaten haben wir kein Rezidiv beobachtet, jedoch ist diese Zeitspanne zu kurz, um konklusiv zu sein.

Tab. 25.3 Zusammenfassung der tumorfreien Wartezeiten als Ergebnis der interdisziplinären nephro-onkologischen Konferenz Heidelberg. Superfizuell spreitendes Melanom (SSM), Schilddrüsenkarzinom (SD), papilläres Nierenzellkarzinom (pNZK), papilläres Nierenzellkarzinom (cNZK), acquired cystic disease-associated-Nierenzellkarzinom (ACDA-NZK), chromophobes Nierenzellkarzinom (pNZK), gastrointestinal (GI), monoklonale Gammopathie unklarer Signifikanz (MGUS), light chain deposit disease (LCDD), Multiples Myelom (MM), Transplantation (Tx), Metastasierung (M), Lymphknotenbefall (N), autologe Stammzelltransplantation (autoSCT) für LCDD ([1]) oder MM ([2]), § alle anderen Tumorstadien, nicht M1/2

Tumorart	Wartezeit in Jahren								
	Tx ausgeschlossen	0	1	1,5	2	3	4	5	10
Melanom	Invasiv							SSM, Ader-haut-melanom, §	
Schilddrüsenkarzinom	M1, N1	Mikropapilläres SD			Medulläres SD T1			§	
GI-Tumore	M1, N1				T1	T2		>T2, §	
Mammakarzinom	M1, N2							§	
MM/MGUS/ LCCD	Progressive Erkrankung			SD nach autoSCT[1]			SD nach autoSCT[2]		MM in Remission; stabile LCCD, MGUS
Sarkom	–				T1	T3		M1	
Prostatakarzinom	–		<=Gleason 7		>Gleason 7, N1			M1	
Urothelkarzinom (Blase)	M1				T1 G2			T1 G3, TIS multifokal, §	

(Fortsetzung)

Tab. 25.3 (Fortsetzung)

Tumorart	Wartezeit in Jahren								
ACDA & NZK	M1				T1, T2		T1 und multifokal	T3, §	
ccNZK	M1				T1a/b			>T1 multi-fokal, >=T2, §	
chNZK	M1		T1		>=T2			§	
Malignes low grade-Lymphom	Stadium III–IV							Stadium I–II	
Hodentumor	–				Seminomatös, nicht-seminomatös			Rezidiv mit salvage Chemotherapie	

Literatur

Acuna SA et al (2017) Outcomes of solid organ transplant recipients with preexisting malignancies in remission: a systematic review and meta-analysis. Transplantation 101(3):471–481

Brattstrom C et al (2013) Overall and cause-specific mortality in transplant recipients with a pretransplantation cancer history. Transplantation 96(3):297–305

Ebpg A, European Renal, T. European Society for Organ (2000) European best practice guidelines for renal transplantation (part 1). Nephrol Dial Transpl 15(Suppl 7):1–85

Kasiske BL et al (2001) The evaluation of renal transplantation candidates: clinical practice guidelines. Am J Transplant 1(Suppl 2):3–95

Mulley W (2011) Recipient assessment for transplantation. http://www.cari.org.au/Transplantation/transplantation%20recipient%20assessment/Malignancy.pdf

Penn I (1997) Evaluation of transplant candidates with pre-existing malignancies. Ann Transplant 2(4):14–17

Unterrainer C et al (2019) Pretransplant cancer in kidney recipients in relation to recurrent and de novo cancer incidence posttransplantation and implications for graft and patient survival. Transplantation 103(3):581–587

Stichwortverzeichnis

D. Jäger und M. Zeier (Hrsg.), *Onko-Nephrologie*,
https://doi.org/10.1007/978-3-662-59911-2